U0879190

中国性科学发展蓝皮书

主　　编　徐天民
执行主编　潘晓明

北京大学医学出版社

ZHONGGUO XINGKEXUE FAZHAN LANPISHU

图书在版编目（CIP）数据

中国性科学发展蓝皮书／徐天民主编．—北京：
北京大学医学出版社，2010.12
ISBN 978-7-5659-0043-3

Ⅰ.①中… Ⅱ.①徐… Ⅲ.①性学—发展—中国
Ⅳ.①R167-12

中国版本图书馆 CIP 数据核字（2010）第 208317 号

中国性科学发展蓝皮书

主　　编： 徐天民
出版发行： 北京大学医学出版社（电话：010-82802230）
地　　址：（100191）北京市海淀区学院路 38 号 北京大学医学部院内
网　　址： http：//www. pumpress. com. cn
E - mail： booksale@bjmu. edu. cn
印　　刷： 北京画中画印刷有限公司
经　　销： 新华书店
责任编辑： 邱　阳　　**责任校对：** 金彤文　　**责任印制：** 张京生
开　　本： 787mm×1092mm　1/16　　**印张：** 10.5　　**字数：** 266 千字
版　　次： 2010 年 12 月第 1 版　2010 年 12 月第 1 次印刷　　**印数：** 1-3000 册
书　　号： ISBN 978-7-5659-0043-3
定　　价： 39.80 元

编辑委员会

前　言

中国现代性科学的发展走过并正在走着一条曲折的道路，既有突破和开创的喜悦，也有披荆斩棘中不可避免的挫折和困惑。

值得我们高兴和欣慰的是：中国人的性观念有了很大的进步，人们已从“谈性色变”的禁锢中解放出来，“性福”已成了可以公开谈论的日常话题，性科学不但走进了科学研究的论坛，也走上了大学教授的讲坛。

中国的性教育事业有了很大发展，从20世纪20年代“五四”新文化运动开始，到50年代新中国成立，逐渐成为政府部门的行政行为。当时创建新中国的老一代领导人，以周恩来总理为代表，对青少年的青春期性教育给予了很大的关注和推动。1987年教育部正式发文将青春期教育课列入全国中学生的课程。2002年国家颁布《中华人民共和国人口和计划生育法》，将性教育特别是青少年的性教育正式写入法律条文。这些重大措施极大地促进了中国的性教育事业。

20世纪90年代，中国性学会和一大批省、市性学会的正式成立，在中国的学术界是一件破天荒的大事。从此中国的性科学工作者有了合法的组织和学术活动的平台，对于凝聚和团结全国性科学工作者有十分重大的意义，现在聚集在各级性学会的性科学工作者（会员）已过万人。

《中国性科学》杂志于1992年创刊，2002年经科技部和新闻出版总署正式批准向国内外正式发行，这也是性科学界的一件里程碑事件，从此中国性科学界有了自己的对外窗口和学术交流阵地。《中国性科学》杂志自创刊以来，已发行126期，发表学术论文近2000篇，为性科学的传播与交流作出了重要贡献。与《中国性科学》同时兴起的一批国内涉性媒体，以广东省的《人之初》杂志和天津市的《悄悄话》电台节目为代表，在普及性知识和推动性教育方面也发挥了重要作用。

中国进入改革开放以来，性科学研究也迎来了真正的春天，涌现出一批国内外知名的学者，收获了一批重要的学术成果，为中国现代性科学的发展谱写了一篇绚丽的华章。

吴阶平院士负责编译的《性医学》（1982）和《中国性科学百科全书》（1998）的出版，是开创中国性科学发展新时期的扛鼎之作，影响深远。

继此之后，中国的性学科学家在性科学领域开展了全面的进军，在性医学、中医性学、性传播疾病学以及性教育学、性心理学、性法学、性传媒学和性人文社会科学各个领域都进行了大量的工作。从20世纪80年代至21世纪前9年，据不完全的统计，在各级、各类出版单位，出版了千种以上有关性学的图书，其中学术论著600部以上，在各级各类学术论坛、学术研讨会和学术期刊发表了万篇以上性科学文章，可以说硕果累累，为推进中国性科学的发展，为繁荣社会主义的科学文化作出了重要的贡献。

当然，中国现代性科学的发展也绝不是一帆风顺的，在发展过程中经历了不少的困难、挫折和困惑。从根本上来说，在性科学领域内彻底地贯彻党的解放思想、实事求是的思想路线仍然需要一个较长的过程。社会政治的强大影响，民族的、宗教的、传统的世俗和偏见，以及旧习惯势力的束缚，仍是左右人们观念和行为的重要因素。要从根本上帮助人们树立一个科学的、文明的、健康的性观念和性行为规范，还需要性科学工作者和全社会继续共同努力，我们对此充满坚定的信心和必胜的希望。

由北京大学医学部性学研究中心和中国性学会课题组编写的《中国性科学发展蓝皮书》，拟对中国性科学的上述状况作一个较为全面、客观的介绍，以此作为中国现代性科学的发展，特别是近30年的发展历史的记录和见证。限于作者的水平有限，加之资料不全，遗漏和谬讹之处在所难免，敬请海内外学者和广大读者不吝指正为荷！

北京大学医学部性学研究中心主任　徐天民

2010年6月

目　录

第一章　中国性学的历史源远流长

一、中国古代有关性学的理论

（一）中国古代性学的理论基础

人类作为一个生命物种的延续，是由两性繁殖活动完成的。自然造化，生生不息，古往今来的每一代人都离不开性，性也就成为伴随人类生存发展的永恒主题。原始人类深陷于不可抗拒的性诱惑，陶醉于无法言喻的性愉悦，迷惘于生育后代的神奇，百思而不得其解。茹毛饮血的远古先民，经历了多少万年的求索，最终还是无法解开大自然神秘的性谜团，于是不得不敬畏和臣服于想象中的神明，到母系氏族社会时，逐渐形成性与生殖崇拜的原始宗教，把性的诱惑、性的愉悦、生育的神奇，都归诸于威严的神的力量。

母系氏族社会的公社制度，凭借着平均主义使人类有可能度过生产力低下的蒙昧时期。但是平均主义无法积累和集中财富，最后不免成为发展生产力和扩大再生产的障碍。至此，母系社会已经完成历史使命，再也没有可能把人类社会推向前进，于是女权向男权转移，私有制的夫权统治实属历史发展的需要和必然。然而，母系社会的结束并没有使源自母系时代的性与生殖崇拜随之消失，而是使其顺应时代趋势得到进一步发展，为确立私有制的男权社会秩序提供了哲学基础。

中国古代的性学理论主要源自《易经》的阴阳学说。母系氏族社会的生殖崇拜是阴阳学说的源泉，《易经》有关阴阳和男女两性的论述，尤其是作为阴阳八卦基础的阳爻和阴爻图形，明显透露出先民的生殖崇拜理念。从古代中国的其他哲学著作中，也同样可以清晰地看到生殖崇拜和阴阳学说之间关系的痕迹。

孔子极为推崇老子的学说，谦称自己是老子的学生，曾不止一次当面求教于老子，“朝闻道，夕死可矣！”指的就是老子的“道”。因此《易经》虽为儒家经典，但孔子作《系辞》将《易经》加以解说的年代晚于《道德经》，其中的阴阳之道和万物化生的核心思想不但与《道德经》相通，而且两者更同为中华远古生殖崇拜文化一脉相承的精粹。老子谓“玄牝之门，是谓天地根。”（《道德经·第六章》）“道生一，一生二，二生三，三生万物。万物负阴而抱阳，充气以为和。”（《道德经·第四十二章》）就是明显的例子。《道德经》与《易经》一样，反映出中国古代以阴阳为核心的哲学思想体系萌生于生殖崇拜时代，从男女交合而生育后代，推论到天地万物的起源和生生不息的演化。实际上，儒中有道，道中有儒，儒道两家是互为补充的。

中国古代哲学经典著作《易经》的雏形，大致源自奴隶社会向封建社会过渡的殷代至周代时的占筮用辞。孔子说：“《易》之兴也，其当殷之末世，周之盛德耶？当文王与纣之事耶？是故其辞危。”（《周易·系辞下传》）春秋时经孔子整理并作《系辞》成书，至此《易经》已经是一部富有深奥哲理的哲学著作。其后，战国、秦、汉的儒家发展并丰富了《易经》的内容，最终定型成为封建社会结构的基石和中华文明的核心意识形态。《易经》全书贯穿着阴阳对立统一和天地万物相生相克的哲学思想。

《易经》以阴阳学说论述天地万物和人间万事的变化法则，并形象地以八卦太极图表示。图中央的阴阳鱼，白鱼为阳，黑鱼为阴；白鱼的黑眼表示阳中有阴，黑鱼的白眼表示阴中有阳。这一动态的图形体现出阴与阳都始于太极：太极动而生阳，动极而静；静而生阴，静极复动；循环往复，生化不已。太极图四周的乾、坤、震、巽、坎、离、艮、兑八卦，代表天、地、雷、风、水、火、山、泽。“乾知大始，坤作成物”，乾卦和坤卦的组合是八卦的基本卦。乾为天，由三阳爻组成，属纯阳；坤为地，由三阴爻组成，属纯阴。八卦中的其余六卦，分别为由两阳爻和一阴爻或两阴爻和一阳爻经排列组合形成三爻一组的组合卦。这就是“《易》有太极，是生两仪，两仪生四象，四象生八卦”（《周易・系辞上传》）。在八卦的基础上，进行两卦一组的再组合，总共形成八八六十四卦。八卦贯穿着矛盾对立统一的阴阳之道，阴阳学说是中国古代哲学思想的核心，渗透到中国古代的一切学术领域，性学也以阴阳学说为其理论基础。阴阳学说认为，宇宙万物都可分为阴阳两个部分，阴阳相辅相成，两者互相渗透，阳中有阴，阴中有阳。阴阳既矛盾又统一，整个宇宙就是一个阴阳的矛盾统一体，天人合一，人类也不能例外。

《易经》通篇都充满着富有哲理性的古代占卜用语，其内容都以爻辞及有关典故的形式表述。例如《易经・第五十四卦 归妹》有“归妹，天地之大义也。天地不交而万物不兴。归妹，人之终始也。”意思是说婚姻嫁娶，是合乎天经地义的大事。天地要是不交合，就不会有世上兴旺的万物。男婚女嫁，才能传宗接代，生生不息。而归妹卦的“象曰：帝乙归妹，不如其娣之袂良也。其位在中，以贵行也。”就是周文王娶亲的典故。《周易・系辞下传》有“天地细温，万物化醇。男女构精，万物化生。”“乾，阳物也；坤，阴物也。阴阳合德，而刚柔有体，以体天地之撰，以通神明之德”的论述，即天与地，男与女，都归属为阴与阳两个对立面，阴阳必须交合，才能衍生出世间的万物来。男女交合媾精，就有了万物的生成和人类的繁衍，也就有了天理人伦。

由“天尊地卑，乾坤定矣”和“乾道成男，坤道成女”（《周易・系辞上传》）衍生出来的男尊女卑，构建起千年不变的稳固封建社会秩序。延续了两千多年的封建男权统治，便建立在男性对女性的绝对统治基础之上。

有关乾为阳，为天，为尊，为男；坤为阴，为地，为卑，为女的论述，是《易经》的基本哲学理念，“是以立天之道曰阴与阳，立地之道曰柔与刚”（《周易・说卦》），因而“乾刚坤柔”（《周易・杂卦》），就成为女子应以柔顺来服从男子刚强的天经地义之法。这些论述最后被引申为封建社会的统治秩序，三纲五常的“夫为妻纲”，以及女教规范的“三从四德”，确立了丈夫对于家庭，男性对于女性的绝对统治地位。

（二）中国古代的性学理论

以阴阳学说为基础的中国古代性学理论，基本上可以概括为以下几个核心内容：

1. 男性属阳，女性属阴

天地万物一概分属阴阳两性。人，分为男人和女人，古人认为男人属阳，女人属阴。分析八卦的阴阳两爻图形造型，显而易见，阳爻（—）是男性生殖器的象征，阴爻（– –）是女性生殖器的象征。“乾道成男，坤道成女”；“乾为父，坤为母”。由三阳爻组成的乾卦代表男性，由三阴爻组成的坤卦代表女性，体现出男性属阳，女性属阴的本质。

两性之间的一切关系，无论是生理的、心理的，或是社会的，都遵循着阴阳学说规律。男女两性的爱情、婚姻、家庭，既存在着阴阳相生相长的和谐统一之道，又存在着相生相制的矛盾对立之理。

2. 阴阳互补

男人属阳，阳性刚；女人属阴，阴性柔。阴阳互补，刚柔相济，体现了《易经》“刚、柔相摩，屈、伸相感而利生”的论述。古人将房室之事称为“阴阳之道”，唐代白行简描写性行为的《天地阴阳交欢大乐赋》，就以天与地，阴与阳的交合表示男女交欢。孤阳不长，寡阴不生，两性交合通过阴阳结合实现阴阳互补，达到利生目的。

3. 生育源自阴阳结合

《易经》“天地感而万物化生”，“男女构精，万物化生”。天人合一，男女两性心理上的彼此吸引，生理上的互相交合，对应着天与地的交融，于是就有了天地交融而万物生，男女交合而子嗣育。《妇科玉尺》谓“男女情动，彼此神交，然后行之，则阴阳和畅，精血合凝，有子之道也。若男情已至，而女情未动，则精早泄，谓之孤阳；女情已至，而男情未动，则女兴已过，谓之寡阴。”《玉函经》说“孤阳寡阴即不中。譬诸鳏夫及寡妇，谓不能生育也。”尽管受精怀孕与夫妻生活同时达到性高潮并无必然联系，但今人不应苛求古人，应该看到用阴阳之道阐释孤阳寡阴，进而推论性生活和谐的重要性，是值得称道的。

4. 男尊女卑

乾为天，坤为地；乾为男，坤为女。《易经》的“天尊地卑”也就顺理成章地成为男尊女卑。中国古代延续了两千多年的男尊女卑，“生男贵如璋，生女贱似瓦”，便是建立在这一认识基础之上的。

“男尊女卑”的定规，使女性身份低贱卑微，不准参加科举考试，不得任公职，也不能从事绝大多数社会职业。某些为社会所必需的职业尽管允许女性从事，其中有的甚至只适合女性去做，然而凡是从事这些职业的妇女，均被列入备受歧视的“三姑六婆”（佛教的尼姑，道教的道姑，占卜的卜姑，为人牵线买卖奴婢，侍妾的牙婆，介绍婚姻的媒婆，画符念咒、求神消灾的巫婆或师婆，妓院的鸨母虔婆，卖药的药婆，助产接生的稳婆）之列，成为卑下的另类贱民。

5. 男主女从

《易经》虽然没有男主女从的直接论述，但是有“男尊女卑”之说，而卑贱自然要臣服尊贵，因此女性服从男性也就理所当然。古代中国，女性的独立人格完全被剥夺，未婚从父，出嫁从夫，夫死从子，“从”到最后就是“从一而终”。古代女性任何时候都处于从属地位，毕生都是男性的附属品。

《易经·第三十二卦 恒》“《象》曰：妇人贞吉，从一而终也。”《易经》卜辞中的“贞吉”含义与后世的“贞洁”有所差别。“贞”是“乾”的四德（元、亨、利、贞）之一，本意“乾为天”，天可使万物恒久稳固地存在，被称为“贞”。“吉”在《易经》是中大量出现的占卜用辞，意为吉利、幸运。因此“妇人贞吉，从一而终也。”在当时的含义为“妇人持久的吉利、幸福便是从一而终”。后世的“贞”是指坚守正道而不自妄乱，以及纯真美好。“贞洁”就是“坚定地永久保持纯真洁净。”

《易经》的“从一而终”被后世释义为“一女不事二夫”。要求女性守身如玉，婚前贞洁，婚后忠贞，夫死守寡，甚至殉节，全都为了“一女不事二夫”。为了稳定作为封建社会基石的家庭结构而牺牲女性，强求女子贞洁，强迫寡妇守寡，未婚夫死了还要终生守“望门寡”，直至迫使寡妇自杀殉夫，诸如此类伤害女性的消极后果，皆出于“从一而终”。

6. 男主外，女主内

“女正位乎内，男正位乎外，男女正，天地之大义也。”（《易经·第三十七卦 家人》）这一论述确立了后世“男主外，女主内”的封建定规。

外为阳，内为阴，已婚女性因而被称为“内人”，只能从事家务劳动，侍奉公婆，相夫教子，大门不出，二门不迈，画地为牢，不经公婆或丈夫允许不得离开家门一步，绝对禁止参与任何抛头露面的社会活动。

（三）儒释道对中国古代性学理论和性观念的影响

1. 儒家

《易经》是儒家最早的经典著作四书五经之一，因此以阴阳学说为基础的中国古代性学理论主要代表着儒家的学术思想。然而阴阳学说也是道家的基本思想，因此从源头上说，中国古代的性学理论的核心内容应该为儒道两家所共有。

孔子编撰的《礼记·礼运篇》有“饮食、男女，人之大欲存焉。”而《孟子·告子上》则谓之“食色，性也”。中国古代典籍的记载清楚地表明，儒家主要代表人物都承认性是人的大欲和天性，对待性的态度是自然的和人性的。

近代学术界争议最大的是宋明理学家以“饿死事小，失节事大”强求寡妇守节，以及用“存天理，灭人欲”来实行性禁锢的理论。然而造成这种争议的重要原因，其一是没有能完整地了解和认识程朱理学对于“气节”的阐述，其二则是反映了争议者对于“天理”和“人欲”的理解和态度。

历史事实恰恰与后世对程朱理学的指责相反，北宋理学家程颐和南宋理学家朱熹都有过支持寡妇改嫁的言行。程颐的外甥女成了寡妇，他父亲帮她再嫁，程颐持支持的肯定态度（《近思录·卷六·齐家之道》）。实际上儒家以中庸之道的人性理念处世，程颐决不会以“饿死事极小，失节事极大”的极端态度苛求寡妇。朱熹的《朱子语类·卷九十六》中有“问，取甥女归嫁一段，与前孤孀不可再嫁相反，何也？曰，大纲恁地，但人亦有不能尽者。”朱熹对“从一而终”的《易经》古训是不以为然的，他认为“女子要从一而终，不必拘泥”。可见朱熹遵循的同样是儒家一贯的人性理念。

其实，朱熹对“饿死事小，失节事大”曾一再作出过解释：“昔伊川（程颐）先生尝论此事，以为饿死事小，失节事大。自世俗观之，诚为迂阔；然自知经识理之君子观之，当有以知其不可易也”（《朱文公集·与陈师中书》）。朱熹还在《书王印川广文诗注后》说：“宋承五季之后，世风靡靡，夫妇一伦，轻亵已甚。故伊川立此严峻之防，使士大夫有所矜式，非为愚夫愚妇言也。”

朱熹对“饿死事小，失节事大”作出的解释是明确的，他指出宋朝传了五代以后，世风轻亵，程颐这样说主要是为了让士大夫们懂得做人的节操，并非针对平民百姓，更不是专门针对女性。朱熹还批评把“饿死事小，失节事大”片面理解成不准寡妇改嫁是世俗庸人之见。实际上宋代对于丧夫或被休的女性改嫁，不仅没有法律限制，民俗与家法也不加强制。赵明诚病故，李清照改嫁；陆游被迫休妻，唐琬改嫁。士大夫阶层尚且如此，又何况平民百姓。

至于“存天理，灭人欲”，朱熹曾不止一次从多个方面对此作过明确的阐述，完全不是今人所说的要扼杀人性。用现代的语言来表述，“天理”应该是建立在合乎人类生理和心理的自然需求基础上的，符合当时社会伦理道德规范的理性欲求，而“人欲”则是人类的原始本能欲望在摆脱社会约束的状态下，非理性的恣意妄为。因此“存天理，灭人欲”并非封建性禁锢或压制人性，而是合乎人类社会文明生活准则的道德理念。

实际上，对“饿死事小，失节事大”和“存天理，灭人欲”的片面曲解和滥用始于明代，强化于清代，因而并非程朱理学本身之过。

2. 佛教

佛教把性等同于淫，但是中国的许多性学书籍将佛教的性禁忌称为“色戒”却是对佛教的一大误解，与佛经“色戒”的意义全然不符。《佛学大辞典》解释“色”是“变坏之义，变碍之义，质碍之义。变坏者辅变破坏也，变碍者变坏质碍也，质碍者有形质而互为障碍也。是从五根境等之极微而成。又色者示现之义，诸色法中独取五境中之色尘而名为色者，以彼有质碍与示现两义，色之义胜故也。”俱舍论一曰：“由变坏故，……变碍故，名为色。”可见佛学的“色”与性并不等同，“色”是佛学的“五蕴”之一。“五蕴皆空”，佛教《心经》认为“色不异空，空不异色，色即是空，空即是色，受、想、行、识亦复如是”。这就是说一切有形之物和无形的精神意识活动都是空的，而并不是指女色。在佛教经文“色空”和“色即是空，空即是色”中，“色”的含义都不应该用性来理解，而是与“五蕴皆空”一样，不论物质现象或精神现象均属因缘所生法，其本质都属于虚无。就佛学思想而言，“色戒”就是要看破凡尘，六根清净。

佛教的“淫”与世俗的“性”等同，以“不邪淫戒”约束信徒的性行为。“不邪淫戒”是佛教的“五戒之一。对在家之二众（世俗和未出家的佛教徒）禁止奸他人妻等不正之淫事也，若为出家戒（僧尼），则正邪皆制之，故云不淫戒。如梵网经之十戒是也”。梵网经疏下曰：“五众邪正俱制，二众但制邪淫。”佛教把教规允许的合法夫妻的房事称为“正淫”，把出家人的性行为称为“邪淫”，任何非婚行为和教规不允许的性行为也都属于“邪淫”。

因此佛教并非一概禁欲，中国古代汉传大乘佛教有五戒，其三为“不邪淫戒”。佛教徒，凡剃度受大戒，削发出家为僧尼者，戒绝性行为，称戒淫，而不能说戒色。蓄发在家的佛教徒，分为受戒的居士和未受戒的信众两类，都可结婚，不戒淫，允许夫妻之间存在不违背佛教规定的性关系，但是要戒邪淫。邪淫是指私通、通奸、乱伦、嫖娼、卖淫、强奸、群交等非婚性关系。此外，在佛教规定应该禁欲的时间、地点，如佛诞等宗教纪念活动日，法会期间，每月初一、十五斋戒日，在寺庙斋房住宿等，佛教教徒夫妻之间均不得发生性行为，否则也属受禁止的邪淫。

藏传佛教的密宗以男女“合炼”或“双修”作为最高的修炼形式，寺庙供奉裸体男女合抱交媾的欢喜佛。无论以何种理由对这种性行为作出合理化解释，把性作为最高修炼方式仍然表明不禁欲，所以佛教中也有不完全禁止僧侣性欲的教派。

3. 道家与道教

道家始祖老子倡导"无欲"，但这应是指一切非分之欲，而不是指"食色，性也"的正常生理欲望，因此不能认为老子提倡禁欲主义。至于"拔一毛而利天下，不为也"的杨朱虽然也属道家，却是纵欲先驱，其时尚无道教。道教与原先的道家并不等同，先有春秋时期老子的道家学说，直至东汉才由张道陵创立道教。出现道教以后，信奉道教的人也就自称道家，但是道教比初始的道家多了一层神秘色彩。道教尊奉《道德经》为圣典，以蕴含有道教教理、教义的阴阳鱼太极八卦图为标志。阴阳和太极之道作为道教的精髓，影响着后世道家的性学理念，尤其是对于房中术的形成起着关键作用。

道教一般不禁欲，道士可以娶妻，但是道家各派对性的态度复杂而又矛盾，主张禁欲、纵欲的流派都有。另有一派道貌岸然的道家，则以房事"为后也，非为色也"。标榜性行为是为了完成传宗接代的神圣使命，而不是为了贪图性愉悦和性享受的寻欢作乐，因而对待房事严肃恭谨。倾向于禁欲的道家形成"一滴精，十滴血"的惜精观念，认为珍惜精液能祛病延年。道教的全真派则认为情欲伤身，为保全"真性"必须"除情去欲"，排除欲念拒绝房事可以长生，因而不近女色，严格实行禁欲主义。对于精液，当今医学认为只含有精子和一定数量的有关激素和蛋白质，并无任何特殊的生物活性物质，因此丢失精液无关紧要。不过，在能够完全了解精液成分之前的今天，下这样的结论似乎为时尚早，因为迄今人类对自身的认识远远谈不上已经全面透彻，所以对于可能蕴含古人几千年实践和观察成果的经验之言，应该持有必要的慎重态度，不宜轻易否定。

纵欲论者臆想"采阴补阳"，编造虚幻荒诞的古代传说，所谓"黄帝御女一千二百而登仙"，彭祖"御女多多益善"而获寿八百岁，以证明纵欲可以长生。房中术以"忍精不泄"和"还精补脑"作为既可满足纵欲，又能得到长寿的两全之法。早自秦汉时期，为迎合帝王长生不死的妄念，道教方士用黄金和含硫、砷、铅、汞的矿石，以及其他物质，炼制长生不老金丹，意欲借金石的精气，使人长生不死、得道成仙。此后又发展到以药石炼制春药，供宫廷及社会上层官僚、士大夫纵欲之需。

讲究性技巧，重视女性性高潮，把性享乐和性健康与养生、长寿以及中医药联系起来，并且最早开始探索性和优生关系的房中术，是道家对中国古代性学的杰出贡献。然而房中术臆造"忍精不泄，还精补脑"可以长生不死的妄言，宣扬"黄帝御女一千二百而登仙"的虚幻荒诞传说，把女性视为"采阴补阳"和取乐的性工具，宣扬"御女多多益善"，则是既不可信，也不可取的糟粕。

儒释道共同影响着中国古代社会的性学理论和性观念，纵欲的原始本能使有权势的富贵之人妻妾成群，恣意纵欲，然而《尧舜阴道》有"尧问于舜曰：天下孰为贵？舜曰：生最贵。"之说，对生命的渴望总是第一位的，因此既能纵欲，又能长寿的诱惑，促使他们本能地去效法"采阴补阳"。可是人体任何器官的功能都有生理极限，性器官也不可能例外。淫欲过度势必损害性功能和整体健康，于是便求助于春药，甚至寻求方士的金丹，结果则是折寿丧命。所以借"采阴补阳"以纵欲，均为唐汉以前的性愚昧之举。由于汉唐宫闱中此类惨痛的教训实在太多，到了宋代，理智的宋高宗"清心寡欲"，就活了 81 岁。相形之下，禁欲或节欲可以长生就更容易被接受，对于不可能三妻四妾的下层，尤其是平民百姓就更是如此。欲，既不可纵，又不可能无，因为完全禁欲不仅生理上无法接受，还会断绝香火，因此节欲最容易为民间接受，而这正是儒家中庸之道的一贯主张。所以儒家的性观念始终是中国社会性观念的主流。

二、中国古代与性相关的文化

中国古代与性相关的文化，是与以阴阳学说为基础的性学理论相应的社会实践产物。在两千多年的漫长时间里，逐渐形成了一个以男权为中心，有利于发展、完善和巩固古代封建社会制度的完整的封建性文化体系。

有鉴于当今对中国古代封建社会所持的绝对化批判和鞭笞态度，在近代史上已经形成传统的思维定式，致使人们在对待中国古代性文化时也采取同样的态度。然而为什么如此博大精深和灿烂辉煌的伟大中华民族古代文明，却偏偏萌生于这样一种被认为是无比黑暗残酷的封建社会制度？而这样的罪恶制度为什么又能呈现出绵延数千年的强大生命力？这种绝对不相称的认识反差，不得不迫使人不再因循于狭隘的单一维度，转而放开眼界，从宽广的多维度去重新观察和认识中国封建社会。

（一）男权文化的确立及其社会历史价值

贯穿着阴阳对立统一和天地万物相生相克哲学思想的《易经》，有着“天尊地卑”和“乾道成男，坤道成女”（《周易·系辞上传》）的论述，以致男尊女卑成为封建社会秩序的铁律。中国古代延续了两千多年的封建男权文化，便是建立在男尊女卑这一哲学理念基础之上的。

《易经》“阳得刚也，阴者柔也”，女人必须以柔顺驯服于男子的刚强。这一论述被引申为封建统治秩序三纲五常中的“夫为妻纲”和女教规范的“三从四德”（即未嫁从父、既嫁从夫、夫死从子，以及妇德、妇言、妇容、妇功——妇女的品德、辞令、仪态、女工），从而确立起丈夫对于妻子的绝对统治地位。妻子除了必须绝对服从丈夫外，丈夫死后还应该听命于儿子。男尊女卑使女性成为男性的附属品，出嫁后必须随丈夫的姓氏，把丈夫的姓冠在妻子的姓之上。古代小户人家的女儿通常只有乳名，张家的女儿如果嫁到李家，就称作张门李氏，或张李氏。

女性的从属、卑贱和无权地位，奠定了封建社会多妻制婚姻的基础，使帝王能够名正言顺地占有三宫六院七十二嫔妃，以及后宫数以千计的佳丽；官僚、地主可以三妻四妾，甚至妻妾成群。

“好女不事二夫”，苛求女子贞洁，男人却可以公然嫖妓；丈夫一纸休书可以抛弃妻子，而妻子只能嫁鸡随鸡，嫁狗随狗，无权提出离婚。男尊女卑也使鳏夫续弦名正言顺，寡妇则被迫终身守寡，有时甚至被逼殉夫。自秦汉始，历代封建统治者虽然大力提倡寡妇守节，但是由于不准寡妇改嫁不得人心，宋及宋代以前并无严格禁止，下层平民百姓也往往难于遵守。明代以后，尤其是到了清代，大举表彰和奖励节妇，竭力推行寡妇守节，宗法制度严厉的家族更是用森严的家法强制实施，致使守寡之风越演越烈，民间寡妇守节成为一大陋俗，可是即使如此，也从来没有可能根绝寡妇改嫁。

古代妇女在两千多年的封建社会里，始终处于受男权统治的地位。“男主外，女主内”的精神束缚，剥夺了女性与男性一样介入社会事务的权利，不能从事与男性一样的职业，而只能料理家务。有着“德重于才”传统的中国封建社会，到明代甚至还出现了“女子无才便是德”的极端主张，暴露出部分封建文人为便于控制女性而提出的“愚女策略”，因为没有文化，没有才能的女性更易听任男性的摆布。

男权文化，作为封建社会意识形态的重要核心内涵，中国近代社会对此持绝对否定的批判态度。辛亥革命结束了中国社会腐朽没落的封建统治制度，就人民争取民主、自由、人权和妇女解放的社会运动而言，这种批判是必须的，然而男权文化作为封建社会的性文化现象，则是封建主义意识形态的必然产物，与封建社会制度下男性对女性的统治相一致，同属于人类社会在特定历史发展阶段平衡两性关系的需要。对于人类历史发展进程来说，各大文明民族的历史上普遍存在男权统治的事实，表明这是人类文明进步的历史必经阶段。男权的父系社会，包括奴隶社会和封建社会私有制度，相对于女权的母系社会公有制度是一种文明进步。男权的形成是与社会生产力发展水平相适应的，有利于人类整体生存发展的历史需要，而并不是一种无缘无故地压迫、残害女性的邪恶制度。如果封建社会残害女性到了妨碍社会发展的程度，这种社会制度也就不可能数以千年计地存在于世，而是会迅速灭亡，因此不能对封建社会的男权文化持全盘否定的历史虚无主义态度。

女性贞洁是夫权社会约束女性的核心内容，片面要求女性贞洁，更是男权对女性的实行人身控制的需要。处女贞洁和婚后贞节，目的在于杜绝婚前和婚外性关系，因为每个家庭都严格控制了女性，同时也就限制了大多数男性的性放纵行为。从生物学角度来说，贞洁有利于防止未婚先孕和婚外怀孕，也有利于预防性病和生殖系统感染，对于保护生殖健康和生育能力有着极为重要的意义，在人口需要增长的古代是保证人类生存繁衍最为有效和可靠的途径。

就私有制社会而言，女性婚前和婚后贞洁能保持后代血统纯净，从而有助于确保私有财产由男性血缘后代继承。女儿没有财产继承权，财产不致流失给外姓，才得以保证男性家族血缘后代生存的物质需要。没有财产血缘继承，就不能巩固私有制度；失去了财产私有制度，更是意味着失去了生产力的继续发展，人类社会的文明进步将因此停滞不前。为此我们必须从人类生存发展的需要出发，才能认识女性贞洁的历史意义和历史价值。并且，只有肯定了封建社会的女性贞洁观，才能够解释为什么对待女性如此不公平的制度，竟然会具有延续数千年的强大生命力。

然而绝不能不加分析地一概肯定封建社会的男性特权，例如一夫多妻制就是最具代表性的不合理制度。尽可能多地繁殖后代是生命活动的自然本性，男子性成熟后可以无限产生精子的能力源自基因，这样的基因也决定了男性具有更多的生育后代的本能欲望和多妻倾向，这是男权社会多妻制的生物学根源。夫权社会，男性以法律条文使多妻欲望合法化，其本质就如同一头公鹿斗败所有对手，成为鹿王以后占有了所有母鹿，以尽可能多地生育具有自身优势基因的强健后代。封建帝王和贵族、官僚、地主的多妻行为，类似于公鹿尽可能多的繁殖后代的本能。如果他们的基因真正具有生存优势，倒也不失为一种自然选择优势的延续。然而就人类社会而言，在政治和经济角逐中一时取得优势，往往具有相当大的偶然性，更何况“君子之泽，五世而斩”，优势难于持久。因此对于人类来说，多妻制度在生物学和社会学上都没有任何特定的积极意义，只是在性与生殖分离的情况下，男性为满足雄性动物贪得无厌的性本能欲望的特权享受，即使是出于无后才需要多个妻妾，在出于男性自身的生殖无能的背景下，也是极其不合理的。

（二）男权统治下的两性关系和婚姻文化

中国古代社会虽然实行多妻制，但是一夫多妻只限于占人口极少数的统治阶级成员，而一夫一妻家庭却在任何时期都占绝大多数，是构成社会基础的主体。

男为阳，女为阴。男女两性之间存在着生理和心理需求上的性别差异，也就是阴和阳的差异。差异会造成矛盾，有矛盾就会引发冲突和斗争。然而男人和女人同为人类，因此存在性别差异的男人和女人既是一对矛盾，更是一个相互依存的统一体，家庭便是阴阳结合的统一体。男权虽然确立了男性对女性的统治，但是男性不可能离开女性而单独生存，两性和谐、同舟共济才是生存之道，以家庭为基础的人类社会之所以能够长期稳定存在和持续发展，男女的互相合作始终是最根本的关键。因此，男权统治实质上是在特定的历史条件下，男女两性之间建立起的一种适应当时生产力的性别关系，也即达成一种两性之间权利和义务的新平衡。就家庭而言，夫权统治严格控制女性的意图在于维护家庭的稳定，为在激烈的生存竞争中冲锋陷阵的“主外”男性，建立一个可靠的生存根据地，一个风暴袭来时的避风港。对于社会来说，高度稳定的家庭就成为社会最坚实的基础。在农耕时代的生产力条件下，不弃不离的“男主外，女主内”家庭结构，无疑是最有利于人类整体生存发展的社会基础。

生产力低下的古代农耕社会，以家庭为生产单位的小农经济，一家一户，男耕女织，既解决了衣食，又解决了人口繁衍和后代抚育教养，成为社会存在的稳定基础。由于劳动力强弱和养育后代这两个基本生存因素，“男主外，女主内”成为古代农耕社会家庭最合理的性别分工。两性合作的家庭形式越稳定，对于人类的生存、繁衍和发展也最为有利。

古代一夫一妻家庭结构形式的确立，不但让男女互利双赢，而且在一定意义上更是女性的重大胜利。前面说过，夫权统治实质上是在特定的历史条件下，男女两性之间建立起的一种适应当时生产力的性别关系，也即达成一种两性之间权利和义务的新平衡。女性在怀孕、分娩、哺乳和抚养年幼子女期间，都离不开男性的帮助和照料，农业生产和家庭生活中的重体力劳动也必须由男性来承担。倾向于以感情为纽带与男性建立稳定关系的女性，本能地要求一个有男人存在的稳定家庭，这个男人当然应该是忠于妻子的丈夫。

古代婚姻制度，确立了男性保护、供养家庭和抚育下一代的社会责任，把男性捆绑在家庭航船上，使其成为终身的纤夫。男人一旦驾起婚姻之舟，他就必须拉着纤逆流而上，承担起作为一个丈夫和父亲的历史使命，直至生命的终结。

如果没有确立封建时代的夫权婚姻家庭制度，文明就不可能继续向前发展，因为古代的男人就会像今天没有家庭牵挂的流浪汉，或拒绝婚姻的单身男子一样，他们不承担家庭责任，没有家庭责任感，因而也较少或很少有社会责任感，并且这样的男性对待性和女人态度的轻率和不负责任是尽人皆知的。

因此，一夫一妻家庭是人类迈向文明进步的历史性产物，是人类生存发展最优选的性别组合，它的形成为社会的演变奠定了基础。家庭的形态和功能将随着对生产力发展的适应而出现变化，但是就作为最完美的两性共生体的基本结构而言，只要人类还是分为男性和女性，还是两性繁殖，家庭便不可能消亡。已经绵延了两千多年的阴阳学说，至今仍然有着旺盛的生命力，原因就在于阴阳的对立统一法则既是自然发展规律，也是社会发展规律。

封建社会的家庭制度是适应当时社会生产力发展水平的产物，如果说家庭是囚禁女性的牢笼，那么家庭更是捆绑男性的锁链。事实上，我们应该从更为积极的历史和社会意义上，全面认识中国的封建社会。完善和严格的夫权家庭制度，是中国封建社会赖以生存和长期稳定发展的基础，也是孕育和创造中华民族灿烂辉煌的古代文明的摇篮和温床，而不应该只看到性别压迫的阴暗面。

中国封建社会的婚姻和家庭制度，在漫长的两千多年时间里，积累了太多男尊女卑的男权统治罪恶，致使辛亥革命和五四运动以来口诛笔伐，迸发出一片讨伐之声。就女性而言，世世代代压在她们头上的三纲五常，三从四德，休妻七出，不孝有三、无后为大，好女不事二夫，从一而终，守寡殉夫，贞节牌坊，……，如此等等，直至缠小脚陋俗的肉体摧残，这一切的一切对于今人是不堪设想的。封建社会对于中国女性确实是太黑暗太残酷，然而正是在这样一个压制女性的漫长年代里，孕育和诞生了灿烂辉煌的中华古代文明。贤惠、聪颖、善良的中国女性，操持家务，伺奉公婆，相夫教子，苦守空房，她们不仅是家庭的贤妻良母，更是孕育了中华民族的伟大慈母。封建社会迫使她们为民族的生存和发展奉献一切，忍辱负重，逆来顺受。她们为中华文明作出的贡献是如此巨大，而为中华民族付出的代价，为中国社会作出的牺牲，实在是太多、太大，过于沉重，也过于沉痛。中华民族的历史将永远铭记她们的深重苦难和伟大奉献。

尽管男尊女卑的男权统治冷酷无情，令无数柔弱的女性在封建制度下默默忍受了长达两千多年的人间悲情，然而必须看到两性和谐仍然是中国古代家庭生活和社会生活的主流。可是由于长达两千多年的封建社会生活，确实积聚了太多受苦受难的女性冤魂，而清王朝覆灭后，男尊女卑的封建残余又阴魂不散，因此今人为了促进妇女解放，在抨击封建夫权统治时，着重揭露其黑暗面，这是完全应该的。

但是，从历史的完整性出发，我们还是应该看到封建婚姻家庭制度在阴阳学说的哲学原理主导下，重视阴阳互补，提倡两性和谐统一的另一面。因为即使是夫权家庭，丈夫和妻子也同样是被“父母之命，媒妁之言”的封建包办婚姻既强迫而又自然地走到一起的同路人。“执子之手，与子偕老”，两人必须同舟共济，休戚与共，共同寻求和创造一生的幸福。对于绝大多数家庭来说，不论丈夫还是妻子，自幼都接受封建礼教的熏陶和严格管束，婚后大抵都能循规蹈矩，女性尤其小心谨慎，犯“七出”的现象极为罕见，除非失去生育能力。因此双方都会听天由命，爱情专一，很少见异思迁。不但妻子从一而终，而且绝大多数丈夫也是娶一而罢。不和睦、不幸福的家庭肯定会有，但是数量不可能多。因为即使夫妻之间发生矛盾，通常也都能够化解，其前提当然是男权下的“夫唱妇随”，“嫁鸡随鸡，嫁狗随狗”的妻子最终会认命，以顺从乃至屈从来消除矛盾，因而休妻现象并不常见。即使休妻也非常慎重，不到万不得已是不可能离异的，休妻率非常低，并且休妻的主要原因往往不是丈夫喜新厌旧，妻子犯“七出”，或者夫妻反目。更多的无奈休妻并不是妻子真的有严重过错，而是出于婆婆容不得儿媳妇，就像《孔雀东南飞》中的焦仲卿、《钗头凤》里的陆游被迫离异那样。诸如此类的故事因为具有代表性，而得以一直流传到后世。平民百姓筹办婚事很不容易，不论男女，婚姻都属终身大事，十分严肃，一旦结婚，基本上不具备离异的社会和经济条件，因此都必须持续终身，这也是为什么把结婚称为终身大事的原因。由于男女双方都在精神上受到封建礼教的严格约束，特别是女性“嫁鸡随鸡，嫁狗随狗”的绝对顺从，就使绝大多数夫妻不存在离异的可能性，只能循着夫妻恩爱、互相忠诚、和衷共济、互相谦让、相敬如宾、举案齐眉的轨迹，一步步走下去，直至到达白头偕老的终点。而封建礼教促成两性共同建立亲密无间、和谐合作、不弃不离的家庭关系，应该是古代婚姻制度成功、光明、值得后人称道的一面。“家和万事兴”，我们应该充分意识到，正是这样的和谐和稳定的家庭组成了封建婚姻的主体，构建了封建社会的坚实基础，承前启后，继往开来，创建了中华民族绵延不断的五千年灿烂文化，缔造了世界古代历史上无与伦比的物质和精神文明奇迹。

要是古代封建社会的婚姻和家庭的真实情况，都像近代进行揭露和批判时所说的那样黑暗、残酷，那么封建社会中的绝大多数家庭都会成为丈夫残酷欺凌妻子的人间地狱，或者成为妻子激烈反抗丈夫的血腥战场。这样的家庭不但妻子痛苦，丈夫恐怕也不会有幸福，怎么能完成养儿育女的历史使命。家庭不成其为家庭，社会哪里还谈得上安宁和稳定，更谈不上生产力的发展，当然也不可能从中产生中国的古代文明。这种可怖的性别斗争局面必然会从根本上损害统治阶级的利益，绝不会是封建统治者所希望看到的。因此必须以完整的历史事实为依据，全面、客观地看待中国古代封建社会的婚姻和家庭制度。

封建制度以贞洁观念对女性进行严格的性约束，剥夺女性的大部分社会权利，牺牲她们的人身自由，并且用封建礼教从精神上进行控制，将女性置于受男性控制的从属地位，尽量消除由女性反抗引发的性别冲突，以减少家庭和社会内耗，从而建立起能够在最大程度上稳定家庭和安定社会的良好封建秩序。尽管女性会有所反抗，然而中国古代的封建男权社会制度即使对女性具有强迫性，这种制度也仍然是在取得女性充分认同和合作的情况下建立起来的。其重要佐证，如中国历史上第一部女教经典《女诫》的作者——汉代班昭就是女性，并且她并非奉命而为。此后，历朝历代所有重要的女教经书，由女性自己编著的就占了一多半，而明代将包括东汉女史学家班昭的《女诫》、唐朝女学士宋若莘姊妹的《女论语》、明成祖朱棣之妻徐皇后的《内训》，以及明末儒者王相之母刘氏的《女范捷录》四种女教书汇编而成的《女四书》，其所有作者无一不是女性。此外，历史上还不乏婆婆逼走儿媳的记载，迫使丈夫下休书抛弃妻子的人，往往是对儿媳妇过于挑剔的婆婆，而不是丈夫或公公，例如前面提到过的汉代《孔雀东南飞》和宋代《钗头凤》。至于为限制女性活动能力，使其在更大程度上丧失人身自由而摧残女性肉体的缠脚，“女为悦己者容”等，也是由女性自己创始和施行的。由于小脚女人走路的姿势能使男性赏心悦目，更主要的是有利于家庭稳定，才得以一代代流传下去，直到封建社会结束。在此值得一提的是时至今天，21 世纪的第一个 10 年，在百岁上下的长寿女性中还可以看到小脚，表明辛亥革命后仍然有人缠足。2006 年，在云南省腾冲街头，能见到与旅游者合影的百岁小脚妇女，更是一位少数民族。由此可见，缠脚并不限于汉族妇女，其作为一种封建性文化，已经影响到中国的部分少数民族。

随心所欲的自由欲望是人类的天性，这是人人都有的原始本能，而人类的社会生活必须是有序的，如果不约束个体随心所欲的自由，就谈不上建设文明社会。文明人就是受社会规范约束，遵守社会秩序的人，文明社会是不可能没有约束人的道德和法律的。男权社会要有效地将女性置于男性的绝对控制之下，必定会采取强有力的约束性措施，除了一般的习俗外，还有严厉的禁忌，有的甚至严厉到无所不用其极的程度。由于一项新的社会约束规范的建立，前无借鉴，必须在实践过程中接受检验，过与不足一时难于确定，只要当时被认为有效，哪怕要牺牲许多社会成员的利益，也会得到统治者和绝大多数民众的支持。女性受封建礼教多方面约束，丧失人身自由，少数人甚至惨遭残害，但都是为了使更多女性接受封建礼教行为规范而作出的必要牺牲，这是为确保家庭稳定和社会安定所必需的。没有这种牺牲，就不会有古代社会的文明进步。必须承认这样的历史事实，即古代文明是通过野蛮手段实现的。中国史籍上虽然有着妇女受封建礼教残酷迫害的大量记述，但是与在漫长的两千多年时间里俯首听命，唯命是从，在男权统治下平稳度过一生的平凡女性相比，这毕竟是一个比较小的数目。而正是一代又一代的无数平凡女性为创造伟大的中华文明忍辱负重，默默无闻地奉献出一切。因此，就人类发展历史而言，中国古代封建统治是一个非常成功的社会制度，用历史已经发展到今天的眼光，抱着“以今论古”的态度去否定和谴责古人，这样做完全不符合历史唯物主义的认识论。

封建社会虽然建立在男性压迫女性的基础上，但是封建制度却需要男女两性共同来完善和维护。牺牲一个性别的部分利益，以换取整个人类的可持续生存和发展，这是人类文明发展史上具有普遍性意义的一次伟大成功。纵观文明发展历史，牺牲局部利益，以有利于整体更好的生存发展，早已成为人类求取生存的规律，即使这种牺牲非常惨重也会在所不惜。在特定的历史阶段，为了人类整体的生存发展，必须牺牲女性的部分利益，这是一个普遍规律。世界上历史悠久的中华文明、基督教文明、伊斯兰文明、印度文明，以及类似的其他文明，都独立地经历了这一男女不平等的发展阶段。而那些没有进入这一过程的民族，两性关系虽然貌似平等，但不是发展迟滞、至今仍停留在原始状态，就是早已经在历史的长河中消失得无影无踪。

封建制度下男性对女性的夫权统治，是人类社会在特定历史阶段的两性关系平衡方式。各大文明民族历史上普遍存在夫权统治的事实，表明这是人类文明进步的必经阶段，男权的形成是与社会生产力发展水平相适应的，有利于人类整体生存发展的需要，而并不是一种无缘无故地残害女性的邪恶制度。如果封建社会残害女性到了妨碍社会发展的程度，这种社会制度也就不可能数以千年计地存在于世，必定会因为性别间的自相残杀而灭亡。

尽管如此，我们也决不应该无视男权统治严峻、冷酷和残忍的一面，不但古代的历史如此，而且当代的现实也是如此。随着与生产力同步发展的社会进步，近代文明人类正在努力改变这种状况，以消除封建社会的男尊女卑残余，提高妇女的政治和经济地位。但是在绝大多数国家里，男权至今占有优势地位，女性作为一个弱势群体，仍然在不同程度上受到男性的歧视和欺凌，中国也不例外。

（三）中国古代的生育文化

古代中国重视人口繁衍。“男大当婚，女大当嫁”，男女到了婚嫁年龄就应该结婚，结婚的首要目的是生育，“不孝有三，无后为大”表明生儿育女是婚姻的头等大事。古代人口出生率高，存活率低，总人口少。从家庭到家族，乃至整个社会都指望人丁兴旺。家庭是社会的基础，如果仅仅一家或少数家庭无后，当然无足轻重。可是社会习俗是针对全社会的，必须提出具有普遍性的“不孝有三，无后为大”的要求，才能使百姓都重视生育后代。否则在“积谷防饥，养儿防老”的时代，断子绝孙的家庭一多，不但会影响人口增长，而且还影响对老人的赡养。在那样的年代，除了儿孙还能由谁来赡养老人？实际上，任何一个家庭都希望儿孙满堂，“多子多孙多福寿”，而家家户户儿孙满堂，全社会也就人丁兴旺。因此无后被认为不孝，不论是出于生命延续的本能，还是为了确保人类的生存繁衍，都是天经地义，无可厚非。曾经认为“不孝有三，无后为大”是对不生育女性的歧视，其实并不尽然，老大不婚或婚后没有子嗣的男性，同样被认为不孝。古代人不懂得生殖生理，不知道怀孕是男性的精子与女性的卵子结合，只是直观地从表面上看到婴儿是女人生产的，以为不能生育，或只能生女儿都是女人的责任，尤其是许多无后的男人娶妾得子，就更加深了这种片面认识。如果不加分析地把无后的责任都归咎于女性，当然是不正确的。

无后专指没有儿子，即使有多个女儿，因为姓氏不能延续，仍属无后。古代生儿子褒称“弄璋”，生女儿贬称“弄瓦”。璋是美玉，可以珍藏传世；瓦则是土坯烧制的泥瓦而已。同为后代，男尊女卑造成了两性遭遇的天壤之别。

姓氏是人类文明进步的产物，有着自然科学和社会科学的双重内涵。姓氏刚出现时，同姓的人只有一个共同的男性祖先，所有同姓的人组成了血缘相同的姓氏家族。同一血缘的近亲婚姻会产生羸弱的后代，中国古代社会观察到了“同姓结婚，其后不蕃”的现象，所以民间有“同姓不婚”的习俗，其后演变为国家法律。姓氏既是财产私有制的需要，更是人类健康繁衍的需要，具有遗传学基础，对于人类的生存繁衍和社会的文明进步有着重大价值。

中国古代与性相关的文化，与中华民族的生存繁衍，人口素质的提高，家庭的和谐稳定，社会的安定发展，文明的传承继世，无一不攸切相关，因而是中华文化极为重要的组成部分。

三、房中术——中国古代性学之大成

一个古老的学说，它被禁锢、封闭、沉沦了将近千年之久，近年来又在神州大地上复生了，宛如冰河解冻一样，那潺潺的水声，充满着生机和活力。这一古老的学说，就是中国古代房室学说。

中国古代房室学说，近千年以来，一方面遭禁锢，一方面蒙伪讳，被视为诲淫之作，下流污秽之品，“缙绅大夫耻言之”，人们谈则色变，惟恐有诲淫之嫌。但是，随着人类文化科学的发展，学者们愈来愈清楚地看到，中国古代房室学说，是人类文化宝库中的珍品。中国古代的学者们代有其人屡禁不乏地研究出的有关房室养生的理论和方法，是人类优生优育、保健除疾、健康长寿的宝贵学说。是金子总是要发光的。因此，现今性科学界的学者们，正在打开这久已封闭的宝库，挖掘出其中的珍品，剔除其伪科学的成分，吸取其科学的内容，为人类的卫生健康事业服务。

（一）中国古代房室学说之命题及正名

人类的夫妇房室之事，是一种文化现象，这与动物有本质的区别。动物虽亦有发情、择偶、交合、生子及传宗接代之事，但这只是一种动物的本能，是不学而会的事。人到了一定的年龄阶段，对于这种男女交合之事虽然也是不学而会的，但作为人尚有区别于动物的情爱、婚姻、家庭、礼仪、法度等社会属性问题，又有优生优育、养生保健、除疾延年等科学知识问题。而这些综合起来就是房室文化，或称房室学说，又可称作房事学、房中学、房内学、房帏学等。班固《汉书·艺文志》将房中学著作与医经、经方及神仙类著作一起列入《方技略》，意即属于医学著作，但实际上它的内容要比医学的范围大得多。仅就医学而言，我国古代的医学家和养生学家们，围绕房室问题讨论了婚姻、性爱、子嗣、优生、胎教、医药除疾及养生长寿等方面的学术问题。而稍稍浏览一下古代房中著作，就可以发现，我国古代房室学说是以人体生命之学为主干，而缘系养生学、疾病学、治疗学、药物学、生理学、心理学、遗传学、法学、教育学、社会学等多学科的大命题。

中国古代房室学说，现在多称之为古代性学或古代性医学。人们都以为“性学”或“性医学”之“性”是现代名词，其实它在周秦时期就已经产生了。何谓“性”？许慎《说文解字》曰：“性，人之（阳）气，性善者也。”段玉裁注引董仲舒曰：“性者，生之质也，质朴之谓也。”其字在《说文》与“情”字并提，曰：“情，人之阴气有欲者。”意思是说，“性”是人体生命的本质（亦即没有性也就没有生命），是善的，属阳性；“情”，是人的欲望，属阴性。王充《论衡·本性》云：“天之大经，一阴一阳；人之大经，一情一性。性生于阳，情生于阴。”意思是说，自然界的法则是一阴一阳，人的法则是一情一性。《说文诂林》引董仲舒曰：“情者，人之欲也，人欲谓之情。情非制度不节。”又引《乐记》曰：“人生而静，天之性也；感于物而动，性之欲也。”《礼运》曰：“何谓人情？喜怒哀惧爱恶欲，七者勿学而能。”意思是说，情是人体生命本能的欲望，性为静，情为动。情欲之动必然引起生命的质朴之性动，亦即阴动则阳需应合。这些是不学而会的事，但作为区别于禽兽的人，必须有法度来节制它。于是在婚姻、嫁娶等礼节制度的形式下，进行性爱、交合以及生儿育女的事，这些皆属于性学研究的范畴，因其是房室中的事情，所以古人称之为房中、房事、房帏之学等。

（二）中国房室学说之起源及其学术流派

欲究中国古代房室文化之起源，须先究人体生命之起源。《老子》四十二章曰：“道生一，一生二，二生三，三生万物。”意思是说，“道”是产生宇宙万物的原始物质，这个原始物质产生了浑一之气，或曰浑沌之气，这个浑沌之气化生阴阳二气，阴阳二气又化生了清气、浊气、和气这三气，三气化生为天、地、人。三气又化生出宇宙万物。《周易·系辞》曰：“天地氤氲，万物化醇。男女构精，万物化生。”这就是说，人的生命是由男女构精的性活动产生的。而性活动是人生本能的需要，正如孟子所说：“食色，性也。”《礼记》亦云：“饮食男女，人之大欲存焉。”现代养生学家则据以推论出人体生命有三大需要：一是物质生活，二是精神生活，三是性生活。这样便可以使人体生命健康地生存，又可以繁衍后代。但是性欲之事，正如陶弘景在《养性延命录》中所说：“能杀人，亦能生人。”处理不好，则会成为“伐性之斧”，“如戏猛兽之爪牙”。千古以来，多少人竟死于花色之下。而处理得好，则可益身健体，长寿延年，生活美满幸福。这就不得不迫使古代的贤哲们去探讨其中的奥秘，认识其中的道理，寻找其中的规律和方法，这样就产生了极为丰富的我国古代房室养生学说。

翻检我国古代文献，查阅其房室学著作，可以清楚地看到我国古代房室学说有如下三大流派，即道学流派、儒学流派、医学流派。兹分别简述于下。

1. 道学流派

所谓道学流派是指春秋战国时期的道家学派、秦汉之际的黄老学派、东汉以后的道教人物中的一些道教学者，即道士。春秋战国时期的道家学派，其创始人是老子（约公元前580—公元前500年），姓李名耳，字伯阳。据史书记载他曾当过周王室的史官，晚年看到周王朝日趋衰落，离周入秦，经过函谷关时，为关令尹喜留下了五千余言的道家理论著作，即《老子》，又名《道德经》。《老子》是一部哲学著作，其主要内容是论及治国与治身两个方面。老子认为治国之理与治身之理是一致的。从现存的文献资料看，最早提出房室养生学术观点的人就是这位古代著名的哲学家和思想家——老子。

老子对于人体生命之学的研究，是从对婴儿的实验性观察开始的，从而探究出养生长寿之根蒂，进而提出了房室养生的理论和方法。《老子》五十五章写道：“含德之厚，比于赤子，毒虫不螫，猛兽不据，鸷鸟不搏。骨弱筋柔而握固，未知牝牡之合而朘作，精之至也；终日号而不嗄，和之至也。知和曰常，知常曰明；益生曰祥，心使气曰强。物壮则老，谓之不道，不道早已。”老子在观察中发现：婴儿虽然骨骼脆弱，筋肉柔嫩，可小拳头却握得很紧；他不知道性交的事情，而小生殖器却常常勃起。这是由于他精气充沛的缘故。精，是人体生命之本源。精气充足，则生命强健；精气虚弱，则生命衰败。这是深究天地万物的本源之论。

婴儿为什么精气充沛而具有极强的生命力呢？老子在继续观察中发现：婴儿终日号哭而音不嘶哑，这是由于他极度平和无欲，因而精气不耗的缘故。婴儿无知无欲，无畏无惧，他所含元精最充足，所以生命力极强，不知道毒虫会咬他，猛兽会抓他，鸷鸟会搏他。善养生者，使所含元精深厚的程度，能比得上初生的婴儿。老子认为：能做到平和无欲，就是懂得了生命常存的法则；懂得了生命常存的法则，就叫做智慧精明；贪图性欲就叫做自招灾殃；性欲耗费精气，就叫做硬性消精亡阳。人成长到壮年，就会因耗精而衰老，这就叫做不平和无欲，应保持柔弱的养生之道。

老子在这里精辟地提出了节欲保精的房室养生的根本观点。这一观点揭示了人体生命的实质，遂成为几千年来中国房室学说的理论源泉，后世房室养生学家虽有种种理论、观点和方法，但在惜精爱气这一点上都以其为宗旨，遵而依之。无论是医家、道家还是儒家都不敢违背。道家人物庄子、关令尹喜、列御寇等都恪守这一观点，如《庄子·达生》曰：“人之所取畏者，衽席之上，饮食之间，而不知为戒者，过也。”正是言节欲保精之意。

到战国末期，道家学派发展到一个新阶段而成为黄老学派，它继承了早期道学的理论，并有所改造和发展而成为一种新道学。所谓黄老之学，并非黄帝之学和老子之学的简单拼凑，而是秦汉之际的新道学家假托黄帝立言，改造老子学说，并综合先秦各家学说的重要内容而成的一种理论体系。其主要著作有《黄老帛书》、《鹖冠子》、《吕氏春秋》、《淮南子》等。这些著作中对于《老子》书中的“道”这一哲学概念都有所改造和发展，对于养生之学提出了“适欲节性”、“贵精重己”，才可“长生久视”的理论，继承了老子的保精思想。

必须充分注意到，黄老之学是特别重视医学和养生学研究的。1973 年长沙马王堆汉墓出土的《马王堆医书》，还有长期以来被称为医学经典的《黄帝内经》等，都是黄老之学在这方面所取得的重大成果。在这些著作中对于房室养生学说有科学而系统的论述，特别是《十问》、《合阴阳》、《天下至道谈》、《养生方》等，奠定了我国古代房室学说的理论基础，且成为后世道学人物修炼的主要内容。而《黄帝内经》则成为祖国医学理论的万世之源。由此可见，祖国医学理论的形成是源于黄老之学，在这一时期，医学与黄老之学是密不可分的，医学人物都属于黄老学派。

汉武帝“罢黜百家，独尊儒术”，黄老之学遂衰落下去而转入民间。其中有些人可能就成为职业医人。由于儒学被宗教化，西汉末东汉初佛教传入中国，因此自战国时就已出现的神仙方术之士以及民间信奉黄老之学的人，就以《老子》（又名《道德经》）为教义，尊老子为教祖，而形成中国自己的宗教，这就是道教。道教追求长生不死，羽化登仙，以内丹、外丹、房中术为主要修炼内容。这样，关于房中术的研究，遂在道士中成为专攻。

早期的道教分南北两派。南派最早，是东汉顺帝时张道陵创立的天师道，又称五斗米道。据《神仙传》载：“张道陵者，沛国人也。本太学生，博通五经。晚乃叹曰：此无益于年命，遂学长生之道。……其治病事，皆取玄素。”所谓“玄素”，即房中学经典著作《玄女经》和《素女经》。张道陵本人是一位房中术专家，所以他要求教徒必须修炼房中术：“故陵语诸人曰：尔辈多俗态未除，不能弃世，正可得吾行气导引房中之事，或可得食草木数百岁之方耳。”道教传授房中术有特殊的仪式，这种仪式在朔、望之夜举行。此前男女先斋戒三日。行仪开始先有舞蹈，然后男女们成对地实施“合气”。著名数学家甄鸾本是道教徒，后来叛道，皈依佛门，作《笑道论》攻击道：“臣就观学，先教臣《黄书》合气之法，三五七九，男女交接之道，四目四鼻，两口两舌，两手两心，正对阴阳，法二十四气之数行道。”又曰：“男女至朔望日先斋三日，入私房诣师立功德，阴阳并进，日夜六时。此诸猥杂，不可闻说。”

张道陵死后，其子张衡，其孙张鲁（合称三张）继续传道，传授合气房术。一时间出现了大批房中家，东汉末年有左慈、甘始、东郭延乍、冷寿光、封君达、郄俭、郝孟节、王真等。曹操将这些人物聚禁于魏都，为他传授气功及房中术。显然房中术已流入宫廷王室士族社会中去了。至六朝时已有大批房中著作，据葛洪《抱朴子·内篇》载有《大清经》、《元阳子经》、《子都经》、《容成经》、《玉策记》、《入室记》、《六阴玉女经》，以及葛洪的《新撰玉房秘诀》等。后来北派道教在嵩山道士寇谦之率领下改造道教，“除三张伪法、租采钱税及男女合气之术。”但南派庐山道士陆修静依然“祖述三张，弘扬二葛（葛玄、葛洪）”。此后唐代的孙思邈、张鼎、吕纯阳、洞玄子，五代术的陈抟皆有房中学专著。甚至宋徽宗赵佶也曾向茅山道士第二十五代宗师刘混康求广嗣之法（实即房中术）。元代有胡僧传授给元顺帝的“演揲儿法”，明清时尚有《既济真经》、《修真演义》、《三峰采战》、《男女房中秘密要术》等房中著作问世，道士中仍有“烧金御女”之士。

由上可知，道学流派是我国古代房室学说的本源和干流，虽然其内部亦有反对派，甚至后世有些道书将房中著作列为“傍门九品”之“下三品”，但也正好证明了房中学是属于道学内容这一事实。一般来说，这些学说著作在汉以前是科学的、健康的，所以班固在《汉书·艺文志》中给予了肯定和较高的评价，但自东汉以后，确实有些“此诸猥杂，不可闻说”的内容，为统治者淫乐之需而流入恶道了。对于其中所含的伪科学的、宣扬淫乱的糟粕，今当予以剔除和摒弃。

2. 儒家流派

何谓儒家学派？刘歆《七略》曰：“儒家者流，盖出于司徒之官，助人君顺阴阳明教化者也。游艺于六经之中，留意于仁义之际，祖述尧舜，宪章文武。宗师仲尼，以重其言，于道为最高。”

儒家学派的创始人是孔子（公元前551—公元前479年），名丘，字仲尼，春秋时鲁国陬邑（今山东曲阜东南）人。他生逢春秋末年“礼坏乐崩”的时期，当时唯有他所在的鲁国仍称“礼乐之邦”，有一批以儒为业者，传授西周的礼仪，研究典章文物。孔子曾做过替人办理丧事赞礼的“儒”，后来一生主要从事教育工作，只在短时间任过较高的官职（如“司寇”）。孔子曾经整理六经（诗、书、易、礼、乐、春秋），又以“有教无类”为宗旨，不问身世，广招学生，开创了大规模聚徒讲学风气，是把六经传授到民间的第一人。在长期的教育实践中，孔子建立了一套阐述礼乐制的系统理论，形成了比较完整的政治思想、伦理思想、教育思想和哲学思想，由此开创了儒家学派。孔子的思想理论，经过后人的不断阐释、发挥和改造，特别是经过汉武帝“罢黜百家，独尊儒术”，遂成为中国封建社会传统的政治思想，是中国传统文化的最重要内容。

孔子比老子约晚生三十年左右，但都同为春秋时人。当时儒家和道家，在房室养生上观点基本相同，即都崇尚节欲保精之说，且都重视房室学说的研究，据《纬》书载，孔子曾著有房中学著作《秘房记》一书（惜已失传）。而道家是从人体生命学的角度去研究房中学的，因此对于房中养生的理论、方法较为专深，较为开拓。儒家是在礼义道德的政治观和哲学观的支配下去研究修身养性，从而注重房中节欲的问题的，礼法框架较多，除了作礼义道德的说教外，并无多少科学的探讨，因此后世很少见到儒家关于房室养生的专门著作。必须指出，汉以后的大儒皆非纯儒，汉武帝虽"罢黜百家，独尊儒术"，但老子的《道德经》在王公大臣及后宫中仍受尊崇，唐初李渊尊李耳为宗祖，信奉道教，再加上《老子》一书本身的魅力，故后世大儒无不诵读。在房室养生学上历代大儒虽无多建树，但道家的房中著作仍为儒家所接受，如秦汉之际黄老之学的房中著作，唐代的《洞玄子》等，都能在社会上广泛流传，这可从白行简《天地阴阳交欢大乐赋》中看出。只是在东汉时封建统治者推行儒家三纲五常的礼教，也由于汉末道士过分宣传纵欲，曾一度使性学研究遭到禁抑。因此，在中古以前，儒家基本上是承认和运用道家的房中理论的。儒家对于道学房中术研究真正采用政治手段加以禁抑和阻止，是自宋儒程朱理学中"存天理、灭人欲"的主张成为封建社会的意识形态之后。然而自此一千多年以来，遂成为中国房室文化的荒芜时期，其影响下及千有余年。

3. 医家学派

中国古代的医家学派的真正形成应该是西汉以后的事，因为此时才有医学系统理论的著作《黄帝内经》问世。此前虽有不少名医，但他们都是道家或黄老学派的人物。黄老学派是重视人体生命学研究的，其中不少人专门从事养生除疾的医药卫生之事，因此战国至秦汉之际的医家在哲学思想上多属道家黄老学派。这一点对后世道学人物影响极大，后世不少名医都是道家人物，如葛洪、陶弘景、魏夫人、孙思邈、陈抟（老祖）等，因此，一般都把他们归为道家学派。自汉代开始，统治者尊崇儒学，视医为儒者之余，因此，儒学出身的医家才以防病除疾为专门职业，在房中医学上主要以治疗性疾病为主，如华佗《结毒（花柳病）科秘传》就是这种性医学著作。又由于儒家重视子嗣问题，所以医家房中学亦研究生男生女、优生优育、胎教等问题，这从巢元方、陈自明、张介宾、万全、岳甫嘉等人的著作中可以看到，而且他们大都接受了道家在这些方面的理论，唯岳甫嘉等人反对转女为男之说。另外，儒家亦重视养生延年，所以不少医家亦接受了道家房中养生的理论方法。

以上就是历代医家对房中学术研究的基本状况。

（三）中国房室文化之历史分期

从上面中国古代房室文化之学派分类中，亦可知中国房室学术之源流嬗变及其分期。道家学说的创始人老子是中国房室学说的开创者，兴盛于秦汉之际的黄老之学，嬗变发展于魏晋以降的方术道士，而禁抑于宋儒理学，隐匿于后世道流人物。因此，可以划分为三个历史时期：第一个时期是先秦两汉时期，这一时期以节欲保精之说为宗旨；第二个时期是汉末魏晋以降，直至隋唐五代时期，这一个时期的房中学著作过多地宣扬了"数数御女"，闭精不泄，还精补脑之说，因此以纵欲固精为其特点；第三个时期是宋元明清时期，这一个时期由于程朱理学“存天理，灭人欲”的统治思想的影响，以及“不孝有三，无后为大”这一封建道德观的作用，因此房室文化遭禁抑和房中求嗣研究就成为这一时期房室学说的特点。当然这不是绝对的，在方术道士和一些封建士大夫中，仍有对还精补脑、采阴补阳之说的研究。综上可知，道家、黄老学派及后世道教方士者流，是中国房室文化的主要流派，在这一条主线中，有卓越的建树，也有荒淫的糟粕。

一般来说，先秦两汉时期的道家、黄老医家，其对房室学说的研究态度是严肃的，故为儒家所接受和赞同，正如班固《汉书·艺文志》所云：“房中者，情性所及，至道之际，是以圣王制外乐以禁内情，而为之节文。传曰：‘先王之作乐，所以节百事也。’乐而有节，则和平寿考。及迷者弗顾，以生疾而殒性命。”意思是说，房中学著作，是情爱性欲的准则，是论述婚姻之道中男女交合之理，因此古代圣王设立室外音乐来禁抑房内的情欲，而写成这些有关节制情欲的文字。《左传》中说：“先王制作音乐，是用来节制各种事情的。”娱乐而有节制，那么就气血和平，寿命长久。至于那些沉迷于性欲而不重视先王之道的人，就会产生疾病而丧身害命。这就可以看出，秦汉医家和房中家研究房室之学的态度、目的和意义。班固认为，房中学作能使人既享房室事之乐，而有所节制，就又会使人气血和平而生命长久。若不重视这些房室养生之道，就会导致疾病，甚至断送性命。这种学风，其态度是严肃的，其目的是正确的，是具有其养生保健的科学意义的。

从秦汉时期的房中著作来看，所讨论的是夫妇之间如何过好性生活的问题，即使最高统治者的帝王，其男女交合之事也只限于夫妇之间。如《十问》第八问《禹向师葵治神气之道》，因禹治天下操劳伤神，失去性功能，因而“家大乱”，得师葵治神气之道后，性功能恢复，从而“安后姚，家乃复宁”。说明研求房中之道，可以和睦夫妇，增进健康。因此，这一时期的房中著作没有什么淫乱的内容，即使在《十问》第二问《大成之起死食鸟精之道》中有“接阴将众”一语，亦非魏晋方士所说的“御女多多益善”之意，而是指注意房中食补，如服食柏实、雀卵、公鸡睾丸、牛（羊）奶、动物阴茎及其睾丸之类，可以强身健体，增强性功能，使交接次数可以增多而已。另外，这一时期关于房中交接艺术的研究，如四致、五欲、六音、八动、十修、十势、十动，以及仿生动作的运用，其宗旨都是为房室保健服务的。特别是《天下至道谈》中的“七损”“八益”之说，是对我国房室养生理论的重大贡献。所谓七损，是指房事交合中对人体的七种损害，即：一、精道闭塞，二、精气早泄，三、精气短竭，四、阳痿不举，五、心烦意乱，六、陷入绝境，七、徒然耗费精力。所谓八益，是指房事交合中对人体有益的八种做法，即：一、调治精气，二、致其津液，三、掌握适宜的交接时机，四、蓄养精气，五、调和阴液，六、聚积精气，七、保持盈满，八、防止阳痿。房中养生学家主张运用八益去掉七损，这种理论对于房中养生保健来说，至今仍有其重要的科学意义和参考价值。

然自汉末以下，魏晋以降，迄至隋唐五代，房中之学发生大变，方术之士四起，房术之作充世，其学术观点则由秦汉时期的节欲保精转变为闭精纵欲。他们提出采阴补阳，以人补人之说，主张“数数御女”，“御女多多益善”，如孙思邈《千金方·补内补益》云：“但能御十二女而不复施泻者，令人不老，有美色。若能御九十三女而能自固者，年万岁矣。”还有什么“黄帝御一千二百女而登仙”，“西王母有童男数百”，等等。这种理论在一夫多妻的封建婚姻制度下，在男尊女卑，以女人为玩物、为房中养生药物的封建社会里，很有其市场和社会基础，封建帝王嫔妃千计，达官巨贾姬妾成群，勾栏瓦肆娼妓盈市。为了满足剥削阶级淫乐的需要，服食外丹壮阳之风亦盛于世。唐人梅彪的《石药尔雅》就收有石药几百种，但这些伪科学的内容恰恰是戕贼社会的毒剂，致使无数风流之徒成为花下之鬼，甚至像唐代韩愈那样的大人物亦未能幸免。虽然这一时期房中学的研究亦有所成就，如交接艺术、除疾药物等，但总的说来，这一时期是中国房室养生学畸形发展的时期。宋元明清是中国房室文化发展嬗变的第三个时期，似乎是对上一时期的矫枉过正，实际上是中国房室学史上实行禁欲的开始。由于宋儒“存天理，灭人欲”的思想统治，对于房室学说的研究开始在中国社会荒芜了。有关房中著作只有愚谷老人《延寿第一绅言》以及龙遵叙的《男女绅言》等儒家宣扬节欲的文字。在医学界，则注重子嗣问题，即转女为男的研究以及医药除疾的研究。从此，性学问题的研究在中国社会里扭曲、变形了。“缙绅大夫耻言之”，历朝纵欲淫乐的封建统治者居然亦将其视为禁区，人们不敢公开讨论研究性学问题，不少古代房中著作在国内绝迹而流向海外，一些性文学甚至涉及性问题的文学作品也遭到查禁，像白行简的《天地阴阳交欢大乐赋》久埋于地下，甚至《金瓶梅》、《红楼梦》也被查禁，中国房室文化研究的大门被贴上了厚厚的封条，加上了沉重的大锁，禁锢了差不多有千余年。

新中国成立后，关于性学问题的研究仍像严冬一样，未予解冻。只 1956 年出版过王文斌的《性的知识》和于光远主编的《性知识》两本小册子，此后有二十余年不见动静。甚至在大学生的课本中人体九大解剖系统，只讲八大系统，生殖系统不讲，直到 1963 年周总理指示医务工作者，一定要把青春期的性卫生知识教给男女青年们，让他们用科学的知识来保护自己的健康，促进正常发育。这才将这方面的知识写入教材。但总的说来，对于性学的研究仍处于封闭状态，人们依然谈性色变，生怕有诲淫之嫌。

进入 20 世纪 80 年代，在改革开放方针的推动下，科学文化事业也随之活跃起来。就性学而言，一方面是外国的性学著作可以传入国内，但这还是次要的，主要方面是，医学家要深入研究其疾病的治疗问题，生理学家、遗传学家、解剖学家、社会学家、心理学家、法学家、教育家等，均要从自己的专业出发而对性学问题进行广泛、深入的研究。20 世纪 70 年代末以后，随着中国人民物质文化生活的日益提高，中国养生之学大兴，益寿延年之学具有广泛的魅力，于是气功养生著作、饮食养生著作，甚至美容、减肥等著作也大量涌现。但学者们渐渐发现，气功、食疗等并非是解决长寿的根本问题，在综合古今的研究中，人们越来越深刻地认识到遗传、优生与长寿有极其重要的关系。因而，婚姻、恋爱、健康、血缘、房室交合等都对优生起着重要的作用，科学本身的规律，就势必要冲破这个禁区。于是，在不到 10 年的时间内，竟出版了性学著作九十余部，其中关于中国古代的房中学著作亦有二三。此外，各地性学会的相继成立和性学杂志的问世，使中国文化界在性学研究方面出现了蔚为可观的崭新气象。在中国性学会筹委会的一次会议上，有同道说，“成立中国性学会是性科学领域的一次革命，是有重大意义的一件大事。”的确，中国性学研究的春天已经来到了。

（四）中国古代房室文化史上的学术之争

关于中国古代房室文化史上的学术之争，主要有以下几个方面：

1. 魏晋方士提倡纵欲闭精之说

以为纵欲，多多御女，可以采阴补阳，以人补人；以为闭精不泄可以还精补脑的说法违背了老子所创节欲保精的基本理论，也缺乏起码的生理学常识。这种伪科学的理论，显然是一种无知妄说，后世医学及养生家多有驳斥。

（1）白行简、苏东坡、朱丹溪反对纳妾。

封建社会的纳妾制度，名义上虽有为子嗣之需的说法，实际上则为淫乐之用，而方术道士之“采阴补阳，以人补人”之说，又为纳妾制度推波助澜，提供理论根据。唐人白行简在其《天地阴阳交欢大乐赋》中就提出纳妾为害之说。苏东坡也认为姬妾众多实为“伐性之斧”，有伤身殒命之害，他在任杭州通判期间，研究养生之事认识到色欲之害时，立即将姬妾遣散，只留下一个十二岁的朝云作为侍妾，并将枚乘《七发》中戒欲之语书之以几席、门窗、大带以自警。金元名医朱丹溪在其《房中补益》中，则以人体“阴常不足，阳常有余”的科学理论，精辟地分析了纵欲之害及御女众多之患，且认为纳妾不但伤害身体，还常有“反目”等家庭不和现象，而不利于养生。

（2）朱丹溪、万全等斥“还精补脑”之说。

魏晋方士倡“闭精不泄，还精补脑”之说，后世还有“三峰采战”之说，其实荒谬不堪。朱丹溪、万全等则认为：“淫精一动，皆为腐败之物，何补之有？”

2. 关于“生男生女”、“转女为男”及交合择王相日之说的争论

子嗣问题是中国封建社会中至为重视的问题，认为“不孝有三，无后为大”。自六朝褚澄起，历代医家多尚转女为男之说，并研制方药，施之临床，甚至当代还有少数老中医迷信此说，竟仍有开转女为男之胎方者。古代医家中唯明清之际的岳甫嘉等人不信此说，且认为荒诞不经。至于古人如孙思邈、陈自明等，认为女子经水断后，一三五交合生男，二四六交合生女之说，信者亦多。然岳甫嘉亦不信之，认为只有男女百脉齐到之时，即男女双方都极度兴奋之时才有生男之望。此说可谓一扫千古之雾，而转为接近现代科学之论证。至于交合择王相日，避丙丁日之说，孙思邈《千金方·房内》列出一年交合忌日，可交合之日所剩无几，后世医家多不信之。

3. 提倡晚婚、疏字，反对早婚的一些科学论述

成婚年龄问题是房室学中的一个重大问题，古代养生学家们对此十分重视。最早对这一问题提出科学假设的人是孔子，他主张“男子三十而娶，女子二十而嫁”，这种说法跟现代科学的论证基本相符。《黄帝内经》则从男女的生理发育上加以论证，后世医家多依而遵之。

但魏晋方术道士提出要多御三五、二八之少，或如西王母多御童男，对于这种摧残青少年身心的荒淫之论，后世医家多驳斥之。元代李鹏飞在所著《三元延寿参赞书》之《欲不可早篇》中写道：“男破阳太早则伤其精气，女破阴太早则伤其血脉。”又说：“精未通而御女以通其精，则五体有不满之处，异日有难状之疾。”

明代万全在其所著《养生四要》中指出：“今之男子，方其少也，未及二八而御女，以通其精，则精未满而先泻，五脏有不满之处，他日有难状之疾；至于半百，其阳也萎，求女强合，则隐曲未得而精先泄矣；及其老也，其精益耗，复近女竭之。则肾之精不足，取给于脏腑，脏腑之精不足，取给于骨髓。故脏腑之精竭，则小便淋痛，大便干涩；髓竭则头倾瞳软，腰脊酸痛，尸居于气。”故吕纯阳仙翁有诗云：“二八佳人体如酥，腰间伏剑斩愚夫，分明不见人头落，暗里教君髓骨枯。”这种精辟透彻，形象深刻，入木三分地论述纵欲、早婚之害，可绝非危言耸听。

清代医家汪昂在其所著《勿药元诠》之《色欲伤》一文中写道：“男子二八而天癸至，女子二七而天癸至，交合太早，所丧天元，乃夭之由。”所有这些论述，既科学地批判了方

术道士为迎合封建社会剥削阶级以少女为房中补药的荒淫谬论，同时对封建剥削阶级摧残少女，以少女为淫乐的罪恶行径，亦是有力的声斥。

汉代王充在其所著《论衡》中提出了“疏字”的问题，即生育间隔要稀疏，这样做既对父母身体健康有益，同时也是优生优育，保证子代健康的重要条件。这就从正面科学地指出了性欲无节制、生育无计划的危害。

关于中国古代房室文化史上的学术之争，主要表现在以上几个方面。此外，尚有胎教问题、孕与不孕问题、饮食药物与房中术，以及道士中有云独卧、休妻等绝欲与否的问题，古代房中学家都有所争议，恕不赘言。

（五）中国古代房室文化的主要成就

1. 开创最早，文献丰富

我国古代房室学说自春秋时期老子拓其源，秦汉医家顺其流，魏晋方士掀起波、宋儒理学遏其道，曲折以进，已达 2500 年之久。如此悠久的房室文化史是世界罕见的。国际性学界有人提出世界三大性学经典之说：印度之《伽玛素特喇》（*Kamasutra*），据说是印度孔雀王朝时的作品；古犹太王国之《达妙德》（*Tamud*），据说是 2900 年前之作；中国之《素女经》，据说是春秋战国或秦汉之际的作品。然前两书皆极其简略零星，唯我国之《素女经》，有论、有方、有药、完整成帙，堪称经典。

我国古代房室学说不唯开创早，且所存文献资料数量之众多，内容之丰富，也是世界各国所不能相比的。虽然由于历史的原因，古代房室文献大量散失，但从史志、目书所载，以及从现存文献所提及的古代房中著作的书名来看，亦有几百种之多。这为现今之性学研究提供了丰富的文献资料以作借鉴。

2. 学术多样，涉及面广

中国古代房室养生学，一出现在中国古代文化的苑囿中，就可看出其多学科的雏形。它不仅与医学、药学、治疗学、生物学、生理学有关，而且还涉及心理学、解剖学、仿生学以及与婚姻、家庭有关的社会学、教育学等方面的问题，这些从马王堆房中医书及其他房术书中都可以看出来，其中不少命题对今人的继续研究都有启发作用。

关于子嗣优生问题，是讨论数百年的问题，而至明清之际的岳甫嘉所得出的结论已与现代医学的论证基本相符。

关于兼性人的讨论，在朱丹溪的《格致余论》中提出了真性阴阳人、男性假阴阳人、女性假阴阳人的分类，且朱丹溪、万全、岳甫嘉等以“驳气所乘”之论，阐述其形成机制，比较接近现代科学的论述。

在解剖学方面，远在秦汉之际的房中学著作《天下至道谈》中，对女性生殖器官就提出了十二个解剖名词，在明代医家万全的《广嗣纪要》中有“五不女”的描述。在科学很不发达的古代对女子生殖器官的部位有如此细致的认识，是很不简单的。

在医药学方面更有其卓著的成就。秦汉时期在滋阴壮阳方面有很多发明，《华佗结毒科》记载了很多治疗各种花柳病的方药。历代宫廷所收录的大量的春药方剂，至今仍有重要的参考价值，对于今天治疗性病顽症艾滋病亦有启示。

爱精惜气的房中养生理论，是纵贯几千年的至理名言，成为永传的养生格言。

优生、疏字、胎教、提高人口质量、益寿延年等，这些中国古代房室学说的重要内容，亦是现今房室养生学说的基本内容。

总之，中国古代房室养生学的成就和贡献是多方面的，取其精华，弃其糟粕，对于开展人类新时期的性文化研究，为人类的卫生健康及社会文明事业服务，是有其重要意义的。

四、中国古代的性教育

寓性教育于伦理道德教化，以女性为主要教育对象，以伦理道德为主要内容的性教育，是中国古代男权社会性文明最重要的组成部分。就生命的本质而言，人类性教育的终极目的是维护生殖健康促进人口繁衍，保障生育健全的后代，稳定作为社会基础的家庭结构，这是古代人类生存发展的需要。中国古代性教育是在家庭、社会普遍实施伦理和道德教化的同时，在家庭和社会生活实践中潜移默化地进行的。尽管古人可能从未意识到是在进行性教育，也不明了性生理教育和性道德教育各自的价值，甚至连近代人也不认为古人曾经进行过非常有效和成功的性教育，然而在缺乏科学的医学知识和生理解剖知识的古代，重视了性道德教育，规范了人民的性行为，特别是以贞洁教育保护了女性生殖健康，以伦理教育和道德教育防止了近亲繁殖，维护了家庭稳定，防止和减少了性罪错，也就从根本上达到了人类性教育的目的。

（一）人类需要性教育的原因——从自然状态的性自由到社会状态的性约束

中华民族是一个历史悠久的古老文明民族，早在两千多年前，就已经深刻地认识到获取食物和繁殖后代是人类最基本的天性，因而以最简洁的语言概括为“食色，性也”，意即食和性是生命最重要、最核心的生存本能。然而就人类社会而言，社会人不能仅仅依靠天性，依赖生存本能生活，因此性又和社会密切相关，不但由两性组成的家庭成为社会存在的基础，而且两性之间复杂的生存依赖关系还左右着人类社会的文明进步。

1. 古代需要性教育的生物科学原因

性本能属于生殖本能，是生命最基本、最重要、最核心的生存能力之一，其物质基础是遗传基因。由自然选择造就的动物物种，在出现文明人类以前，性和生殖是不可分离的。

性和生殖基因作为人类的生命核心生存基因极为稳定，与有着 35 亿年进化历史的生命核心生存基因相比较，不必说仅仅持续数千年的人类文明发展历程，即使是数十万年从原始人到现代人的进化史，或者数百万年从猿到人的进化史，也都显得极为短暂。在仅仅数千年的文明发展期间，人类基因结构可能产生的变异极为微细，尤其是对于历史最悠久的人类生命核心生存基因，更可以视为基本上保持稳定不变。与此相应，基因的自然表达亦保持不变。当今人类，由生命核心生存基因自然表达决定的性本能行为，与史前人类基本上应该是相同的，而且极为稳定。

进化使人类直立起来，人体解剖结构，其中特别是大脑和双手，与四肢行走的哺乳动物出现巨大差别，然而惟生殖器官的形态变化不大。根据基因—解剖结构—生理功能—生物学形状一致的自然规律，人类的性和生殖基因的自然表达也会与哺乳动物相似或雷同。因此对于人类来说，作为最核心的生存基因自然表达的人类性驱动力，不仅近似于灵长类动物，也类似于所有哺乳动物，同样属于动物最核心的生存基因的自然表达。所谓自然表达，也就是在失去社会约束状态下的表达，其表现形式为非理性的，冲动性的原始生殖本能行为。

在形成性禁忌以前的原始人群中，性欲强烈的成年男性随时可能动情，在性冲动驱使下会强迫并未动情、没有性欲求、甚至性器官有疾病的女性屈从。在性冲动驱使下的成年男性，还会对未成年女孩进行性侵犯。此外，人类的智力发展极大地提高了儿童的学习能力，由此产生的好奇心理和模仿能力，会驱使儿童和未成年人去仿照随处可见的成年人两性行为。以上的因素都会使尚未发育成熟的柔嫩生殖器官，尤其是幼女的性器官遭受外伤，招致微生物感染，以致损害生殖系统的健康和发育。诸如此类的性滥交行为都成为损害女性生殖健康的重要消极因素。在尚未形成原始性禁忌的野蛮部落中，男性成员的大多数通常都是智力正常、体魄健壮，但却是天性野蛮的个体。旺盛的性生理功能催发出极为旺盛的性欲，致使成年男性可以随时激起强烈的性冲动；再加上智力发展带来的思维活跃，因而出现不受任何制约地追逐异性寻求交配的行为。在性欲求得不到正常满足时，他们会在性冲动难于克制的情况下，与亲姐妹滥交，甚至强奸自己的母亲、女儿，或者侵犯未成年女性，以致性活动因此变得无序、无度，完全处于无节制的混乱自由状态，生殖健康的破坏和近亲繁殖的增多，对种群的体质造成严重威胁，人类面临着由此造成的生存危机。

人类如果不能依靠自身智慧，建立起有效的社会约束机制，以性禁忌制约野蛮的性自由状态，作为生命进化骄子的新生物种将有可能就此夭折。因此人类的不同种群都自发地在各自的部落里，对性和生殖行为进行种种原始的理性干预和调整。作为早期人类尝试脱离野蛮状态的最初探索，性禁忌的手段都会是野蛮的、强制的、甚至是残忍的，这就是人类的性和生殖从野蛮到文明的过程，而性禁忌则是原始社会保护人类自身生殖健康和优势基因遗传唯一的重要机制。能够越来越多地积累起有利于生存的性习俗、性禁忌，并进而演变为早期性道德的部落和种群，创造较高的性文明，因而体质增强，得以健康地生存、繁衍，人口增多，生存能力提高，部落和种群壮大为氏族，进而发展成为民族，乃至国家。反之，种群的体质就会逐渐退化，人口衰减，部落生存能力下降，发展停滞，终至灭亡。

2. 古代需要性教育的社会科学原因

人类是社会性动物，进入古代文明社会后，由男女两性组成家庭，再由众多家庭共同构成社会。男女两性虽然同为人类，同属于一个生物物种，但是和所有生命一样必然遵循自然选择的生存法则，既有种内互助，又有种内斗争，两性之间发生的一切都会反映到社会生活中去。自然选择既有弱肉强食的物种间和物种内斗争，又有共存共荣的物种内和物种间互助。弱肉强食的生存竞争以达到求生目的为原则，自然选择无所谓仁慈与残忍，也不存在正义与邪恶。善良只是文明人类的社会概念。

男女两性既然存在差异，就会产生矛盾，因性别差异而产生的矛盾和冲突属于种内斗争。存在性别差异的男女既是一对矛盾，更是一个统一体。家庭和社会之所以能够存在和发展，男女共存共荣的种内互助合作始终是主轴。尽管如此，性别斗争仍然具有严峻、冷酷，有时甚至是残忍的一面，不但古代的历史如此，而且当代的现实也是如此。因此在不同社会发展阶段，不同生产力条件下，如何处理好两性关系，建立起两性和睦相处、互助合作、互惠互利的家庭和社会，这是属于社会科学范畴的重大课题，也是文明人类永恒的主题。

远古时代生存条件极为恶劣，过着社会生活的原始部落在适应生存发展需要的压力下，原始人类的共生和利他基因本能表达，得到后天社会生活的理性修饰调整，使之成为团结互助的社会行为，人类祖先的社会实践因此得以确立起平均主义的原始公有制社会。部落的两性成员齐心合力，在充满艰难险阻的生存环境中，同甘共苦，艰苦度日，度过了人类的蒙昧时期。

母系氏族社会结束后，古代社会进入父系男权统治时代。残存至今的母系社会表明，如果不能向私有制的男权社会过渡，生产力就不可能获得发展，人类文明必将停滞不前，残存至今远远落后于历史发展的母系社会，本身就是最有说服力的证据。母系社会末期，两性之间控制权的争夺决定着人类的前途和命运，因此是一个生死攸关的过程，其实质就是怎样建立起更有利于人类生存发展的两性关系。从母系社会向父系社会过渡经历了漫长的时间，当时解决性别控制权的方式，可能发生过暴力冲突，也可能只经过和平演变。从古至今，任何历史发展阶段，男女之间始终存在着利益冲突，性别矛盾和性别斗争客观存在，但是就人类整体而言，两性并不是势不两立的敌对双方，而是谁也离不开谁的合作伙伴，性别之争永远以两性之间的和谐合作为主旋律。

随着生产力的发展，到了出现剩余价值时，社会实践如果不确立起私有制社会，财富便不能集中，男性的力量优势也得不到充分发挥，生产力就不可能继续向前发展，人类也将永远停留在住茅屋和完全靠天吃饭的贫困境地。私有制的出现，彻底结束了母系氏族社会，改变了两性关系，男性凭着自然选择赋予的力量优势，以夫权家庭为立足点，面对大自然的洪荒，披荆斩棘，开始了漫长的夫权统治时代，

奴隶制度和封建制度下男性对女性的夫权统治，是人类社会在特定历史阶段创建的两性关系平衡方式。各大文明民族的历史上普遍存在夫权统治的事实，表明这是人类文明进步的必经阶段，男权的形成是与社会生产力发展水平相适应的，有利于人类整体生存发展的需要，而并不是一种无缘无故地残害女性的邪恶制度。因此古代社会不论存在今人看来有多么严重的性别压迫和歧视，两性关系的和谐合作仍然是家庭和社会生活的主流。

古代社会逐渐形成有关两性关系的道德和法律，其目的在于调节、维护两性关系和谐和稳定家庭结构的社会需要。为了达到这一目的，就要经由多种可行的途径和方式，通过社会和家庭对百姓进行教育，才能最终取得相关道德和法律的实施效果，因此无论是与此有关的政令、舆论、嘉奖、惩罚，其内容就都包含着性的社会层面的教育。秦始皇南巡留下的《会稽刻石》碑文有“饰省宣义，有子而嫁，倍死不贞。”向百姓公示，“有儿子的寡妇，无论以何种貌似正当的理由改嫁，都有不赦的死罪。”就是一个非常突出的例子。训诫和惩罚都是教育，不论这位统治者当时是否清晰地意识到这一点。

（二）古代性教育的生物科学和社会科学层面

人是动物，因而人有生物属性，性和生殖属于自然科学的生物学范畴；人类有社会生活，因而人又有社会属性，随着社会发展，性已经不再单纯地与生殖相关，而是渗透到人类社会生活的方方面面，成为属于社会学范畴的重大课题。古代性教育是顺应社会发展的需要，为同时解决与性相关的生物学和社会学两个层面的问题而自然产生，并且客观存在的，尽管当时还没有性教育的名称。

有理由认为，教育并非始于人类，不是有了文字和书本以后，更不是有了教育机构，有了学校、课堂、教师和学生才有教育。哺乳类食肉动物通过训练幼兽捕猎，把捕猎的经验传授给幼兽，就应该被认为是一种原始的教育活动。母兽相当于教师的角色，幼兽就是学生，

森林、草原便是课堂。尽管动物训练幼兽与人类的教育活动有着质的差别，然而两者之间并无绝对界限，就如同学术界曾经认为只有人类才有心理活动，才有思维一样，实际上有了大脑的动物就开始有心理活动，有思维，只不过到人类时发生了重大的质变。因此，不论今人承认与否，原始部落通过长者的言传身教，向后代传习性禁忌、性习俗，以规范他们的行为，也确确实实是在进行性教育；而且对违反性禁忌、性习俗的部落成员进行严厉惩罚，甚至杀一儆百，也是在进行性教育。野蛮的原始先民不懂得珍惜和爱护生命，对于违背部落禁忌的成员，原始社会的惩罚通常都极为严厉，不只是轻易采取可以致残的肉刑，甚至动辄杀戮，对于违反性禁忌者也是一样，因为对原始人类来说，不如此严厉就不可能达到教育目的。

原始人类，凡是能够获得生存竞争优势的种群或部落，不但都存在合理的性约束和性禁忌，而且都能够为部落的全体成员严格遵守。为了促使每个部落成员都确实遵守这些约束和禁忌，并保证一代又一代地传承下去，即使是蒙昧时期的原始人类，也肯定会有一系列相应的措施，其中首要的就是进行性教育，让部落成员知道有关性允许做什么，禁止什么做，违反了性禁忌会受到什么样的惩罚。原始人类从蛮荒状态时期的性自由，到形成最早的性禁忌，再由性禁忌而性习俗，直至演变为文明社会的性道德，代代相传是通过性教育传递的，因此人类的性教育应该是从原始社会就已经开始了。

1. 古代性教育的生物科学层面

可以设想，原始人类在向文明社会迈进的道路上，曾经有多少部落和种群，在创造性文明的过程中，因为最终未能形成有利于生存的性约束机制，不能创造性文明，以致逐渐失去生存竞争优势，最终因丧失生存能力而被自然淘汰，在通向文明的征程中消失得无影无踪。

审视至今能够留存于世、大大小小的不同种族或民族群体，凡是人口众多和文明历史悠久者，历史上无一不具备了在形式和内容上大同小异的既严格又系统的性道德。正是这些基本相似的性道德维护了民族的生殖健康和优势基因的遗传，保证了人口绵延不绝的繁衍和兴旺，奠定了家庭稳定和社会安定的基础，社会文明才得以顺利地向前发展。而那些虽然也能留存至今，但是人口稀少、文明发展滞后的民族，历史上都没有能形成严格、系统的性道德，性行为处于较为自由的原始状态，致使社会发展停滞不前。然而即使如此，这些民族也都有着各自或严或宽的性习俗和性禁忌，可以在相当程度上限制部落成员，使他们的性活动不致完全处于无序的混乱状态。而且也正是这样的习俗和禁忌，对生殖健康和优势基因遗传起到了关键的保护作用，他们因此而免于被自然淘汰，才得以生存到今天。

（1）制止伤害未成年处女的性禁忌

至今，儿童在进入青春期前仍有一个异性疏远期，或称异性排斥期。这是一个植根于基因的稳定本能行为，是自然选择的结果。青春期以前女童的阴道覆盖着一层娇嫩的单层柱状上皮细胞，不耐摩擦，性交会擦伤上皮组织引起感染。在无医无药的原始状态下，严重的感染很容易引起夭折，即使幸免于死，也可能严重损害生育能力。

青春期前的男女儿童虽然因性疏远期而不发生性活动，但是在性行为上具有主动性和侵犯性本能的成年男性，却非常可能伤害女童。为了维护生殖健康，保护人口繁衍能力，原始部落就出现了不得伤害未成年处女的性禁忌，施暴者会受到严厉惩罚，甚至被处死。这样的性禁忌显然是有利于人类生存发展的。进入文明社会后，保护处女的性禁忌就逐渐演变为要求女性贞洁，特别是苛求处女绝对保持贞洁的观念。与此同时也形成了保护处女和女性不受性侵犯的性道德和性法律。

（2）同一部落内的性交禁忌

当原始人类从现实生活中认识到部落内婚配会产生越来越羸弱的后代时，族内婚便向族外婚发展。为了制止近亲繁殖，确立有利于人口繁衍的性禁忌，部落内必须严格禁止任何两性交配，违反者会受到严厉惩罚。性禁忌的极端重要意义在于，如果原始人类不能形成这种禁忌，近亲交配最终会使部落的人口体质严重退化，直至灭绝。这一性禁忌同样是古代文明社会同姓不婚的习俗、道德和法律的雏形。

部落内的性交禁忌随后发展为同姓不婚的法律和习俗，夏商时有同姓者五世之内不准通婚之说。周代则更为严格，同姓者虽百世而不婚。这说明后世不出五服不能结婚的婚姻传统习俗和法律，已经有了数千年的历史渊源。

（3）裸体禁忌

进入族外婚时代后，有了严格禁止部落内成员两性交配的禁忌，而女性的赤裸形象随时可以激起男性强烈的性冲动，致使诱发族内成员的性活动。同样赤裸的男性在性冲动时，勃起的阴茎也可以勾起女性的性欲。为了有利于消除部落内性交，原始部落就形成了成年男女不准裸体，必须用树叶、兽皮遮掩下身的习俗。可以设想，原始人即使在炎热的季节也用树叶、兽皮遮掩下身的行为，最初是由部落的性禁忌强制实施的，以后就慢慢成为性习俗。进入文明社会，因为对女性不准裸身的管束更严，逐渐形成性的羞耻感，并且有了裸体可耻的道德观念，以及在公开场合赤身裸体要受到惩罚的法律。

2. 古代性教育的社会学层面

古代文明社会，有关性的习俗、伦理、道德、法律，都是在原始社会性习俗、性禁忌的基础上发展起来的。从野蛮社会处于自然状态的性自由，到古代社会处于文明状态的性约束，这一历程是人类从野蛮走向文明进步时的生存发展需要，人类文明必须把野性的原始本能置于理性的社会约束之下。人类文明的发展历史，始终贯穿在个人自由和社会约束之间，寻求建立合理平衡点的抗争，其实质为野蛮的非理性本能和文明的理性行为的较量，这一点在性行为上的表现尤为突出。有理由认为，如果人类不能建立性文明，就不能保护生殖健康和阻止近亲繁殖，也难于维护家庭稳定和促进社会生产力发展，最终会导致灭亡的命运。

早在远古时代，原始人类在向文明迈进的历史进程中，非理性的、原始的性本能活动，也即原始人所具有的性自由生活方式，已经成为危及人类生存繁衍和社会发展的重大消极因素。因此任何一个古代文明社会，都曾经继承和汲取了原始社会性习俗和性禁忌中的合理成分，而且都在此基础上建立起文明的性道德和性法律。当代有人将古代性文明不加分析地斥之为性束缚、性禁锢，这种违背文明历史发展的无端否定，其实质为对性自由留恋与向往的诉求。性自由作为一种原始、非理性的野性本能，反映出至今仍极为稳定地隐藏于人类遗传基因链中的生命核心，在解除社会和个人自我理性约束的情况下，继续在进行顽强的表达，而这正是古代乃至现代社会性乱纵欲和色情淫秽难于遏制的根源。从秦始皇《会稽刻石》的“防隔内外，禁止淫佚，男女絜诚。夫为寄猳，杀之无罪，男秉义程。”到程朱理学的“存天理，灭人欲”，都是针对“人欲”横流，也就是针对人类非理性的本能欲望失去社会理性约束而提出的。秦始皇之所以如此重视禁止淫乱，要求男女都应贞洁忠诚，痛恨通奸的有妇之夫，乃至公开申明“杀之无罪”，是因为嫪毐与他的生母通奸，他得知后便把嫪毐杀了。推己及人，秦始皇也要教育百姓都这样做。因此古人早就认识到社会学层面性教育的重要性，中国的古代历史表明，这样的性教育从来都不曾间断过。

（1）防止非婚性行为教育

中国古代社会强调性与婚姻统一，对非婚性行为持否定态度，称之为“淫乱”。民间以“私通”、“通奸”等未婚性行为和婚外性行为为耻辱，以乱伦为罪恶，视卖淫嫖娼为丑恶。在家庭日常生活有意无意的言谈话语中，父母便会告诉适龄子女，凡是婚姻以外的性行为都是不被允许的，谁违反了都会受到鄙视，乃至惩罚；乡间闾巷发生违反性道德事件时，民间舆论都会公开予以谴责。中国古代在这样的性文明氛围中潜移默化地进行的这种是非教育，熏陶、培育和传承了一代又一代人的性道德观念。

（2）包办婚姻教育

“父母之命，媒妁之言”是中国古代的婚嫁惯例，家庭以“月下老人”、“千里姻缘一线牵”一类的故事，自幼对子女进行教育，社会上流传着众多宣扬以“前世姻缘由天定”为主题的故事、小说、戏剧；加之“男女授受不亲”的禁忌，又使社会环境不容许青年男女接触异性。在这种文化氛围中成长起来的年轻人，就把包办婚姻当成天经地义的事情来接受，极少发生抗争的现象。实际上岂止是老百姓，就连皇帝娶皇后都是包办婚姻，又何况皇亲国戚和封建统治阶级其他成员的婚事。而且不仅中国，还有同时代的欧洲、印度、阿拉伯以及众多其他地域民族的婚姻也莫不如此，可见这是全世界所有古代文明社会都普遍存在过的婚姻习俗。看待古代包办婚姻必须与当时的历史背景相联系，时过境迁，没有理由用当今世界的思想意识和思维方式去评判几千年前的是非，并且把结论强加于古人。实际上，封建包办婚姻绝非统治阶级强加在老百姓身上的桎梏，也不能说是吃人的制度，而是适应当时社会状况的文明婚姻习俗。因为“门当户对”的包办婚姻有利于家庭稳定和社会发展，否则绝没有可能持续流行长达数千年之久。

（3）夫妻和谐教育

要维护家庭稳定，首先必须促进夫妻和谐，进行珍惜婚姻和夫妻互相忠诚的教育，中国古代有着系统的婚姻教育内容，例如民间流传着大量包含有“一日夫妻百日恩”，“天作之合”，“百年好合”，“鸾凤和鸣”，“夫妻恩爱”，“夫妻忠诚”，“相敬如宾”，“举案齐眉”，“相濡以沫”，“白头偕老”，“有了夫妻和睦，才能家和万事兴”等性和婚姻道德内容的历史故事和小说，除了家庭和民间的口头讲述外，还以说唱、评书、戏曲和多种群众喜闻乐见的其他文娱形式在乡间演出。由于这种寓教于乐的需求自发地来自民间，并且历经千百年长盛不衰，因而家喻户晓，深入人心，成为有效的性与婚姻道德教育，十分有利于人民群众确立夫妻和谐、家庭和睦的传统婚姻观念。

（三）古代贞洁教育的生物学和社会学基础

贞洁观是夫权社会性约束的核心内容，贞洁教育是古代性教育的重中之重，贞洁对于古代封建社会保护人口再生产和维护私有制财产继承有着决定性意义，不仅是中国，而且是世界各个古代文明社会共同的重要性道德观念。

1. 处女贞洁

封建社会如果不重视少女贞洁，就会引发一系列社会问题。古代，已经性成熟的少女要是不深居闺阁，而是抛头露面出入市井去自由恋爱，就难免因婚前性关系而怀孕，或者染上性病。少女怀孕时如果找不到当事男性，或者当事人拒绝承担责任，怎么办？找到了当事人又能怎么办？在古代中国，若是不能立即结婚，就必须处理怀孕。处理怀孕不外两种办法：一是堕胎，在没有科学人工流产技术的当时，只有用暴力或峻烈的破血攻下药，但是两种方法都是九死一生，有几个做父母的舍得下狠心冒如此大的风险？二是任凭其分娩，可是生下的孩子怎么办？以后又怎么门当户对地出嫁？至于染上性病也不是容易治愈的。面对这一系列棘手的难题，可以设身处地为古人想想，黄花闺女除了养在深闺，还有什么比这更好的办法？实际上，为了人类的生存繁衍，处女贞洁对于保护女性生殖健康和生育能力有着极为重要的意义。

2. 婚后贞洁

古代医疗卫生条件很差，科学更不发达，人类虽然不可能知道什么是维护人体微生物生态平衡，但是贞洁作为一种社会实践，却是预防生殖系统感染疾病，保护女性生殖健康和生育能力，保证种族繁衍最可靠、最有效的途径。

3. 血缘后代继承

私有制的财产必须由血缘后代继承，决不允许流失给外姓，其实质在于保证男性家族血缘后代生存的物质需要，而只有妻子贞洁才能保证后代血缘的纯净。在夫权社会里，一夫多妻，男性还可以不守贞洁，但生育的儿子都具有同一父亲的Y染色体，不会发生血缘混杂，这是单方面要求女性贞洁的根源。私有制和夫权社会既然是人类文明发展的必由之路，血缘继承和要求女性贞洁也就顺理成章。Y染色体的基因有姓氏特异性，是姓氏客观存在的生物学基础。Y染色体的姓氏特异性和稳定性，可以使家族的血缘关系得到确认。古人虽然不懂得遗传学，更不知道Y染色体和基因，但是男性的姓氏却符合科学道理。潜在的基因意识和社会实践经验，有可能是形成这种符合科学原理的社会实践的原因，例如心理上的血缘父子亲情意识和生理上的儿子长得极为像父亲。事实上，古代正确的社会实践通常都蕴涵着深奥的自然科学原理，并且当前已经发现的也只是极为有限的一部分，随着现代科学的进展和认识的深化，今后必定会有更多的发现。

男权社会的历史性存在，有着自然选择的基础。私有制和血缘认同源自基因的自私性和自我中心本质。尽管动物具有利己和利他的遗传基因，动物个体会在特定的情况下表达出利己或利他的本能行为，然而任何生命的存在，首先都以自身的生存为前提，都本能地要使自己的后代绵延不绝。利己或利他基因的存在是自然选择的结果，而私有制或公有制的确立则是社会实践的结果。

今人总以为贞洁教育无非是父权社会男性对女性的苛求，只管束女性，不约束男性。其实这种约束是双向的，如果整个社会的每家每户都能严格管束好自己家里的女性，与此同时也就等于约束了全社会的男性。

（四）古代性教育的途径

1. 强化贞洁教育的经典读物

以经书上的女教规范女性行为。中国历朝历代有着许多专供女性阅读的经书，诸如《女诫》、《女论语》、《内训》、《今古烈女传》、《女范》等等，其内容均以封建礼教为主，并且都着重贞洁教育。这类经书为官僚、地主、商贾、书香门第的女性所必读，其中以贞洁为主的内容广泛流传到民间，成为全社会女性共同遵守的行为准则。

2. 百姓的家庭性教育

家庭自幼对子女进行“男女有别”、“三岁不同床，七岁不同席”、“男女授受不亲”的灌输。培养羞耻感，女孩从小不准赤裸身体，从少女开始一直到出嫁，尽量避免接触男性，尤其是不能接触陌生男性。

3. 耳濡目染的社会贞洁教育

不论男女，自幼都生活在一个认为失贞是重大过失的家庭和社会环境里，失贞者不仅会受到社会和家族成员的歧视，还会受到家法的惩罚，家法特别严峻的家族甚至会动用私刑处死失贞者。与此同时，严厉的社会舆论谴责会不胫而走地广泛传播，形成人人都能感受得到的巨大社会压力。

4. 民间文化的性道德教育

自古以来，中国社会长久而又广泛地流传着家喻户晓的《牛郎织女》、《天仙配》、《白蛇传》、《梁山伯与祝英台》等神话故事和民间传说，并且全都被改编成剧本，以各种地方戏曲的剧目上演，久盛不衰，时至今日仍然广受广大人民群众喜爱。诸如此类的神话故事和民间传说都有一个共同特点，即不论天上还是人间，年轻的男女主人公都追求忠贞不渝的纯洁爱情，但是他们在同拜天地结为正式夫妻以前，都没有未婚性行为。这样的道德观念一代传一代，已经成为整个社会的传统。与此相对照，古代文人编著的《西厢记》也描写年轻男女的爱情故事，但因有对未婚性行为的描述，遭到官府禁止，民间也视此为淫书。民国后虽然开禁，可是仍然不能像上述四个剧本那样受到人民群众的欢迎，传统力量的影响之大由此可见一斑。

5. 结婚前的临婚性生理教育

古代大多数家庭的子女都受到不准有婚前性行为的传统道德教育，加上信息闭塞和对谈论性的忌讳，在通常情况下，未婚男女，尤其是女性，根本没有可能见到成年异性的外生殖器，甚至完全不知道性交是怎么一回事，缺乏性生理知识的现象极为普遍。临结婚时为了补救，除了母亲对女儿口头传授简单的性生活知识外，有的家庭还在嫁妆衣箱底部放置春宫画或与性交知识相关的其他物品作为“压箱底”，以此供新郎新娘按图索骥。

古代原本就缺乏关于性器官的解剖和生理知识，婚后性生活无非只是夫妻性器官的直接接触，作为动物本能，相当简单，即便不完全是无师自通，也是一点就通。由于绝大多数人的性器官都是发育正常的，因此提前把性交知识告诉未婚的年轻人，只能造成唤起他们的性意识，激起他们的性冲动，并促使他们发生未婚性行为的消极后果，而未婚性行为则是遭到家庭和社会严格禁止的。在这种情况下，能够最大限度地减少未婚性行为的性教育，就只有包括在封建礼教之内，以贞洁教育为主要内容的性道德教育。

寓教于伦理道德的中国古代性教育，最有效地保护了百姓的性和生殖健康，成功解决了后代的体质和繁衍问题，维护了两性和谐和家庭稳定，使中国成为世界上人口最多的国家。就古代人类而言，能否维护种族的生殖健康，能否确保人口的体质健全和增殖繁衍，直接关系着民族未来的前途和命运，而重视了性道德教育，也就解决了性教育最核心的问题。

第二章　中国性科学学科范畴与体系

一、性科学的定义

“性学”（sexology）一词为德国医学家布洛赫（Bloch）1960年所创，当时叫做“sexualiwissenchaft”，英文译为“sexology”，中文译为“性学”，亦译为“性科学”。布洛赫是一位知识极为渊博的医学家，他首次把民族学、人类学的方法引入性学研究。他对“性学”所下的定义是相当广泛的。在他所著的《当代的性生活》一书中认为：从医学角度研究性生活，应是性科学永远的核心，然而仅此还不足以恰当地处理好性生活与人类生活其他领域多方面的关系。考虑到性爱在个人生活和社会生活中的重要性及其与人类文明进化的关系，性科学这样一个特定的研究分支，应成为总的“人类科学”（science of mankind）的一部分。布洛赫的这种远见卓识奠定了性科学这门综合学科的基础，性科学的研究领域，不能局限于生物学，更不能局限于医学，而是横跨自然科学、社会科学和人文科学三大领域。可以说：性科学乃是对于有关“性”的一切的科学研究。性科学的研究可以从不同的方面或角度来进行，例如从解剖学、生理学、病理学、卫生学、临床学、治疗学、心理学、社会学、政治学、伦理学、哲学、民俗学、人类学、人文学、美学等方面来研究。这样便有了性解剖学、性生理学、性社会学、性政治学、性伦理学、性哲学、性民俗学、性人类学、性人文学等不同的领域。广义的性科学，便是这一切性研究领域的总称。

二、性科学的基本范畴

性（sex）：英文sex作为名词出现在公元1380年左右，源于拉丁文*Sexus*，表明男人和女人的集合，从语源上看英文sex这个词，一开始便指向是男女之事。

中文“性”这个字虽然早已存在于中国古代的文献中，但那时并不直接指两性交合，而是指“性质”、“本性”。例如《孟子》书中提到的“食色，性也。”这其中的性就是指“本性”。直到19世纪末20世纪初，日本人最先用汉字“性”字来翻译英文的sex，这才开始了我们现在对“性”这个词的用法。

近10年来，特别是在西方性革命之后，“sex”一词的习惯用法有了很大的变化，人们认识到“性”不仅是生物学上的事件，而且有心理学上、社会学上、文化学上的多个层次，而且在不同层次间还存在着复杂的内在关系。人们开始用“sexuality”这个词来代替“sex”。“sexuality”一词指与性有关的一切层面。为了科学地表达性“sexuality”的三个层面，近来采取了性、性别、性角色这样三个成系列的概念：男女生物学上的差别简称为“性（sex）”；男女在心理学上的差别，简称为“性别（gender）”；男女在社会学上的差别，简称为“性角色（sex role）”。

性欲（sexual appetite）：性欲亦称性动机（sexual motivation）或性驱力（sex drive），表示对性行为的要求。从生理学的角度来说，性欲是一种客观存在的生理反应，可以有相应的、能够测定的生物标志。从心理学的角度来看，性欲是由不同年龄阶段的心理反应和感受程度来制约的。从社会学的角度来看，性欲是按社会约定俗成的标准来判断的。如观看黄色录像能引起性兴奋，性欲就是这种社会现象产生的后果，我们就可凭这种后果的轻重程度来评判。由此可见，性欲是一个系统存在的整体，它是人类在有意识或无意识的性活动中追求身心快感的一种欲望或冲动，是爱与欲的结合，是灵与肉的统一。

性行为（sexual behaviour）：狭义的性行为是指性成熟后的男女之间的性交活动。广义的性行为是指凡能达到性满足的行为都是性行为。从性行为的对象来看，既有以异性作为对象的，也有以同性作为对象的；既有以动物为对象的，也有以器械为对象的；既有以自身为对象的，也有以梦幻为对象的。从性行为的方式来看，广义的性行为除阴茎—肛门外，还有阴茎—口腔、阴道—物品、手—性器官，甚至阴蒂—阴蒂或阴茎—阴茎等多种性行为方式。

性心理（sexual mind）和性意识（sexual consciousness）：习惯上常将性心理和性意识当作一对同义词，但从性心理学来说，它们仍有一定区别。意识是人对客观世界有目的的自觉反映，这是人特有、动物也有的初级心理，但动物没有人的这种性意识。在心理学中，性心理是泛指以性行为为中心的心理活动，而性意识是指人类性行为中自觉的、有目的的心理活动。在生理学中，意识是指人类自觉的、有意识的反映活动。而心理学的范围却大得多，包括“意识过程”、“无意识过程”和动物的感知觉等。

三、性科学的意义

列宁说过：范畴是人类认识之网上的纽节，抓住这些“纽节”对于我们了解掌握和认识对象的全貌及其重点具有十分重要的意义。我们了解和掌握性科学的范畴，对于我们了解和掌握性科学这门学科的全貌和重点同样十分重要和必要，上述列举的性科学范畴都是性科学知识的一些最基本的概念和最基本的规定，抓住这些范畴，我们就像抓住了学习性科学的“纲”和“领”，帮助我们能“提纲挈领”地掌握性科学。

四、性科学学术体系的构建

中国性科学的学科体系可以认为是以性医学、性心理和性社会学为基础，涉及自然科学、社会科学和人文科学三大领域的综合性跨学科的完整体系，充分反映了性科学的自然生物、社会心理，以及人文传承的属性特点。这一基本划分的确立标志为1998年出版的《中国性科学百科全书》（中国大百科全书出版社），它指出“性科学是以性医学、性心理学和性社会科学组成的一个综合的、全面的、多学科理论体系”。

在中国性科学的现代学术研究中，相关学者由自发到自觉，从与性科学最为密切的领域开展了锲而不舍、坚韧不拔的研究，为学科体系的建立做了大量的工作。1994年12月中国性学会成立后，在学会的倡导和组织下，相关各领域的学者们逐步走到一起，系统地对相关性科学进行梳理、归类、创新、发展，并以相关性专业委员会的形式将学科从人员到机构加以建设，从而确立了中国性科学的基本学科体系。

目前，以专业委员会作为学科建设的主体已经实现。基于自然科学、社会科学和人文科学的机构体系有下述诸方面（有关各个专业委员会的介绍将在第四章概述）：性科学研究、性文化学研究、性医学研究、中医性学研究、性药学研究、性生物学研究、性心理学研究、性健康教育研究、性美学研究、性与文学艺术研究、性人文学研究、性伦理学研究、性与婚姻家庭的研究、性传媒学研究、性法学研究、性用品研究等。

性科学是研究人类性行为及相关关系的综合学科。其内涵与性学的范畴基本一致又相对窄一些。研究性学的核心在于研究性科学。中国现代意义上的性科学的完整和权威的提法是由吴阶平院士倡导的，并且充分体现在《中国性科学百科全书》和《中国性科学》杂志的名称与阐述中。2008 年 10 月在北京召开的“世界性学大会”亦有不少学者明确地将“性学”的范畴集中于“性科学”的内涵之中，这样也许更有利于学科的发展。生命的核心内涵是两个：一是获取能量，新陈代谢；二是繁衍后代，种族延续。对此，《孟子·告子上》中有入木三分的阐述：“食色，性也。”这里的“色”既是性与生殖，这里的“性”是事物的原本属性，是“道”。与其他动物相比较，人类具有更为完整、系统、复杂的社会属性；也具有更为高级、复杂、丰富的意识和心理属性；还具有不断完善、致力于创造美和欣赏美的天性。这些都是构成和发展人类性科学的基础，更是研究人类性科学的钥匙。

中国性科学的发展有其自身的特殊轨迹。尤其是古代性科学的产生、发展和变化更是如此。其显著特点就是，性科学包括性学的发展是与当时的哲学、政治、宗教、医药、文化、风俗、道德联系在一起的。中华民族可能是世界上最早观察和研究性现象的民族之一，在远古的岩画和壁画及雕塑中有丰富的有关生殖和生殖崇拜的题材。在春秋战国时期的大量哲学、政治、宗教、文化的古籍中，关于性的描述、研究、戒俗是非常丰富的。特别要指出的是，大致成书于同年代的《黄帝内经》可以认为是基于自然哲学基础之上的当时科学、哲学、文化、医学、药学的集大成者。从性观念、性健康、性保健、性治疗的角度来讲更是无与伦比的旷世巨著。可以认为基于两千多年多学科、多层面的沉积，中国性科学从古至今一直保持着其特有的风韵：亦即性与文化习俗相联系，性与生命健康相关联，性与保健养生相伴随，性与发病祛病相互变，性与社会伦理相融汇。有关性科学史的研究主要在各种性文化史的研究中闪烁和存在，性科学的实际研究领域可以涵盖整个性学领域。吴阶平院士明确指出：“性科学是以性医学、性心理学和性社会科学组成的一个综合的、全面的、多学科的理论体系。”(《中国性科学百科全书》)。其中的性医学主要包括性生物学、性药学、性临床医学及生育调节和生育保健。性心理学在性学研究中较其他学科更为重要和具有特色，几乎影响与性学有关的所有方面，是性科学研究较为深入和活跃的领域。性社会学是研究人类性相关的社会现象、观念及相互关系的学科，是性科学与其他学科相联系的桥梁和纽带，也是性科学表现和实践的最为丰富和广阔的舞台，其对社会存在、变化、发展的影响非常深远，同时对社会政治及文化的变化亦最敏感。

性科学的本质和属性决定其显著的特性是综合性。性科学是一个植根于生物医学、生命健康沃土中的跨领域的广泛学科，其研究和发展亦必然是一个社会多学科的共同责任。性科学的研究和发展必然要和生物学、医学、药学、化学、哲学（含宗教)、社会学、人类学、教育学、伦理学、美学、文学艺术、法学等紧密联系在一起，并且形成相应的分支。目前中国已初步在中国性学会的基础上以专业委员会的方式形成了相应的研究分支。

性科学的研究和发展基础亦如吴阶平院士所说：“展望今后的性科学领域主要由三部分组成：即性科学研究、性健康教育和性治疗。”(《中国性科学百科全书》)。目前性学正以性科学研究为核心，在探索、融合、变化中不断发展。

第三章　中国性科学的发展与研究成果

一、性文化研究

人类性文化是人类性生活及社会方式的重要标志。其形式变化与发展和人类文明进步密切相关。中国性文化史的研究，在近20多年的学术研究中可以说是较为活跃和已成系统的。众多学者在这一领域作出了卓有成效的业绩，已经成为中国现代性科学研究的重要力量，并且有许多实实在在的可以昭示的工作。其主要表现在三个方面：一是学术探讨；二是专著阐述；三是文物展示。

学术探讨从20世纪80年代后期就伴随着性科学研究的兴起而出现，这其中刘达临教授、王明辉教授、宋书功教授，周一谋教授、李彪教授等做了大量的工作。

在学术专著编写方面，以刘达临教授编著的《中国古代性文化》和《中国当代性文化》和张枫主编的《性文化建设概论》最具代表性。问世于1998年的《中国性科学百科全书》更是对中国性科学及文化史等的集大成者，是一部里程碑式的著作。

涉性文物的收藏和研究近二十余年方兴未艾。自1992年起举办了多次中国古代性文化展览，至今性文化节已成为一项引人注目的活动。这其中最有影响的是由刘达临教授创办的位于江苏苏州同里的中国古代性文化博物馆和由马晓年教授创建的位于北京石景山计划生育研究中心的古代性文化博物馆。

性文化史的研究亦贯穿在传统性治疗学、药学、中医学及各个方面，并且更为物化，易于直接为大众所接受，为大众服务。

性文化史的研究领域非常宽泛，包括相关著作、绘画、器皿、用具、雕刻、风俗、习惯、礼仪等。其中的文物已分为性崇拜、婚姻、宫廷生活、妇女所受压迫、房中术、性文艺、性文学、宗教与性等类别。特别是融汇道、儒、释的性学理论和养生保健的房中术这一中国传统文化和传统医药的同建部分，是一个值得不断探索、研究和扬弃的领域。

二、性医学研究

性医学是研究人类的性生物学及临床医学等的学科。它既是医学科学的分支，又与其他许多学科有着广泛的联系。性医学亦是性科学的一个重要分支和基础及应用学科，在中国现代性科学的建立、发展和服务大众的过程中起着尤为重要的作用。

性医学的研究范畴大体可以分为生物基础研究、临床应用研究、性医学与人文、社会、伦理相关学科的研究等。可以包括：性器官的解剖与生理（含神经、神经递质、激素等），性生物学及遗传优生和发育，性心理的发育及过程和性健康教育，人类性行为及随年龄的变化，人类性反应及随年龄的变化及过程，性取向及相关问题，性卫生与性保健，性身份障碍和性偏好障碍，男女性功能障碍，男性器官和生殖系统疾病，生育与性（含计划生育、优生优育、不孕不育），性传播疾病与艾滋病防治，疾病与性（精神疾患、人格障碍、身体疾病），性与慢性中毒和成瘾，性与药物（与性药学交叉），社会、环境、伦理与性中的医学问题，性治疗的理论与实践，性传统医学（与中医性学交叉）等。

中国现代意义上的性医学的真正确立以1982年出版的由吴阶平院士负责编译的《性医学》为标志，它突破了学术界不能谈“性”的禁区，突破了谈“性”不能谈“性高潮”的界定。在国内第一次对从心理感受到行为过程及相应生理变化的性反应全过程进行了科学描述，将性与医学及临床诊疗和生殖健康以系统科学的方式引回到医学领域，并呈现给普通民众。以此为契机，性医学和相关学科的研究蓬勃兴起。各相关学科及学者纷纷投身于性医学及性科学的研究之中。在医学领域无论从理论还是临床诊疗及预防保健等方面都起到了性科学发展的基础奠定者和引领者的作用。

泌尿外科、妇产科、皮肤性病科、精神科、心理治疗科等纷纷调整学科设置，关注性相关疾病的诊疗。男科、女科、性心理治疗以及性传播疾病特别是艾滋病的防治都被着重提出和关注。常见性相关疾病和生殖系统疾病的诊疗规范基本已完全覆盖和建立，相关学术研究都全面展开，性医学相关领域的学术专著亦如雨后春笋般出现，据不完全统计可达两千余种之多，其中以1995年人民军医出版社出版的由薛兆英、许又新、马晓年主编的《现代性医学》最具代表性和时代性。自1988年10月北京首次举办性医学培训班以来，类似的培训班在全国各地已举办了几百次，培训了大批了解性医学的医务工作者。目前男科、泌尿男科、皮肤性病科在各级医院以一级或二级科室的形式普遍设置。女性科尚未见设置，仍包含在妇产科中，进行计划生育和妇幼保健的大量工作。1997年电子工业部402医院率先成立了性医学科，深圳市康宁医院亦在同一时间成立了性医学科，但性医学科从医学分类的体系中仍未独立，亦无明确学科归属。

性医学相关的学术期刊有《中华泌尿外科杂志》、《中华妇产科杂志》、《中华皮肤性病科杂志》、《性病艾滋病防治》、《实用男科杂志》、《生殖医学杂志》、《中国男科学杂志》、《中国计划生育和妇产科》、《国际皮肤性病学杂志》、《实用妇产科杂志》、《国际生殖健康/计划生育杂志》、《中国优生与遗传杂志》等。

中国性学会性医学专业委员会，中华医学会男科分会、妇产科分会、皮肤性病分会，中国心理卫生协会等是性医学学术研究交流和引导的主导力量。

性医学及相关学科的学术会议在全国各级学科和各级医疗机构都以年会的方式常年进行，已成为相互学习、共谋发展、共同提高的互动平台。专题研讨会议多由具体医疗机构和相关制药企业等组织发起，形成快捷、更为普遍的学术研究和交流的氛围。

性医学学历教育自1994年由江西宜春医专首先开设。现在以性医学和性相关学科为研究方向的性医学领域已经培养了一批硕士、博士和博士后人员。

三、中医性学研究

中医性学是中医学中的一个重要组成部分，也是中国性学研究的一个重要组成部分。中医性学的发展经历了曲折的过程，其起源可追溯到两千年前中医学的形成阶段，但其内容则散见于历代中医专著中，如“房室养生”、“男科”、“女科”等内容已经涉及“性保健”、“性治疗”、“性和谐”及“不孕不育”、“阳痿早泄”等。“中医性学”概念的正式提出则是近20年来的事。中国性学会的成立为中医性学的发展提供了重要的平台，特别是中医性学专业委员会的工作促进了中医性学的学科建设和中医性学的稳健发展。

（一）中医性学的历史渊源

2000 多年前春秋时期成书的中医经典著作《黄帝内经》是奠定中医理论的最重要的著作，《黄帝内经》中不乏对性的认识，如对养生的理解中主要包含了性保健的内容，其曰："上古之人，其知道者，法于阴阳，和于术数，饮食有节，起居有常，不妄作劳，故能与神俱，而尽其天年，度百岁而去。今时之人不然也，以酒为浆，以妄为常，醉以入房，以欲竭其精，以耗散其真，不知其满，……故半百而衰。"这里明确指出，上古之人所以能长寿度百岁而不衰老，主要是遵循阴阳的规律，生活有节制，而当今人们之所以年过半百就衰老，是由于违背自然规律，饮酒过度，酒醉后过度的性生活耗尽了真精而引起。《黄帝内经》对人体的生长发育与性能力的发展规律提出了十分贴切的认识，如"女子七岁，肾气盛，齿更发长，二七，而天癸至，任脉通，太冲脉盛，月事以时下，故有子。……七七，任脉虚，太冲脉衰少，天癸竭，地道不通，故形坏而无子也。丈夫八岁，肾气实，发长齿更。二八，肾气盛，天癸至，精气溢泻，阴阳和，故能有子。……七八，肝脉衰，天癸竭，精少，肾藏衰，形体皆极。"这里不但记载了女性的生长发育是以 7 岁为周期，男性的生长发育是以 8 岁为周期的事实，而且提出了"天癸"的概念，认识到了"天癸"与月经的关系。指出女性的"更年期"是七七 49 岁，而男性的"更年期"是七八 56 岁。这与现代医学的认识基本一致。

《黄帝内经》还提出了七损八益的概念。曰："能知七损八益，则二者可调，不知用此，则早衰之节也。"这说明了七损八益在保健中的重要性。在马王堆三号汉墓出土的竹简医书《养生方》和《天下至道谈》也谈到了人的性与性功能保养的问题。其中，《天下至道谈》中的性保养，就比较具体地谈到"七损八益"，曰："气有八益，有七损。不能用八益去七损，则行年四十而有阴气自半也，五十而起居衰，六十而耳目不聪明，七十下枯上竭，阴气不用，深泣留出。令之复壮有道，去七损以抵其病，用八益以补其气，是故老者复壮，壮不衰。"具体而论，"七损"为："一曰闭，二曰泄，三曰竭，四曰勿，五曰烦，六曰绝，七曰费。"即一损是指性交时阴茎疼痛，精道不通，甚至无精可泻，这叫内闭。二损指性交时大汗淋漓不止，这叫阳气外泄。三损是说性生活不加节制，交接无度，徒使精液虚耗，称为"竭"。四损是说交合时阳痿不举，故曰"勿"。五损指交接时呼吸梗促，气喘吁吁，心中懊恼，神昏意乱，这就叫烦。六损是说在女方根本没有性冲动或性要求时，男方性情急躁，不善于等待，甚至态度粗暴，强行交合，这样的性生活自然极不协调，将会给女方带来很大痛苦，不仅损害其身心健康，还会影响胎孕的优劣，给下一代造成危害，因而叫"绝"，意即陷入绝境。七损是指交接时急速图快，滥施泻泄，徒然耗散精气而已，所以叫做"费"。"八益"指的是寓气功导引于两性交媾活动中。《天下至道谈》又写道："一曰治气，二曰致沫，三曰知时，四曰蓄气，五曰和沫，六曰积气，七曰持赢，八曰定顷。"即一益是指性交之前应先练气功导引，导气运行，使周身气血流畅，故曰"治气"。二益是说舌下含津液，不时吞服，可滋补身体；又指致其阴液，亦为交合之所不可少者，这些都叫做"治沫"。三益是说要善于掌握交合的时机，这就叫做"知时"。四益即蓄养精气，做到强忍精液不泻。五益是指上吞唾液，不含阳液，双方在交合中非常协调。六益是说交合适可而止，不可精疲力竭，以便积蓄精气。七益是说交合之时留有余地，保持精气充盈，做到不伤元气，叫"持赢"，即持盈。八益是说两性交合时，男方不要恋欢不止，称为"定顷"，即防止倾倒之意。

由上可知，这里所说的“七损八益”是非常有益健康的，对维护男女身心健康，减少妇女疾病，乃至下一代的优生优育，都有着积极意义。

由于秦汉统治者醉心于神仙术，企图长生不老，因而在中医药的发展中出现了真正意义上的性学专著，或称房中术专著。代表性的有《玄女经》、《素女经》、《玉房秘诀》、《抱朴子》等。这些著作糅杂了中医药、道家思想等内容，形成一支重要的养生保健流派，即房中术。如后汉曹操带头习修房中术，“亦得其验”（见《后汉书·方术列传》），足证此时房中术已广泛盛行。另外，东汉顺帝时，张三丰首创道教，其本人也是房中家，因而将道教与房中术结合，充实了性养生的理论和实践经验，故有“其治病事，皆取玄素”之说（见《房中列传·张道陵》）。房中术倡导男女性事的和睦协调，使能达到“神和意感”，否则“非直损于男子，亦乃害于女人”的境界；以及性生活宜有节制，不可频繁放纵。时间或条件不适宜而强行性交，有害双方身心健康。故意压抑性欲情事，也常有碍健康。如夫妇刻意禁抑不行房事，则多易引起气血闭塞和壅滞的病痛，身心受到压抑和闭滞，致生病多而减寿。这些观点乃至对当今社会的性开放和身心健康的角度都是有意义的。

这些著作中记载许多性疾患，尤以某些性功能障碍，如男子百闭（不射精或逆行射精）、阳痿、早泄；女子月经失调、阴冷、性欲低下等，可通过某些简易的气功导引，或改变性交姿势或体位予以治疗，多可获效验。对一些性疾患着重于防治结合，寓防于治，寓治于防，与气功、药物结合运用，多可获壮阳补养、却病延年之效。所载若干性养生和性医学的诊治措施，迄今仍具有指导临床和摄生的积极作用。总之，秦汉尤其是两汉时代，我国包括房中术在内的性学在社会上曾大力推行，上下求索，故此一时期应是中医性学显著发展、达到鼎盛的黄金岁月。

隋唐时期迎来了中医学发展的又一个高峰。在此时期，中医的性保健思想和性治疗学达到了顶峰。《隋书·经籍志》所录，有古代房中著作十三部，计有三十八卷，辑录了《彭祖养生经》、《素女秘道经》、《素女经》、《玄女经》、《玉房秘诀》、《彭祖养性》、《郯孚说阴阳经》、《徐太山房内秘要》、《新撰玉房秘诀》、《序房内秘书》等。此外，涉及“性”的著作还有《养生注》、《养生术》、《养生经》、《养生传》、《帝王养生要方》、《养生要术》等，惜多失传。不过，此时期对性学有贡献的中医药著作，如《诸病源候论》、《外台秘要》、《千金要方》等书，都在秦汉性学思想的基础上有了不少引人注目的新发展。《诸病源候论》是我国首部症候学专著，对中医症候的研究和发展有极其深远的影响，其对中医性学的贡献不但有对病种的新认识，如性功能障碍、男性不育、精液异常、前阴病证和某些男子杂病等。而且提高了对某些性疾患的病因、病机的认识，如该书“伤寒梦泄精候”中指出：“热邪乘于肾，则肾气虚，肾气虚则梦交通。肾藏精，今肾虚不能制于精，故因梦而泄。”《千金要方》、《千金翼方》、《外台秘要》等中医专著也有较多的中医性学贡献，如病种有增加，如茎中病、尿精、精血出、阴痛、阴冷、少精、失精、阴痿、阴缩、阴下湿痒生疮、阴肿、核疡、阴卵大、卵偏、阴卒肿、阴囊肿痒、囊肿、核肿、疝等。病种分类较细，《千金翼方》将阴囊病分为阴下生疮、阴囊肿痔、阴肿核痛等；将卵分为卵、肠、水、气等。类似的病种分类，迄今多仍沿用。

由上文可见，中医性学源远流长，在约两千年前中医学形成的时候，虽然在中医性学中不同的书籍或多或少有些内容有玄学之嫌、有些内容有不健康描述，但总体看中医性学是中医学中重要的组成部分，中医对性的认识也较为具体。特别是认识到性的和谐愉悦有助于全身的健康，有助于益智长寿。这些都是难能可贵的。在改革开放的春风沐浴下，中医性学这一古老的学问绽放出新的奇葩。自20世纪80年代随着性科学，特别是性医学在中国的确立和兴起，中医性学以其深厚的底蕴和丰富的文化及实践内涵，在许多仁人志士共同努力下得以发挥、创立和发展。1987年中医男科首先于中医外科中分化而出，第一届中医男科学会议在湖南召开。中国性学会中医性学专业委员会的成立，使中医性学拥有了良好的发展平台。一批有影响的著名中医性学专家脱颖而出，北京中医药大学李曰庆教授主编出版的《中医泌尿男科学》、《中医外科学》，王琦教授的《中医男科学》，李彪教授的《中国传统性治疗学》，周一谋教授的《中医古代房事养生学》，宋书功教授的《中医古代房事养生集要》等专著对承前启后、弘扬中医性学起到了很大的作用。

（二）中医性学的内涵和学科特点

中医性学虽然有较长的历史渊源，但中医性学概念的提出和学科的全面建设是近10年的事。我国经历了长期的性禁锢后，随着改革开放的进程、性学会的成立，中医性学专业委员会在中国性学会的直接领导下为中医性学的发展做了大量的工作。从1994年在北京举行的首届中国传统性学大会至今，中医性学专业委员会已经成功地组织了八届中医性学研讨会，通过研讨，已经回答了什么是中医性学的问题。即中医性学是在中医基础理论的指导下，结合现代性医学的有关知识，研究人类性与生殖生理、病理和疾病防治的一门新兴学科。学科内容包括中医男性学、中医女性学、中医性病学、中医性养生学、中医性药学、中医性教育学、中医性文献学和基础医学等。如今，中医性医学的整个学科正在迅猛、健康和有序地发展。在第三届中国传统性医学大会上，北京中医药大学第一临床医学院李曰庆教授、康力升教授代表中医性学专业委员会做了题为《论中医性医学的学科理论与实践》的学术报告，较系统地论述了中医性学的学科理论并总结了中医性学学科发展的医学实践，从而使中医性学的概念和发展方向得以明确。

（三）中医性学的学科建设

如上所述，中医性学既是中医学的一个分支，也极大地丰富了我国性学研究的内容。中医是我国的国粹，有独特的理论体系和丰富的临床实践，应用中医研究性学，已经成为性学研究的最重要补充。中医的整体观、辨证论治观、不治已病治未病观、天人合一观、气血观等均深植于我国广大人民的思想之中，同时也影响着我国性学的发展方向。可以这样说，正是由于有中医性学的存在，使我国性学的发展更具有东方文化的魅力；正是由于有中医性学的发展，使我国性学的研究和发展更符合我国国情。那么，怎样建设中医性学，怎样使这一古老而又新型的学科充满生机和蓬勃发展，是摆在广大中医性学工作者面前的重要任务。我们认为中医性学的建设，应具备时代的特点，不能沿用中医学漫长的发展老路，而应拥有与现代性科学密切结合的崭新中医性学理论。不可否认，至今中医医院和中医院校还没有中医性医学的课程。但分散于中医内科、外科、妇科、皮肤科等关于男性、女性、性病、性养生等的内容已经得到极大的丰富和发展。从内容上来讲，中医性医学已经成为一门相对独立的临床学科。从学术上判断一门临床医学是否发展成熟、成为一门相对独立的学科，一是看它是否有相对独立的学科基础理论，二是看它是否有相对独立的临床病种。中医性学作为相对独立的一门临床医学学科，以人类性与生殖及性关系为研究对象，有中医自己独特的基础医学理论，临床中有相对独立的病种和独特的诊治疾病的方法，所以从这样的学术标准来说，中医性学是一门相对独立的临床医学。如果把中医学设定为一级学科，那么中医性学是中医学的二级学科，其中中医男性学、中医女性学、中医性病学、中医性养生学等则是中医性学所属的三级学科。多年来，从事中医性学的学者，有的是中医内科医生，有的是泌尿科男科医生，有的是中医妇科医生，有的是中医外科或皮肤科医生，如何界定中医性学的学科范畴是个争论不休的问题。中医性学是中医学的二级学科的学科理论，清晰地界定了中医性学的学科位置和学科范畴，回答了中医界多年争论的问题。中医性学又是一门跨学科的临床医学。虽然绝大多数医院没有设置中医性医学科，但它与中医外科学、中医内科学一样是中医学的二级学科已经成为不争的事实，具体地说，作为中医学的二级学科的中医性学，主要以中医男性学、中医女性学、中医性病学等三级学科的形态存在于临床医学中。

（四）中医性学的学科特点与优势

中医性学与西医性学相比有着自己的学科特点与优势。有人提出，性医学是一个独立的学科，但是中医性学与西医性学的医学目的和研究对象都是一致的，那么中医性学为什么要独立于西医性学成为中国性学中的一个独立的学科呢？中医性学不同于西医性学，它有自己独特的基础医学理论。它以阴阳五行学说为核心，以中医的基本理论认知和研究人类的性与生殖及两性的关系变化；它以辨证论治为基本的医学方法诊治性医学的疾病，以传统的中医、中药为基本手段治疗性医学的疾病。此外，中医性学与西医性学相比，中医房室养生学、中医性药学等更是中医性学特有的内容。在性学的治疗上，中医学突出的特点是整体观念，中医学认为人体是一个以五脏为中心的统一整体，通过气血和经络使人体各个器官成为紧密的整体。性不但是繁衍子嗣的活动，而且是养生保健、维持气血运动的重要活动。对于疾病的治疗，往往从不同的角度，多靶点调节，使人体达到平衡。如治疗勃起功能障碍(erectile dysfunction，ED)，中医根据具体情况，或从肾虚入手、或从血瘀入手、或从心血入手、或从肺气入手，但其目的是调整气血阴阳，达到和谐统一。治疗的结果同样区别于西药，除安全可靠外，效果更加持久。与世界性医学相比，中医性学是中国性学的特色与优势，坚持发展中医性学，才能更好地突出中国性学的特点，才能更好地发展中国性学，才能更好地进行国际性医学的学术交流。

（五）中医性学的学科成就

中医性学作为中医学的二级学科，在改革开放的春风沐浴下，取得了长足的发展。在人才梯队、学术交流、临床疗效、前瞻性研究、学科的发展空间等方面均有很好的建树。在人才的培养和人才梯队的建设上，中医院校高等中医教育的不断发展为中医性学输送了合格、有用的人才。各个中医医院开设男科门诊，设置男科诊疗专科专病门诊，设立女性生育门诊，设立皮肤性病的性病门诊，成为中医性学建设的主体结构。中国性学会中医性学专业委员会每年一次的学术活动和中医性学培训班成为中医性学领域进行学术交流和性学人才建设的平台。在学科发展上，男科一直是中医性学的最重要组成部分，在中医性学的人才队伍中男科医生约占70％，妇科医生、皮肤性病科医生占25％，其余为其他范围的医疗工作者。在学术上，同样在男科领域、治疗不孕不育领域、治疗慢性性病领域取得了丰硕成果。

1. 男科方面

基于男科学研究的对象是男性，中医男科学研究的范畴应包括基础理论、临床实践和实验研究三方面与男性有关的医学问题。基础理论研究方面，包括中医男科及典籍的挖掘与整理、男性生理、病因与病机、诊断与辨证、治则与治法、治疗手段、药物与方剂、预防与护理、性事保健与养生优生等。临床实践包括性功能障碍、不育症、阴茎疾病、阴囊疾病、睾丸与附睾疾病、精索疾病、精囊与输精管疾病、前列腺疾病、男性绝育术后病、性事疾病（房中病）、男科杂病（除上述外的男性特有疾病）和男性性保健以及运用中医中药来研究生育与节育等，不宜将血尿、遗尿、多尿、尿浊、斑秃、早秃等非男性特有疾病列入男科临床研究范畴。实验研究主要是指在中医理论指导下，运用传统方法并结合研究手段和方法，对中医药治疗男科疾病的作用机制进行研究，如动物造模、运用现代检验手段检测有关生理指标等。开展中医男科实验研究工作，不仅能丰富和发展中医男科学理论的学术内涵，同时还能推动并指导临床研究的深入。

阴茎勃起功能障碍（ED）：是指阴茎勃起不能充分达到和维持满意的性交，俗称“阳痿”，中医称为“阴痿”，为中老年男性的常见病，发病率为10%，且与年龄增长呈正相关，年龄40岁人群发病率为39%，70岁人群发病率约67%，严重影响了男性患者的生活质量、心理健康。既往治疗多从肾入手，治疗方法不外乎补肾壮阳、滋补肝肾。经过数代医家临床经验总结，认为肝肾亏虚常见，脾气亏虚、心肾不交、气滞血瘀也不少见，而且心因性ED逐渐突出。赵树森认为男子性功能障碍所涉及脏腑虽多，但以肝、肾两脏为主，其基本病机以阴虚为主、肝郁为标，治疗上应以养阴疏肝为主，少用佐通络壮阳之品，切忌动辄乱投大量兴阳之药。方药常在抗痿灵、一贯煎、七子丸等方剂的基础上进行化裁，酌加养阴疏肝通络壮阳之品，方药由枸杞子、桑葚子、女贞子、菟丝子、蛇床子、当归、白芍、麦冬、玄参、生地黄、首乌、旱莲草、乳香、蜈蚣、甘草等组成，临床疗效颇佳。李曰庆认为ED的病因比较复杂，内容广泛，分为心理性和器质性两类，其中心理因素是最常见的致病因素，器质性因素包括解剖异常、药物影响以及心血管、内分泌、神经、泌尿生殖系统疾病等，在治疗上根据患者具体情况综合治疗，强调辨别病因，多从调补肝肾、健脾固肾、养心益肾、温肾活血的角度治疗，重视心理咨询和性行为指导，使大量患者摆脱了痛苦。

慢性前列腺炎（CP）：目前被多数医家认为其病机关键是以肾虚为本、湿热为标、瘀滞为变。肾虚气化不利、湿热内蕴、瘀血阻滞是CP发生的重要因素，初期多表现湿热下注，标实为主；后期多为气虚血瘀，本虚标实。一般认为该病病久伤及脾肾，脾气虚则湿愈难化，肾气伤则精易下泄，此为本病由实转虚的大致过程。所以肾虚是本，湿热是标，久病入络，血脉瘀滞，乃是进入慢性过程中的病理反应。由此认为清热解毒、化瘀除湿、益气补肾为治疗大法，以萆薢、车前子、土茯苓清热利湿，萆薢又为分清别浊之要药，土茯苓又有解湿热之毒的功效；败酱草、白花蛇舌草、黄柏清热解毒；王不留行、穿山甲取其锐利直达病所，使脓血悉从小便而出；川楝子有止痛和引热下行之效；黄芪、菟丝子能益气补肾。同时配合中药（白花蛇舌草、白芷、金银花、蛇床子、苏木）坐浴，治疗效果显著。王琦提出CP的病机特点是：瘀浊阻滞，“瘀”不仅指血瘀，还包含瘀积不通，指前列腺导管常因管腔狭窄、结石阻塞，致使前列腺导管内分泌物淤积不出，成为秽浊之分泌物。其治疗主张分期论治，即根据CP的不同病理发展阶段加以治疗，使其更具针对性。初中期以清热解毒为主，辅以祛瘀排浊，佐以温阳散寒之品以防湿遏伤阳；后期以祛瘀排浊为主，辅以清热解毒，佐以温通之品。鲍严钟提出慢性前列腺炎病机三论，即热毒蕴结论、瘀血论、痰湿瘀浊阻滞论，治疗上主张分期论治，初中期以清热解毒为主，辅以通瘀排浊，佐以温肾健脾之品，防湿遏伤阳；后期以通瘀排浊为主，辅以清热解毒，佐以温通之品，以助血行。初中期以当归贝母苦参丸、薏苡附子败酱散加减，去附子加少量补益药可振奋阳气；后期以桂枝茯苓丸加减，桂枝为湿通之圣品。徐福松将前列腺炎分为热毒型、湿热型、瘀血型、肾虚型和中虚型五个证型：①热毒型：治疗宜清热、解毒、凉血为主，常用药物有：银花藤、野菊花、紫花地丁、连翘、半边莲、荔枝草、三菱、莪术、牡丹皮、碧玉散等。②湿热型；治疗宜清热导湿，方选革薢分清饮加减，常用药物有：革薢、茯苓、车前子、丹参、黄柏、苍术、川朴花、生薏仁、石菖蒲、碧玉散等。③瘀血型：治疗宜活血化瘀为主，方用王不留行汤。王不留行、丹皮、丹参、皂角刺、桃仁、三棱、莪术、怀牛膝、炮山甲、苏木、红花、赤芍、川芎等。④肾虚型：治疗宜补肾摄精为主，方用菟丝子丸加减。常用药物：菟丝子、茯苓、怀山药、沙苑子、车前子、石斛、生地、熟地、续断、益智子、远志等。⑤中虚型：治疗宜益气补脾，方选补中益气汤加减。常用药：党参、黄芪、茯苓、芡实、柴胡、升麻、煅龙骨、煅牡蛎、白术、陈皮、炙甘草等。毕焕洲发现慢性前列腺炎并非单纯的感染性疾病，其更多的发病机制是因为感染而致的前列腺免疫功能、前列腺抗菌因子、超氧化物歧化酶及前列腺内氧自由基水平异常。中药的治疗优势在于，增加药物在前列腺内的浓度，在杀灭病原体的同时，还具有提高前列腺内锌离子浓度、增加超氧化物歧化酶水平以及使前列腺内免疫球蛋白恢复正常的作用。慢性前列腺炎（CP）占中青年男性常见疾病的泌尿男科门诊量的 25％，临床表现复杂，主观症状多种多样。其心身症状主要表现为焦虑、抑郁、躯体化等。随着生物—心理—社会医学模式的发展，人们意识到 CP 属于一种心身疾病，心理因素在 CP 的病因及治疗中均占重要比重。单纯心理治疗效果欠佳，将前列腺炎治疗在“清热利湿，化瘀排浊”的基础上增加“舒肝解郁”，以此指导组方进行中药的整体调节。可有效改善 CP 患者的躯体及心理症状。

前列腺增生（BPH）：为老年男性常见病之一，发病年龄多在 50 岁以上，临床主要表现为尿频、排尿困难或尿潴留，属于中医“癃闭”等范畴，为难治之症。多数医家认为肾虚气化不利和瘀血内阻是 BPH 发生的两个最重要因素，气虚血瘀是该病发生的主要病理机制，本虚标实是病机特点。治疗上采取攻补兼施方法，即补肾治疗的同时对活血化瘀，消癥散结也重视。李曰庆对本病的辨治有独到的经验，指出抓住基本病机，重在补肾活血（药物主要由黄芪、菟丝子、牛膝、肉桂、穿山甲、水蛭、王不留行、泽泻、肉苁蓉、浙贝母等组成），针对兼夹致病，强调化痰散结（常用药物如夏枯草、海藻、昆布、生牡蛎、橘核、浙贝母等），重视诱发因素，注意饮食调养，并指导患者实施持之以恒的自我穴位按摩（如气海、关元、足三里、三阴交等穴），综合性的医疗保健措施对本症的康复有良好的辅助作用。临床观察发现，中药不仅在功能上调整与恢复排尿功能，缓解膀胱刺激症状，还能使前列腺缩小，从而解除尿路梗阻。上述现象提示中药组方对逼尿肌具有双向调节作用，即恢复失代偿期逼尿肌的收缩功能，增加收缩力及降低代偿期逼尿肌顺应性。选择中药组方长期观察前列腺体积减小和逼尿肌的恢复情况可作为今后的研究方向。另外，贾金铭等通过动物实验对消癃通闭治疗 BPH 的机制进行了深入研究：以放射配体实验研究发现，该中药对犬大脑皮层 A1 受体具有明显抑制作用。通过 ^{3}H - TdR 进行了中药消癃通闭对小鼠前列腺上皮细胞 DNA 合成影响的研究，结果显示：该药对小鼠前列腺的生长、DNA 合成有明显的抑制作用。运用流式细胞术研究发现，消癃通闭可抑制前列腺上皮细胞的有丝分裂，从而抑制前列腺上皮细胞的生长。用免疫组化染色对大鼠前列腺组织成纤维细胞生长因子（bFGF）研究发现；该药能明显抑制前列腺组织 bFGF 的表达，进而抑制前列腺上皮及间质细胞的生长。

2. 生殖医学方面

由于环境及人们行为的因素，不孕不育患者明显增加。在过去的 10 年里，生殖医学尤其是男性不育治疗领域获得了迅猛的发展。中医治疗主要从调经、助孕、安胎的角度进行治疗，根据不明原因的习惯性流产，用养阴清热益肾安胎法、养血行血健脾益肾安胎法，再配合维生素 C、维生素 E，成功率可达到 96%以上。研究证明，补肾填精的各种药物具有以下作用：促进病理性精子膜结构改变（主要是头部、中段线粒体及尾部），改变精子的蛋白质分子结构（改变精子的蛋白质分子结构特征，使精子膜的结构和功能达到精子成熟状态），提高精子酶活性（改善精子能量代谢，提高乳酸脱氢酶同工酶 X 的活性，增加精子膜表面的麦胚凝集素 F－WGA 受体数量），促进 DNA 合成（蛋白质合成），调节微量元素锌、硒、锰等。以卵泡浆内精子注射（ICSI）技术为代表的辅助生殖技术（ART）和先进的外科附睾及睾丸取精技术，彻底改变了男性不育的治疗观念，极大地扩展了治疗范围。严重的少、弱精子症，梗阻性无精子症，部分非梗阻性无精子症，不射精症等均可得以治疗。男性不育治疗的主流正在一改应用药物而开始转向 ART。ART 的异军突起使得包括中药在内的各种治疗手段亟待重新评价。人们不禁要问中药的作用究竟有多大，中药的发展空间在哪里。事实上每一种方法都有其适应证、功效和局限性。ICSI 技术是治疗重度不育（严重少、弱、畸形精子症，梗阻性无精子症，非梗阻性无精子症）的首选方法。而中药可显著提高精子数量、活力、改善精子畸形率及促进未成熟精子的发育成熟。因此在轻至中度少、弱精症，感染性和免疫性不育等方面中药仍有广阔空间。此外，如果将中药与 ICSI 结合，则可以做到相互取长补短，借助中药可提高精子质量及促进精子发育成熟（未成熟精子向成熟精子转化）的优势，可为 ICSI 提供优质的精子。其意义在于不仅可提高 ICSI 技术的受精率及妊娠率，而且减少精子传递遗传缺陷的风险。目前男性不育的诊断采用辨病、辨因及辨证相结合，在诊断方法上借助于现代医学的实验室及辅助检查，如：计算机精液自动分析，精子核蛋白转换，生殖免疫，生殖道感染，生殖内分泌的检测等，并采用 WHO 关于男性不育的诊断流程，使诊断更趋规范化。

精液不液化症：既往主要以阴虚火旺、热灼津液论治，以知柏地黄汤为主方，滋阴降火；亦有从阳不化气、精冷血凝论治，用金匮肾气丸之类。近来提出：①“精凝”与血瘀之说，用水蛭、丹参、赤芍类活化纤溶系统，以丹参、赤芍等活血化瘀药配伍。②精液 pH>8.8时提示生殖道感染，以清热利湿药（天花粉、败酱草等）抑制生殖道炎症，改善液化因素。③清热化痰，促进酶的分解。以化瘀祛湿法（丹参、萆薢、泽兰、水蛭、虎杖等）治疗。

精索静脉曲张：精索静脉曲张占男性不育症的 15%～20%。治则和治法为行气、活血、化瘀、通络。常用方：血府逐瘀汤、桃红四物汤。中药对Ⅱ度以内的精索静脉曲张有一定疗效。以附神通赞育汤（当归、生地黄、川芎、丹参、王不留行等）加减治疗，并以药渣泡水，清洗外生殖器，取得较好疗效。

免疫性不育：10%～20%的不育症与免疫因素有关，现代医学对免疫性不育者的治疗方法有抗生素、免疫抑制剂（如肾上腺皮质激素）、精子洗涤和人工授精等，但其效果并不令人满意，且由于副作用大，技术条件所限不能广泛发展。生殖系统感染、外伤、高温、化学损害等均可破坏血一生精小管屏障，刺激机体产生抗体。用益气补肾解毒法：黄芪、白术、山药、当归、熟地黄、枸杞子、淫羊藿、白花蛇舌草、半枝莲、甘草等治疗免疫性不育症，取得一定疗效。

感染性不育：生殖系特异性和非特异性感染可影响精子的发生、运动、抑制附腺性分泌。生殖道炎，前列腺炎以及与感染有关的精液不液化、免疫性不育已成为最常见的病因，约占不育症的30%～50%，以清精冲剂（萆薢、红藤、丹参、白花蛇舌草等）治疗解脲支原体导致的不育，在解脲支原体转阴的同时精液质量得到改善。

高泌乳素血症性不育：西药以溴隐亭治疗疗效差，中药治疗降低促乳素（PRL）水平，解除对性腺轴抑制，促性腺激素［促卵泡激素（FSH）、促黄体素（LH）］的释放，提高血中性激素含量。代表方：芍药甘草汤。芍药甘草汤有调节激素作用，可使血清睾酮、促乳素水平恢复正常。

无精子症：中药对无精子症治疗报道虽多，因缺乏病因学分类，其疗效很难评估。《金匮要略》认为此属“虚劳”范畴：“男子脉浮弱而涩，为无子，精气清冷。”《诸病源候论》中说：“丈夫无子者，其精清如水，冷如冰铁，皆无子之候。”《秘本种子金丹》中说：“疾病之关于胎孕者，男子则精……男子之精不足，则有精滑、精清、精冷。”中医学认为肾藏精，主生殖，根据虚则补之原则，治疗当以补肾填精为主。无论时代如何变迁，病证如何演变，其有肝郁、湿阻、瘀血、气虚、血虚、湿热等兼夹证，但总不离肾虚精亏之本。主要治疗方法有：①温补肾阳、温肾益精，代表方为金匮肾气丸，右归饮；②滋补肾阴，代表方为六味地黄丸；③补益肾精，代表方为五子衍宗丸。处方多为阴阳并补；④益气养血：代表方为补中益气汤。同时佐以疏肝、祛湿、活血等治疗，标本兼顾。从临床疗效观察，既可增加睾丸的生精功能，又可提高精液中精子活力，改善精子功能。但是对于睾丸源性无精子症则疗效很差。

男性更年期：男性更年期综合征系指男性更年期机体代谢和性腺功能发生生理性衰退，引起以精神神经症状、自主神经功能紊乱和性功能障碍为主的一系列临床表现。该病在我国有1000万～2000万患者。目前把男性更年期的症状命名为“中老年雄激素部分缺乏症”。男性更年期综合征的药物治疗主要采用补充睾酮的疗法。实践证明，睾酮治疗可以改善总的健康状态和情绪，能提高性欲，增强肌力和骨密度。目前较为理想的药物是口服十一酸睾酮（安雄）。但同时，补充睾酮可能加重潜伏的前列腺疾病，如前列腺增生和前列腺癌。近年来的研究发现，温补肾阳药能作用于丘脑一垂体一性腺轴，调整此轴的功能紊乱，进而调整全身的内分泌功能，提高血睾酮水平。在临床上中医发挥辨证施治的优势，认为其病为肝郁肾虚，阴阳气血失调。以补肾精，理冲任，调阴阳为治法，可取得满意疗效。本病的治疗应以燮阴阳、调气血、和营卫、祛诱因为基本方法，常分为以下几型辨证论治：脾肾阳虚型，治宜温补肾、脾，方用二仙温阳汤加减；肝肾阴虚型，治宜滋补肝肾，方用杞菊地黄汤加减；心肾不交型，治宜交通心肾，宁心安神，方用安神汤加减；营卫不和型，治宜调和营卫，方用桂枝汤加减；肝郁胆热型，治宜疏肝解郁，清热利胆，方用黄连温胆汤加减；痰浊内阻型，治宜燥湿化痰，方用导痰汤加减，痰火盛者，加地龙、夏枯草；气滞血瘀型，治宜理气活血，方用血府逐瘀汤加减。

3．性病方面

近年来，性传播疾病（STD）发病率逐年上升，性传播疾病病种逐渐增多，2种以上性病的合并发病率大大高于以往。以下是一份某市性病调查分析，性病门诊初诊者 STD 感染情况严重，检出率为 20.16%；病种构成虽仍以淋病为主，占 43.02%，但梅毒上升幅度明显，位居第二位，其中隐性梅毒占 34.62%，一期梅毒占 57.69%，二期梅毒占 7.69%，其中包括胎传梅毒 5 例。由于梅毒的传播途径与艾滋病传播途径极其相似，梅毒的急剧上升更隐藏着艾滋病传播的危险。本项调查中通过非婚性接触而传染的性病占 91.18%，进一步证实了不洁性接触或多性伴是导致 STD 传染的重要因素。经过多年的临床实践，中医药治疗性传播疾病逐步成熟。与中医药治疗关系比较密切的性传播疾病，第一是衣原体、支原体的感染，过去称为非淋菌性尿道炎，或者非淋菌性宫颈炎；第二是尖锐湿疣；第三是生殖器疱疹；第四是梅毒。各医家对于性传播疾病的病因病机的理解可谓百家争鸣，有人认为湿热下注，有人认为邪毒内侵，有人从正气亏虚、无力抗邪、邪毒内侵去解释，也有人认为肝胆湿热、脾气亏虚，致湿热下注，等等。经整理文献发现，中医对于性传播疾病的理解不外乎“正虚”、“邪毒”两方面。正虚表现为脾虚、肾虚；邪毒包括湿毒、热毒等。

非淋菌性尿道宫颈炎：简称“非淋”，其病原体主要为支原体、衣原体等。中医认为本病是由于不洁性交，或洗涤用具不洁，或摄生不慎，致使湿热毒邪侵犯下焦，伤及泌尿生殖系统，继而出现气血瘀阻、脾肾亏损等证候。李元文认为本病病机为“脾虚湿毒”，运用自拟方“苍白湿度清颗粒”治疗解脲支原体性尿道宫颈炎，苍柏湿毒清组总有效率为 54.05%，与阿奇霉素组（总有效率为 57.14%）相比无显著性差异，苍柏湿毒清＋阿奇霉素组总有效率为 86.84%，与前两组比较均有显著性差异（$p<0.05$）；苍柏湿毒清组和苍柏湿毒清＋阿奇霉素组没有耐药菌株出现，而阿奇霉素组耐药率高达 42.85%；苍柏湿毒清组和苍柏湿毒清＋阿奇霉素组宫颈 pH 及尿道宫颈分泌物白细胞计数逐步下降并接近正常水平，每组治疗前后相比差异显著（$p<0.05$），优于阿奇霉素组（$p>0.05$）；治愈病例随访 3 个月，苍柏湿毒清＋阿奇霉素组复发率明显少于苍柏湿毒清组和阿奇霉素组，而后两者的比较没有显著性差异。

生殖器疱疹：是由单纯疱疹病毒（HSV）感染泌尿生殖器及肛门部位皮肤黏膜引起的一种复发性疾病，是一种较常见的性传播疾病。HSV 有两型，即 HSV-1 和 HSV-2。由 HSV-2 引起的生殖器疱疹可呈慢性复发过程，尚无彻底治愈方法。HSV 感染者中，女性患病率高于男性。患者年龄主要集中在 21～40 岁，这与性活动能力及程度有关。本病属于中医“热疮”、“阴疮”范畴。中医学认为，任何疾病都是由于正邪斗争的结果，生殖器疱疹也不例外。其病性早期属热证、实证，为湿热、毒火阻滞肝脉；后期则伴有肝肾不足。禤国维认为本病由于不洁性交后阴户感受湿热淫毒所致，主张分期治疗：发作期治疗重在祛邪，治法为清热利湿解毒；非发作期治疗重在扶正祛邪，标本兼顾，在清热利湿解毒的基础上兼以益气养阴，每获良效。发作期以湿热毒盛为主证，治宜清热解毒利湿，予解毒祛湿汤（主要为板蓝根、牛蒡子、诃子、蒲公英、虎杖、蚤休、生地、丹皮、赤芍、柴胡、乌梅、紫草、泽泻、甘草）加减；非发作期及反复发作者以正虚邪恋为主，其根本原因为本虚标实，即气阴两虚为本，湿热邪毒为标。防治复发性生殖器疱疹的关键在于扶正祛邪。治宜益气养阴、清热祛湿，予知柏地黄汤方（北芪、太子参、生地、薏苡仁、知母、黄柏、土茯苓、柴胡、山萸肉、泽泻、丹皮、赤芍、淮山药、茯苓、沙参、甘草）加减，诸药合用，共奏益气养阴、清热解毒之功。李元文认为本病初起是由于房事不洁，感受湿热淫毒，困阻下焦外阴，反复发作，耗伤正气，日久气血瘀滞，正虚邪恋，虚实交杂，日久成瘀；认为复发性生殖器疱疹的病机关键为气虚湿毒，治疗以益气除湿为主，兼以活血逐瘀，祛邪与扶正并重，治标与治本兼顾，自拟“消疱汤”（生黄芪 10 g，马齿苋 10 g，猪苓 10 g，茯苓 10 g，苍术 10 g，生薏苡仁 30 g，赤芍 10 g，牡丹皮 10 g，木贼草 10 g，白花蛇舌草 15 g，土茯苓 10 g，穿山甲 10 g，莪术 10 g，柴胡 10 g，合欢皮 10 g，五味子 10 g)，水煎服治疗本病。上方运用生黄芪益气健脾，益气的同时不忘顺气，用柴胡疏肝理气，调畅气机；生薏苡仁、苍术健脾除湿；猪苓、茯苓甘淡渗湿补中，下行而渗湿；木贼草、白花蛇舌草、马齿苋清热解毒；土茯苓甘淡渗利、解毒除湿；赤芍、牡丹皮凉血活血、散结通络，能行血中之滞；莪术辛散温通，既入血分，又入气分，破血逐瘀；穿山甲疏通经络、透达关窍；合欢皮活血解郁，五味子酸敛安神，二药合用以解郁安神。全方益气除湿，兼以活血逐瘀，疏肝解郁，疗效显著。

尖锐湿疣（condyloma acuminatum，CA）：是由人乳头瘤病毒（human papillomavavirus，HPV）感染所引起的鳞状上皮增生性疣状病变。是以生殖器、会阴、肛门为主要发病部位的一种常见的性传播疾病。近年来此病的发病率逐年增高，且与癌变有一定的关系，据统计约 5%～15%生殖器癌变与 CA 有关。中医学认为，尖锐湿疣的病因病机主要表现在三个方面：一是性交不洁，感染邪毒；二是湿热内蕴，外染邪毒；三是纵欲房劳，正虚感邪。故治疗以祛湿、清热解毒、化瘀散结为主，适当辅以益气扶正。从现有报道看，中医药治疗 CA 有确切的疗效，逐渐受到国内医学界的普遍重视。经现代药理研究证实，治疗 CA 的药物主要有以下作用机制：一是抗病毒作用；二是细胞免疫作用；三是干扰素诱生作用；四是抗肿瘤作用。另外，对于尖锐湿疣的治疗，一定要用物理方法去除疣体，再配合中药局部和整体治疗，防止复发，单纯依靠中药很难达到临床治愈。

梅毒：是一种慢性全身性传染病。梅毒旧时又称为“霉疮”、“广疮”、“时疮”、“棉花疮”及“杨梅疮”。其特点是早期多先在生殖器部位发生疳疮，然后全身皮肤、黏膜出现形态各异的杨梅疮；晚期毒结筋骨，常侵犯骨骼、内脏、神经，引起严重后果。由于梅毒可经过胎盘屏障，贻害下一代，发生畸形儿、梅毒儿等，所以应引起重视。早在 16 世纪，中医就对梅毒有较明确的认识，对梅毒的治疗更是世界领先。中医学把本病的病因叫“霉疮毒气”，并认为，霉疮毒气侵犯人体，或从肺脾而入，或从肝肾而入，循经入脉，血毒蕴盛，外溢肌肤，或滞留筋骨，或内犯脏腑，以致病情缠绵。这一规律与西医的梅毒发展规律是一致的。此外，中医学还把梅毒的传染途径称为“精化染毒”、“气化染毒”、“胎中染毒”三种，与西医学的直接传染、间接传染、胎盘传染不谋而合。中医根据不同的临床表现，分为不同的证候，给予不同的治疗方法。本病初期属实证，病位在肝、肾、肺、脾等经脉和血脉之中。病性突出为“毒”字，由霉疮毒气经性接触或非性接触传染而来。肺脾蕴毒证，宜清泄肺脾，祛风解毒。方用杨梅一剂散加减，体弱者去麻黄，酌加黄芪，大便秘结明显者加枳实、芒硝；肝经湿毒证，宜清热利湿，解毒驱霉，方用复方土茯苓汤全龙胆泻肝汤加减；血热蕴毒证，宜凉血解毒，泻热散瘀，方用清血搜毒丸合三仙丹合剂（具体用法是：成人 10 天为 1 疗程，第 1、3 日各服清血搜毒丸 1 剂，以泻为度，如不泻可连服，第 5、6 日各服三仙丹全剂 1 剂；第 9、10 日再各服清血搜毒丸 1 剂）；毒结筋骨证，宜活血解毒、通络止痛，方用五虎汤加减，气血阏阻明显者可加入乳香、没药，关节疼痛者可加入牛膝、独活，兼有热毒之象可加入大剂量土茯苓；肝肾亏损证，宜温补肝肾、填髓熄风，方用地黄饮子加减。

（六）中医性学的发展方向

21 世纪是一个生命科学发展的新世纪，21 世纪的中医性学如何发展，这是我们每个从事性科学工作者必须回答的问题。中医性学怎样在日新月异的西医性科学主导的性科学发展中发挥自己应有的作用，也是每个从事中医性学的工作者必须回答的问题。西医的发展已经从细胞水平进入到基因水平和以克隆技术为主导的时代，中医能否让古老的中国文化从阴阳五行中获得新的含义，占有一席之地，这需要正确把握中医性学的发展方向。我们认为，中医性学的发展，首先不能违背中医学的发展规律，应加强中医的基础研究，从现代控制论的角度研究中医理论的科学性，应用最新的研究成果武装中医性学的理论基础。其次，中医性学的发展不能违背性科学的发展规律，要结合现代性学研究的最新成果，武装和丰富中医性学的内容，去其糟粕，留其精华。对于疾病，如 ED、不孕不育、淋病、梅毒等的治疗，要加强中医的证型研究，规范中医的诊疗过程，总结中医的有效治疗经验。对于性行为和性保健的研究上，要把真正有利于性学发展的东西继承下来加以光大。如中医性学中环境与性的关系，身体状况和性的关系，性的前嬉和后嬉，性的气功导引等，不失其重要的临床意义。就中医性医学而言，发展的方向主要从以下几点入手。

1. 整体模式

长期以来中医性医学从自然生态环境、心理情绪因素及社会环境方面综合研究人的性与生殖健康，因人、因地、因时制宜，治疗呈整体调节特点，如治疗更年期综合征，中医从补肾舒肝、调节阴阳的角度整体调理，往往会取得满意效果。中医性学的发展应进一步发扬整体治疗的优势，处理好整体和局部的关系。

2. 辨病与辨证相结合

通过辨病和辨证的结合，提高临床疗效。在辨证上要对构成多种男性病的主要致病因子的湿毒、精瘀、痰浊、血瘀、热毒等进一步研究。在辨病治疗上，要对男性疾病、女性疾病、性病等进一步规范诊疗流程，分期论治。

3. 治疗手段多种多样化

进一步丰富中医治疗手段，对中药、针灸、按摩、气功、药浴、外治等进行研究和整理提高。此外，还要发展中西医结合治疗、行为治疗、心理治疗等方法。

中医性学相关的学术团体有中国性学会中医性学专业委员会，中华中医药学会中医男性学分会及中医妇产科分会、中医皮肤科分会、中医外科分会等。中医性学尚无专门学术期刊，其研究成果多在性相关及综合学术刊物上发表。

此外，中医性学的发展需要大量有志于中医性学的高级人才的培养，我们要把中医性学的课程作为本科生必修的课程，培养中医性学的研究生。整理和提高中医性学，让中医性学成为具有生命力的学科。

四、性药学研究

性药学是研究药物与性功能及生殖健康和疾病防治的交叉学科。是性医学、中医性学的重要组成部分。

性药学的研究包括应用基础研究和应用研究，包括药物研究生产和临床运用及管理，因此又作为药学、药理学、药剂学和临床药学的一个重要分支而存在。性药学的研究一直被人们所重视，生殖健康，计划生育，不孕不育治疗，性传播疾病防治的研究和药品生产及临床应用一直与药学主流的发展基本同步。性功能障碍的改善、增强和治疗一直是研究的关注点和临床的最大需要点，一直未见突破性的进展，中医药在此方面有着悠久、持续、全方位改善的诊疗体系。但亦处在续续发展的阶段。20 世纪 90 年代中期枸橼酸西地那非及后续类似药物的出现，可以认为是男性 ED 治疗的一次革命性的突破。国内近 10 个厂家亦陆续开始生产枸橼酸西地那非和其衍生物及类似物，不过尚未见药品上市。

枸橼酸西地那非的问世有力推动了性相关药物的研发，为 ED 的治疗提供了较为有效的手段。不过它亦不能解决所有的问题，在热潮渐静之后，具有深厚文化和实践底蕴，以整体观念辩证论治的全方位的因人、因时、因地、因证、因病制宜的中医药越来越被医务工作者、药物研发企业以及大众所重视和接受，并已经形成具有中国特色的中医药治疗、预防、保健的性学相关药品和保健食品产业。大量的中成药，包括经典的六味地黄丸、金匮肾气丸、金锁固全丸、五子延宗丸、逍遥丸、二至丸及不断研发的新的药物都发挥着积极有效的保健和治疗作用。基于中医药理论的几千味中药和特别是几百种常见中药，在辨证论治的基础上以无可比拟的安全、有效、便捷、价廉的优势从古到今为大众提供保健益寿、防治疾病的作用。以药、食两用的中药为主体研发并生产出的保健食品、更以其安全有效和整体调节的优势为大众所接受和应用。

性药学的研究主体上可分现代化学药品和传统中医药两个方面。但中医药现代化的融入已使各种研究方法、技术和手段完全同步，共同担负起性药学研发生产和应用的重任。

性药学具体涉及性传播疾病和艾滋病防治及生殖系统感染防治的抗生素、抗病毒、抗真菌、抗原虫等药物，预防和治疗男女性功能障碍的药物，治疗不孕不育的药物，治疗和预防泌尿生殖系统功能障碍的药物，预防和治疗性腺轴所属神经内分泌功能障碍的药物等。

性药学的学术研究团体尚无独立分支，仍包含在药学、医学、中医药学和妇幼保健及人口计划生育之中。

性药学的学历教育亦未独立形成单独的教育门类。

性药学尚无专门的学术刊物，有关的基础研究、应用研究和开发研究的成果都是散在地出现在各级药学相关和医学相关的期刊中。

性药学的专门大型学术研讨会尚未展开，但以制药企业和专门医疗机构所举办的小型专家研讨和推广会议则较为活跃。

五、性生物学研究

性生物学是研究与性活动及生殖有关的复杂生理、躯体状态和现象的科学。也可以认为是性科学最深奥和最基础的科学，也是人类学、生物学研究最为前沿的领域，如胚胎干细胞、无性繁殖等的研究。人类的性及性活动具有典型的生物、心理和社会三重属性，当置于自然和社会条件下时还具有环境属性。单纯以性生物学为研究的范畴，可以认为属于新型的综合性生物学研究分支。

性生物学的研究形成经历了几个阶段，这些研究过程大体起始于19世纪末至20世纪初生理、解剖、心理、行为学的综合研究，加之许多量化和半量化的分析结果的出现，奠定了性生物的现代发展基础。不过这些工作都是国外所做的。20世纪80年代中后期至今，由于中国性科学会的研究主力军是基础医学、临床医学和生物、心理、教育的工作者，所以伴随现代生物学的最新理论、方法、技术、手段等的应用，中国的生殖医学、生物克隆技术、干细胞技术、无性繁殖技术、人口计划生育技术及性相关药物的研发技术都与世界相关技术同步，并且在很多领域达到世界先进水平。北京大学生命科学院、北京大学医学部、中国科学院等处于主力军和引领者的角色。

性生物学的分类研究为性解剖学、性生理学、性发生学和性发育学、性遗传学，性和无性繁殖技术，性化学及性药学等。这些分支既相互区别，更相互联系，形成现代性生物学研究的一个体系。虽然性相关生物学的基础研究和应用研究已很深入，但是无论国内还是国外对一些和性行为、性体验、性感知以及性特有现象的解剖生理和行为心理的确切定位研究和其变化及相互联系的研究并未达到应有的水平，而这些恰好是指导实践的工作。

20世纪中叶，史成礼教授对中国人阴茎测量的研究结果为中国避孕套的分类尺寸提供了依据，至今仍被广泛应用。吴阶平院士负责编译的《性医学》是国内最早在真正意义上对人类的性生物学基础、性生理学基础、性解剖学基础、性心理行为学基础、性相关疾病的诊疗进行阐释的开拓性著作，对中国性科学的建立具有里程碑式的意义。胡佩诚等翻译的《性高潮的科学》系统阐述了性高潮的定义、神经系统与不同的性高潮体验、性高潮时的躯体变化、性生活的健康益处、性功能出现的问题、影响性高潮的疾病、年龄如何影响性高潮、性高潮及非性高潮的愉悦和满足、性与神经系统联系、性高潮的神经化学、药物作用、逆转药物副作用、娱情保健药和性高潮、镇静抑制剂与性高潮、草药治疗、激素和性高潮、性激素的作用机制、性高潮中的非生殖激素、非典型性高潮、生殖器—大脑之间的神经联系、脑手术及脑损伤患者的性高潮、性唤起和性高潮的影像学、与性高潮有关的大脑结构、意识与性高潮等性与性高潮的生物医学基础。北京大学医学部胡佩诚教授及朱洵博士率先运用功能核磁共振成像对健康女性月经周期内性唤起和进行判断活动时有关脑区活动性的变化进行了研究，研究提示：①与性唤起相关的脑区包括：枕叶皮质，双侧上顶叶，双侧次级感觉皮质，双侧次级运动皮质，双侧岛叶以及右侧额下回；小脑，杏仁核，海马；中脑，脑桥，丘脑和垂体。抑制区主要是颞叶，中央沟附近的初级感觉和运动皮质，以及后扣带回与楔前叶。②观察到被试者处于排卵期时，大部分相关脑区的兴奋性会降低。其中，有显著性差异的脑区包括：右侧额下回岛盖部和三角部，以及略呈对称的双侧顶叶部分皮质。③对奖赏的期盼将引起一系列脑区的抑制，包括：可以明显看到杏仁核、颞叶、眶额皮质、视辐射、Broca区以及脑干处的抑制。这一大脑兴奋性基本不随月经周期变化而变化。④与犹豫/决策相关的大脑脑区包括Brodmann区13，穹窿等。观察到这一反应与月经周期有轻微的相关，即，在月经期上述脑区的兴奋性会降低，但这一相关没有第二项中的相关显著。在一个月经周期中，排卵期是与性密切相关的时期。结果显示在此期间，与性唤起相关的脑区的兴奋性是不及其他时期的。研究者尝试着给出了一个进化意义上的解释，即这一现象是长期的性选择的结果。在月经周期中，以月经前后的外周激素浓度变化最剧烈。这一激素水平的变化可能对于躯体的心理活动有一定的干预。结果显示，在月经期附近，与判断有关的脑区的兴奋性会受轻微的影响。由于该脑区并不是性激素受体富集的区域，因此其机制还有待进一步深入研究。

性生物学的研究成果主要在生物学、遗传生物学和基础医学的学术刊物发表。单纯从性生物学研究的角度出版的专著尚未见到。性生物学的普及宣传主要是伴随着生物克隆技术、干细胞技术、无性繁殖技术等为大众所知的。

性生物学尚无专门的学术研究团体，中国性学会亦未设立专业委员会，这是一个特别重要和需要特别关注和加强的领域。

六、性心理学研究

性心理学是研究性心理的科学。它是一个综合的、交叉的基础和应用学科。既是心理学的分支，又是性科学的分支，同时又是这二者最为基础和活跃的领域。性心理学研究具有完整的生物、心理、社会三重属性，如果置于自然和社会环境之中，则同样具备四重属性。性心理主要包括三个方面。一是与“性”有联系或以“性”为内容的各种心理过程（如直觉、记忆、想象、思维、欲望、情绪、冲动、意志过程等）；二是与人格特质相联系的性心理（主要涉及个人对性的态度、评价和取向等）；三是与社会相关的性行为活动。

现代意义上的性心理研究是近百余年的事，但是就中国来讲，置身于中医药传统理论与实践中的性与性心理及其保健和疾病预防的观念、方法和手段是延续几千年至今还有所应用的。

近代现代意义上的性心理学专门研究的标志可为 1940 年中国学者潘光旦编译霭理士的《性心理学》专著。今天中国性心理的研究肇启于 1984 年首届全军医学心理学师资班上杨华渝教授的性心理讲座，对推动我国现代性心理学的研究发挥了重要作用。在这次讲座中杨华渝教授还首次将弗洛伊德的性心理及精神分析学介绍给有关人员。此后 1985 年弗洛伊德的《爱情心理学》等著作系列被介绍到国内。1986 年潘光旦编译的《性心理学》再版，之后相关专著和研究成果大量出现，形成了性心理研究的基本局面。

学者们主要专注下述几个方面的研究。一是性心理、性行为的描述和评估；二是性心理、性行为与完整个人的其他心理和行为之间的关系及相互作用；三是性心理从生到老变化过程的研究；四是决定性心理、性行为的相关综合因素，特别是生物学因素、社会和环境因素的研究。研究方法则主要有临床研究、实验性研究、调查法研究、文化研究、教育研究等。

性心理的研究是和性医学、性生物学研究齐头并进且较为深入和分支较多的学科，其中的性心理发展生物学、人类心理行为与生物发展过程学、性心理基本形态学、偏差性心理学、性社会心理学的研究已形成专门的体系。

性心理研究的专著很多，但尚无专门的学术刊物。其成果主要发表在《中国性科学》、《心理学报》、《中国心理卫生》及其他相关刊物。

性心理研究的专门团体是中国性学会性心理专业委员会。

以性心理为主要咨询辅导的心理咨询机构已经存在并发挥一定效用。北京大学第三附属医院心理咨询科在性心理及相关疾病的诊疗方面赢得了社会的认可。

七、性教育学研究

性教育是指通过有计划、有组织、有目标的系统教育活动，进行有关性科学知识和性道德、法律、心理、社会行为的教育，使受教育者具有科学的性知识、正确的性观念、高尚的性道德、健康的性行为。性教育的重点是性健康教育和青少年性教育。

我国性教育的思想和实践，如同光辉灿烂的中华文明一样，自古有之，源远流长。虽然直到19世纪末还没出现“性教育”这个词汇，但它所指代的事实始终存在，只是目的、内容、对象、途径等与现代有较大差别，未形成独立的范畴和体系。其实无论是20世纪初期的初兴，还是20世纪80年代以来的快速发展，虽然皆以学习和借鉴国外的经验为契机，但性教育在我国的发展，无不深刻地根植于中国丰富悠久的历史文化，并与时代的发展相适应。

（一）古代的性教育简述

中国古代性教育的发展，王旭明等将其粗略分为五个阶段：起始于远古商周，筑基于春秋先秦，鼎盛于秦汉隋唐，徘徊于宋元明朝，阻滞于清朝近代。中国古代典籍中关于性的论述，最早见于《周易》，它强调性交是一切生命的基础，是合乎天地阴阳之道的。后来出现了《黄帝内经》、《养生方》等性学奠基之作，这些作品中有性与优生、性与养生、自慰、遗精等大量的性学知识。汉代出现的《素女经》涉及的范围较广，如女性生殖器的构造和生理功能、性交的准备与过程、性交与人体健康等。随后的朝代又相继出现了不少类似的著作，如《素女秘道经》、《房内秘诀》等。据统计，自秦汉至宋代，有关房中术的著作多达三十余部、三百九十余卷。史料记载，汉代以后，逢女儿出嫁，母亲都会通过言传或将房中书（图）作为嫁妆，告知女儿夫妻生活有关事宜。在学校里进行性教育也起源于汉代，据《白虎通·辟雍》记载，贵族男子15～20岁可进入官办学校（辟雍）接受专门教育，除学习、骑射、礼仪、音乐等，“又授之道当极说明阴阳夫妇变化之事”，即学习性的知识和夫妻性生活知识。宋代以后，由于封建统治者重视程朱理学的发展，将与性有关的一切事物视作淫秽败俗，在社会上口诛笔伐，群起攻之，导致性学知识研究和性教育走向低谷。到了明清时期，性禁锢思想居支配地位，要求社会中下层去情欲、远声色、求贞节，上层集团却耽于荒淫奢靡，当时淫秽小说、黄色书籍充斥市场，社会风气江河日下。

显而易见，我国古代盛行的“养生方”、“房中术”等，是针对当时的成人，以传宗接代、养生或愉悦为目的的经验传授和指导，可视为广泛意义的性教育，而非严格意义上的青少年性教育，但不可否认它在某种程度上对青少年产生的积极影响。当然，主要依靠房中书、色情文艺（色情小说、春宫图）和口口相传三个渠道向年青一代传授性知识，其效果与当代的性教育体系不可等量齐观。

（二）近现代的性教育

鸦片战争后，西方的哲学思想、教育制度、人文理念等传入我国，首先在上层人物和知识分子中产生影响。许多名人的治国方略和政论中，包含了他们在性方面的认识和主张。如康有为1895年公开提倡引进西方的性爱观，大力提倡男女平等，妇女解放；谭嗣同在其名著《仁学》里论述了性欲为何应该公开及如何公开等问题。但直到19世纪末，尚未明确提到性教育一词，20世纪初，有一定影响的性教育实践才正式开启。

进入20世纪，尤其是五四运动前后，新文化运动的发展，争取妇女解放、争取民主自由等运动的高涨，为性教育的发展创造了良好的外部环境。许多知识分子倡导新的性理念，他们公开探讨性知识以及性爱问题，主张对青年人进行性教育。1911年《教育杂志》发表了教育家陆费逵的《色欲与教育》一文，明确指出，对于性最重要的是教育，只有了解了性之后，才能自知以自制，在当时引起较大震动。

之后，大批学者亲自撰写文章，就婚姻、家庭、性爱、性心理表现、对待性的态度和性行为道德诸方面系统阐述科学的观点，为性知识的普及作出重要贡献。许多有影响的刊物如《教育世界》、《教育杂志》、《东方杂志》、《万国公报》、《申报》、《新青年》、《妇女杂志》等，均自觉加入宣传性知识的行列，刊物中性知识和性教育的内容迅速增加，有的还以专刊形式就某一问题进行探讨。出版界也不甘落后，出版了诸如《性医学》、《性教育》、《性道德》、《性生活的控制》等大量书籍。同时教育界人士翻译出版了很多的国外性学著作，介绍了当时欧美的理论、方法和结构体系。

新中国成立后，社会面貌发生了巨大变化，提倡男女平等、妇女解放、恋爱自由、婚姻自主，彻底改变了两性关系的野蛮和不平等状态，健康、文明、积极的两性交往为社会进步增添了新的色彩。但这种改变更多的是在性伦理道德领域内进行的，离现代意义上的性教育还有相当大的距离。新中国成立初期，党和国家领导人注意到青少年性健康教育问题，为青少年性教育的开展提供了良好契机。1954年中央人民政府副主席刘少奇在座谈节育时曾指出，卫生部可用卫生常识名义专门编写一些技术指导的小册子。此后北京的王文彬教授、赵志一等编写《性的知识》一书，并于1956年出版。1957年在中共八届三中全会上，毛泽东主席主张在中学加一门节育课。1962年3月，在全国卫生科技规划大会上，周恩来总理召见到会的医学专家，指出医务工作者一定要把青春期的性卫生知识教给青少年，用科学知识保护他们健康地发育成长，他还指出，普及性卫生知识，不单纯是一种科学教育，而且是破除封建迷信和移风易俗的大事。然而，由于历史原因和十年浩劫的破坏，在1949—1979年的30年间，我国性教育仍然没有取得进展，在某种意义上甚至出现了倒退。

（三）改革开放以来的性教育

1979年，我国步入改革开放的新时期，性教育迎来了千载难逢的发展机遇。时至今日，无论理论研究领域还是实践探索领域均取得有目共睹的成绩，呈现良好的发展态势。

1980年起，著名医学专家叶恭绍、吴阶平、阮芳赋等就在《父母必读》等报刊上撰文呼吁全社会重视青少年性教育，对支持和开展性教育起到巨大推动作用。当时，一是报刊发表有关文章，介绍性知识；二是普及性读物大量出版，《我们的身体》（阮芳赋，1980）、《健身与性》（朗景和等，1980）、《性知识漫谈》（胡廷溢，1980）、《性医学》（吴阶平，1982）、《性知识手册》（阮芳赋，1985）、《青春期教育常识》（姚佩宽等，1987）、《性的教育》（洪嘉禾等，1989）等众多介绍性知识的书籍相继问世。其中，《性知识手册》是新中国建国以来我国自行编写的第一部性科普读物，为性教育提供了科学的性知识基础。

20世纪80年代初期，上海、北京等地的一些教育工作者率先进行了青春期教育的实践与研究工作。他们立足本地实际，通过大量的调查研究，进行了在中学实施青春期教育的尝试。从1985年起，上海市教育局在100多所中学进行了试点，到1988年陆续扩大到240所。他们编写了《中学生青春期教育》、《青春期常识读本》作为试用教材和指导用书，取得很好效果。1986年，北京在十几所中学进行青春期教育试点工作，主张把青春期教育纳入整个思想教育的工作系列。1988年6月，国家教委和计生委在上海召开了“中学青春期教育现场会”，就在中学推行青春期教育凝聚共识并提出实施性教育的步骤与具体方案。随后，全国许多地方开始了学校性教育的试点探索，取得宝贵经验。1990年，受国家教委委托，上海市教育局和上海市性教育研究会，聘请有关专家，立足上海，面向全国，培训青春期教育师资，并编写了《青春期教育》教材（共六册），取得了成绩和经验。

1988年8月24日，即上海现场会后不久，国家委和计生委联合发出《关于在中学开展青春期教育的通知》，指出“青春期教育包括性生理、性心理、性道德教育等三个方面，以社会主义道德教育为核心”，“要经过试点，取得经验，再逐步地、稳妥地推开”。1992年1月1日起正式施行的《中华人民共和国未成年人保护法》为在学校进行青春期教育提供了法律依据：1992年9月8日，卫生部和国家教委共同印发的《中小学健康教育基本要求》（试行）中，将青春期教育作为重要内容。这说明学校性教育的开展已成为必然趋势。同时，教育系统也积极举办了一系列研究在学校实施青春期教育的专门会议，分析了全国各地青春期教育取得的经验和存在的问题，就青春期教育的理论问题、师资建设、教育的途径、实施方法等进行了研讨。标志着我国青春期教育的理论研究和教学实践进入了一个新的阶段。

与此同时，国人对待性的态度观念有了很大变化，中国社会已经从性忌讳、性禁锢的黑暗中走出来了。性的问题可以公开谈论了，人们也愿意在越来越多的适当场合谈论性了，家长与孩子谈及性问题不再面红耳赤，课堂上教师讲授性知识不再心惊胆战，爱情问题也可光明正大地进行讨论。不管是人们性观念的回归与革新推动了性教育的发展，还是性教育的发展促进了性观念的开放，抑或是二者互相促进，无可争议的事实是，改革开放以来人们的性观念更加理性，青少年性教育正蓬勃发展。

如今，全国各地均在城市中学推行了青春期教育，许多地方对课时、教材、师资等都作出明确规定，还对教育途径的选择作出安排。2000年，中国计生协与国际组织合作，在国内上海、北京、济南、广州、杭州、哈尔滨等14个试点地区开始了为期5年，旨在改善青少年与未婚青年性与生殖健康状况的青春期教育。青春期教育的课程在全国初中及高中和高级职校都已普遍开设，亦有在生物学课程中增加相关内容者，其课程主要由所在学校的校医、生理学和生物学教师讲授，无论实际情况怎样的非整齐划一，但切切实实的青少年青春期性教育成为现实，并潜移默化和发展性地对青少年乃至整个民族的性科学、性健康及性伦理道德和法律意识的提供有着不可估量的作用。不过需要清楚地认识到，这种教育无论是从课程设置、授课时间、授课安排上还远远不够，特别是这样有限的专门教育实践和质量的落实在各地各校差别很大。青少年性教育实际上刚刚开始，还在探索阶段，还任重而道远。

1994年中国性学会成立，并且设立性健康教育和青少年性健康教育两个专业委员会，集合了全国性健康教育领域的专家学者，组织编写各级各类性健康教育的教材，编制教学大纲、教学计划，促进了性健康教育的有序和持续发展。

人口和计划生育及妇幼保健领域结合自身的工作，对性健康和生殖健康教育做了大量卓有成效的工作。编排制作了许多的影像视听及展板、小册子等宣传品，组织了很多的专题讲座和咨询活动，起到了其他方面不可替代的作用，特别是对育龄期成年人的性健康和生殖健康知识的普及影响深远。

2002 年国家《人口与计划生育法》颁布，性教育正式列入法律条文，为开展性健康教育，特别是青少年性教育奠定了良好基础。

性健康教育及婚恋教育还成为 20 世纪 80 年代末至 21 世纪初中国大众媒体活动的热点。专题的电台、电视及平面媒体的专栏成为时尚，对性科学知识的普及和性健康教育的推广做了非常有时效性和有长远影响的工作。但良莠不齐，存在很多不尽如人意甚至是违背基本伦理道德和法律的现象。在整顿中调整，在法规的框架内工作，逐步将先进、科学、健康、积极的性知识予以普及，将是媒体不辞的义务和责任。

目前性教育的形式主要有授课或讲座、讨论或座谈会、咨询、展览会、文字阅读资料、大众传播媒介、视听资料等。性教育无专门学术刊物，性科学普及的刊物较多，几乎所有与生理卫生、健康保健、婚恋家庭、健身美容及时尚有关的刊物都设有相应的专栏。

起始于 20 世纪 90 年代初、中期的各种性健康教育电台、电视台专题节目在近二十年的辛勤工作中，为宣传和普及科学性知识、健康性行为作出了突出贡献。《午夜悄悄话》、《夜激情》、《星空不寂寞》等有关性健康教育的节目余音萦绕。但后期的许多不完善、不规范、唯利是图影响了这一领域的健康发展。

进入 21 世纪，以中国性学会为主体，一大批学者将性健康教育视为己任，为各年龄段人群有针对性的性健康教育的推广和普及做了大量卓有成效的工作，编撰了从幼儿到老年人性健康教育的多套成系统的专著、影像制品。还将相关的讲座开到了各个社区。小学生、中学生、大学生都有了可教、可读、可学的相应教材。

网络的迅速普及为性健康教育建立了广泛快捷的平台，是人们不可回避和最易得到的信息源。但良莠不分，污秽不少，需要全球的人们共同正视，需要政府依法进行有效监管，需要有良知的学者专家的精心奉献，需要大众理性的选择。

性健康教育的目的是：①普及性生理和性心理知识，消除性神秘、性愚昧和性无知；②树立对性的正确态度，既要改变谈性色变，又要防止性庸俗化；③掌握科学的性知识，确立科学的性观念，建立道德的性内涵；④普及健康的性生活和行为方式；⑤遵守男女平等的社会公德，树立责任意识和风险意识；⑥预防性传播疾病的传播和流行；⑦防止性罪错，消除性犯罪。

性健康教育的主要内容有：①性与性别的生物学、遗传学知识；②性与性别的解剖学基础知识和第一、第二性征等；③性与性别的生理学基础和知识；④性与性别的伦理学基础和知识；⑤性与性别的健康保健和疾病防治；⑥人口和计划生育教育；⑦性伦理、性道德、性社会等教育；⑧性文化、性艺术、性美学等教育；⑨性法制教育。

儿童性教育是对 0～12 岁的儿童进行的启蒙教育，儿童的性唤起能力在出生时即存在，性教育应从 0 岁开始。儿童性教育在于指导孩子树立正确的性态度，防止产生性压抑和性神秘感，帮助孩子建立正确的性别认识和性别角色意识。具体分三个相互连续又重叠的阶段："抚爱式教育"（0～3 岁），"问答式教育"（4～10 岁）；"顺序式教育"（11～12 岁）在儿童性教育时要遵循以下原则：①容许孩子的性好奇；②顺其自然的进行教育；③坦诚地回答孩子关于性的提问；④准确用词。

青春期性教育是对 11～18 岁青少年进行的性教育，这是性教育最关键的阶段。其主要是向青少年传授科学的性知识，纠正与性有关的认识和偏差，树立健康的性观念，在性生理和性心理教育的基础上，重点培养和塑造性伦理、道德、法制、情感、审美、人格等素质，同时还要交给他们性与性相关行为的自我保护意识和措施。青少年性健康教育也是各级教育行政部门和教育机构性健康教育的主流和主体。

青少年性健康教育具有独立性和特殊性，是连续和渐进的，甚至是潜移默化的，其教育应由家庭、学校、社会三个方面齐心协力完成。实际上影视网络所承担的社会责任和社会影响力是巨大的，需要予以高度重视。各种媒体的作用也许是家庭和学校不可比拟的。《青苹果》杂志为此做了大量有益的工作。

成人期性教育是对 18 岁以上中青年成人所进行的性教育。成人是性与性活动的主流和主体，是性的体验者和延续者。其教育主要是帮助成年人建立幸福的家庭生活；获得科学的性知识，得到性与性相关的卫生保健和疾病防治知识；优生、优育；建立高尚的性道德观念，遵纪守法，遵守社会道德规范；通过成人影响和教育下一代。成人性教育的途径较宽，计划生育的生殖健康教育是他们获得最为直接的性健康知识和指导的场所，各种媒体和影视文学作品是知识点滴积累的最佳途径，各种学术团体的专题交流和讲座可提高解惑的机会，社会教育随着社会计划生育和社区医疗机构的普遍建立而更为有效和便捷。

老年期性教育是对 60 岁以上的老年人所进行的性教育。老年人最重要的是关于“生命的质量”，这也必然包括性与性生活的质量。适度的性生活对老年人的健康和延年益寿是有益的。其教育主要是帮助他们树立正确的性观念，充分享受性的愉悦；让他们了解老年人的性生理变化特征，坦然面对性的享受；认识老年夫妇性生活的特点，在互愉中悦纳；懂得老年性生活与健康的关系，以性愉促健康；保持老年期的心理健康，使高品质、长寿的生活成为可能。社会已对老年人的性与性生活、老年人的黄昏恋与再婚持宽容和支持的态度，这是令人欣慰的。

除此之外，军人性教育、家庭性教育、社区性教育也有很大的进步。在民众性健康教育中，《人之初》杂志作出了很大的贡献，赢得了广泛的认可。

就像经济发展不平衡一样，我国的青春期性健康教育的发展也非常不平衡，不同的地区、不同的城市、不同的学校开展性教育工作的情况有很大差别。有些学校位于经济、文化比较发达的城市，地方领导和学校领导比较重视学生的青春期健康教育，家长也能欣然接受并积极配合，青春期健康教育就开展得比较顺利，而且能够不局限于性与生殖健康知识的简单传授，而是向更深的方向延伸，即，由青春期知识向青少年心理和需求延伸，由婚前性行为向青少年权利和社会责任延伸，由人际交往向青少年人格和情操培养延伸，由未来计划向青少年自信和追求延伸。然而，有大量的学校，由于地域、观念、经费、师资等原因，青春期健康教育工作并未得到扎实有效的开展。所以，从全国范围来看，我国青春期健康教育的整体水平仍然相对落后。

性健康教育在中国真正意义上 20 多年的发展，可谓一波三折，鱼目混珠，良莠不齐，但主流是正确的，成效是肯定的。期待政府能从法律法规，从民族发展的高度，真正将性健康教育纳入全民健康教育和公民道德教育的体系之中，使其健康、有序、有效地为大众服务。

八、性法学研究

1. 性法学

是指在法学与性学的交叉领域中研究对人类性关系和性行为的法律保障、法律规范和法律调整的科学。人类的性关系和性行为必须有法律保障、法律规范和法律调整，这就必然产生保障、规范和调整人类性关系和性行为的法律与法制，以及以它们为研究对象的科学——性法学。

2. 历史发展

早在中国古代夏商时期（公元前21世纪—公元前11世纪），法已涉及婚姻、家庭及有关性关系和性行为的许多问题。例如，“夫征不复，妇孕不育，凶”就是规定丈夫出征未回，妻子生育即不合法。当时对“淫”和“乱”已区别对待：“淫”指贪色、奸淫，“乱”则指乱伦。近亲间的通奸行为被视为禽兽的举动，必处以严刑。这反映出人们在当时已初步认识到“男女同姓，其生不蕃”等自然规律。有关性关系和性行为的法律制度实质上是与人类相联系的自然与社会客观规律在人们头脑中能动的主观反映。

3. 研究领域

作为在性学与法学的交叉领域中专门研究对人类性关系和性行为的法律保障、法律规范和法律调整的科学，性法学在其法学方面主要涉及性关系和性行为以及与性关系、性行为密切相关的其他社会关系和社会行为的民事法律调整、刑事法律调整和行政法律调整等几部分。性法学在其性学方面以性解剖生理学、生物遗传学、心理学、性医学及性社会学等相关学科为基础和依据。性法学首先必须研究人类应当如何以法律保障人的性行为权利、性行为自由和在此基础上建立起来的性关系。性法学同时还必须研究人类应当如何以法律规范引导和调整人们的性关系和性行为，以有利于和服务于社会生产力发展、社会的进步和人类的文明、幸福。因此，以法律保障、规范和调整人们的性关系、性行为权利和性行为自由，同时使权利、自由和关系有利于社会生产力的发展和社会的进步以及人类的文明幸福。

4. 宗旨和任务

社会以法律规范调整社会成员的关系和性行为以及与性关系、性行为密切相关的其他社会关系和社会行为时，行为人的性行为以及与性行为密切相关的其他社会行为即被依法划分为三大类：①构成犯罪的性行为及构成犯罪的与性行为密切相关的其他社会行为，即性犯罪行为。例如依照《中华人民共和国刑法》和其他有关刑事法律，构成性犯罪的行为主要有：强奸，奸淫幼女，重婚，强迫卖淫，组织卖淫，协助组织卖淫，引诱、容留、介绍卖淫，故意传播性病，制作、复制、出版、贩卖、传播淫秽物品，为他人提供书号出版淫秽书刊，组织播放淫秽音像制品，妨害婚姻和家庭，性虐待及与性有关流氓行为等触犯刑律构成刑事犯罪的行为。②违反法律但尚不构成犯罪的性行为和与性行为密切相关的其他社会行为。例如，依照中国现行法律，这类行为主要有：成年男女之间出于双方自愿不构成犯罪的婚前或其他非婚性行为，情节不严重的性骚扰、性虐待及妨害婚姻与家庭，干涉他人婚姻自由等。③合法的受到法律保护的性行为以及与性行为密切相关的其他社会行为。例如，正当恋爱与有礼貌的求婚，依法进行结婚登记和结婚同居及所发生的性行为、性防卫等。

5. 性法学研究的主要任务

应当运用法律科学和性科学的原理与方法，在研究人类性行为和性关系的事实与规律的基础上，总结对人类性行为和关系进行法律保障、法律规范和法律调整的历史经验，揭示对人类性行为和性关系进行法律保障、法律规范和法律调整的客观规律，为社会提供有益于解放和发展生产力、促进社会全面进步和人类文明幸福的最佳性法律对策的科学依据，以期促进性法律与性法制的改革、进步和完善。

6. 分支学科

性法学按其研究角度和对象的不同，可分为中国性法制史和外国性法制史；中国性法律思想史和外国性法律思想史；性民法学、性刑法学和性行政法学；性法制心理学［或称性法律心理学，又可分为性立法心理学、性守法心理学、性违法犯罪心理学、性犯罪被害人心理学、性司法心理学（性犯罪侦查心理学、性犯罪预审心理学、性犯罪审判心理学、性犯罪罪犯改造心理学及性民事诉讼心理学等）］；性犯罪学、性犯罪被害人学、性司法精神病学、性法医学等学科分支。

7. 性法律思想

性法律思想的形成和演变是性法制形成和演变的基础。与其他法律思想和法制的形成相比，涉性的最基础社会关系的本质使其受哲学、政治、法律、宗教、伦理甚至习俗和道德观的影响更深。中国性法律思想和性法制更是具有其鲜明的思想文化和哲学宗教及政治的痕迹。

8. 中国性法律思想史

其基础源自本土的道家和儒家思想。阴阳五行，忠、孝、廉、义，三纲五常，“无后为大”是主要的思想表现。道家理论认为“一阴一阳谓之道”，认为天地万物都是阴阳对立统一，动态平衡的结果，天为阳，地为阴，男为阳，女为阴，阴阳交泰，万物乃生，“阴平阳秘，精神乃至”，两性与天地并列，生命和天地合一，这种天人合一的阴阳两性观，可以认为从根本上奠定了中国人的性的观念和性法律、性法制的观念，时至今日还深刻影响着每个人生活的方方面面。

从可以考察的资料可知，人类从原始社会至今，主要经历了杂婚、群婚、对偶婚、一夫一妻制及多种婚姻形态并存的婚姻形式。原始人的性关系可能主要是依据习惯和便利条件等因素来调整的。但是随着生产力的发展和社会关系的日益复杂，古人亦逐渐重视两性和婚姻关系的调整。其自然形成是从自发到逐步自觉地认识到，两性及婚姻关系要达到两个基本的目的：一是为了种族的健康延续，二是为了性关系的规范。所以“男女同姓，其生不蕃”（《左传・僖公二十三年》）；“同姓不婚，惧不殖也”（《国语・齐语》）；“不娶同姓者，重人伦，防淫佚，耻与禽兽同也”（《白虎通 ・婚嫁》）。这些思想以风俗、习惯、道德、宗教乃至法令的形式逐步形成并直接影响人们的两性婚姻和生活。在此之上，古人还认识到相婚的亲代数的基本规律，五帝时代，亲亲不过三代，夏商时代起认为五代之后，亲亲可也。同时对人的道德修养及家族状况也纳入婚亲的限制之中，男子的“五不娶”就是值得玩味的教诲。古代思想家亦对各种非法性行为进行了描述和规诫。将强奸、通奸、为财而奸视为非法、非礼、非德加以谴责和制裁。

9. 中国的古代性法律思想

回顾中国的古代性法律思想，实际上亦是中国古代文化的一个突出的代表，它实际上是道、儒、释、法的综合体，是思想、哲学、政治、宗教、道德和风俗习惯的混合体。提纲而少细节，泛指而缺精细。古人认为性关系应顺从天意，把上层阶级的多妻制、男尊女卑等归因于天，并从道德和法律层面给予认可。在具体的婚姻关系指导中，儒家思想一直占据主导地位。“三纲”中的“夫为妻纲”以及确认丈夫的纳妾权利而要求妻子从一而终的“礼”，则充分体现了礼、法、教整体合一的特点和束缚性。

10. 中国近代的性法律思想

以“五四”运动为标志，以孙中山、李大钊、鲁迅、李达、陈望道等人为代表，以新文化运动为载体，开辟了中国两性观和性法律观的新纪元。创新的观点一是实行男女平等，二是推行一夫一妻制，三是婚姻须以爱情为基础，四是废除嫖娼、卖淫。时至今日，这种新的良性文化观都直接影响着每个人，并且是性相关法律法规和法制建设的思想基础。

11. 中国古代的性法制史

较之其他制度，中国古代的性法制史还是较为完善的。但它亦合乎中国古代法律“诸法合体”的特点，散见并融合于诸如婚姻、民事、刑事规范和宗教、礼制、风俗习惯和道德约束之中，并无系统完整的相关法律和法制制度。从原始社会到奴隶社会至农耕为主的封建社会，调节两性的法制经历了自发到自觉，简单到系统，约束到强制的过程。综合起来，主要表现在三个方面：一是提倡和鼓励早生早育。据文献记载，周武帝至唐开元间，最低婚龄男15岁，女13岁，达婚龄而不婚则罚；二是对不可婚的限制多而明确，且违者重罚。如同姓不婚、近亲不婚、恶疾者不婚、奸夫淫妇不相婚等；三是丈夫的性特权与妻子的性压抑以及统治阶级的一夫多妻和被统治阶级的一夫一妻制。另外对非法性行为和性关系的处罚规则亦散见于不同朝代的律历之中。如古代奸淫罪主要分为强奸、轮奸、和奸、奸幼、乱伦等。《清律》规定：强奸处绞，和奸仗八十；奸十二岁以下幼女同强奸论。

12. 中国近现代的法律制度

缘于“五四”新文化运动和资本主义制度的影响，中国近现代的法律制度有了较为新进的发展。正如有学者所归纳：一是逐步摒弃了旧法中赋予男子的性特权以及歧视女性、摧残女性、压制妇女性权利的规定及习俗；二是关于婚姻的血缘禁忌和健康状况的要求更加科学化；三是以民主、民治、自由、平等思想为原则，对涉性法律加以改造、发展和完善。如中华民国南京临时政府时期，“大总统令”废除妇女缠足恶习，1929年《民法》规定了一夫一妻制，1935年《刑法施行法》禁止纳妾。从而从法律的高度实现了男女婚姻的平等。1934年的《中华苏维埃共和国婚姻法》，1946年的《陕甘宁边区婚姻条例》都禁止重婚、纳妾、童养媳制，禁止干涉寡妇自由，禁止近亲结婚，最低婚龄定位男20岁，女18岁。

新中国成立后，1950年的《中华人民共和国婚姻法》与之前陕甘宁边区和中华苏维埃共和国相关法规的规定一致并延续。1980年的《中华人民共和国婚姻法》和其2001年《关于修改〈中华人民共和国婚姻法〉的决定》（修正）都对两性婚姻关系及其法律调整做出了更为科学合理的规定。较之1950年的婚姻法，有以下主要变化：一是将婚龄提高为男22岁，女20岁；二是禁止三代以内旁系血亲相婚；三是“判离”的实质性标准为“感情确已破裂，调解无效”。另外，2001年的修正还强调过错方对无过错方的实质性财产补偿，以体现更为公正和对弱势和受害方的保护原则。婚姻法是两性婚姻关系和性关系最为基础的法律，是性相关法律法规的基础。

可以说，在性科学的研究和具体实施的相关领域中，性法学和性医学是相对完善的。在《宪法》和《婚姻法》的框架内，国家相继颁布了与两性、婚姻、妇女权益、性教育、性相关活动等相关的多部法律和法规。如1979年的《中华人民共和国刑法》和2009年通过的《中华人民共和国刑行法修正案（七）》都规定了强奸、奸幼、轮奸、强迫妇女卖淫等犯罪的刑罚。同时对淫秽及淫秽犯罪亦作了明确界定。与此相适应，根据社会发展和法制建设的需要，还陆续颁布了相关的法律法规。如《中华人民共和国妇女权益保障法》（1992年）、《中华人民共和国未成年人保护法》（1991年）、《中华人民共和国传染病防治法》（1989年）、《中华人民共和国人口与计划生育法》（2001年）、《中华人民共和国治安管理处罚条例》（1986年）、《婚姻登记管理条例》（1994年）、《全国人民代表大会常务委员会关于惩治走私、制作、贩卖、传播淫秽物品犯罪分子的决定》（1990年）、《全国人民代表大会常务委员会关于严禁卖淫嫖娼的决定》（1991年）、《最高人民法院、最高人民检察院关于办理利用互联网、移动通讯终端、声讯台制作、复制、出版、贩卖、传播淫秽电子信息刑事案件具体应用法律若干问题的解释法释》（2004年）、《关于认定淫秽及色情出版物的暂行规定》（1988年）、《艾滋病监测管理的若干规定》（1987年）、《性病防治管理办法》（1991年）、《关于严禁淫秽物品的规定》（1985年）、《关于部分应取缔出版物认定标准的暂行规定》（1989年）、《关于整顿、清理书报刊和音像市场严厉打击犯罪活动的通知》（1989年）、《关于重申严禁淫秽出版物的规定》（1988年）、《关于出版物封面插图和出版物广告管理的暂行规定》（1988年）、《互联网医疗保健信息服务管理办法》（2009年）、《劳动教养试行办法》（1982年）、《卖淫嫖娼人员收容教育办法》（1993年）等。这些法律法规正在并且不断构建并完善着中国性相关法律法制的框架，为中国性科学的健康发展逐步提供日臻完备的法律保障和法律指导。

性的法律调整是性法学实现的基本过程。亦是统治阶级或社会最高权力集团为了维护其阶级利益和统治秩序，从对性问题的认识出发，以法律规范人们的性行为和性关系，保障人们的性权利和性健康，预防和惩罚性犯罪的法制化过程。其表现为法律特有的规范性、普遍性、强制性和可预测性。包括性的刑事法律调整，如《中华人民共和国刑法》；性的民事法律调整，如《中华人民共和国婚姻法》。实际更多的条款和要求是散在于包括《宪法》在内的相关法律法规之中的。

虽然性相关法律法规和执法过程都比较完善，但与此相关的专门研究机构和专著并不多，出版的专著有20世纪90年代初丁文华教授编著《性法学》、谈大正教授著《性文化与法》。中国性学会性法学（伦理学）专业委员会在方强教授、吴宗宪教授、王宝来教授、张飞舟教授等的努力下做了很多开拓性和有益的工作，提出了很多系统的、具有可操作性的建议。性法学需要专门的研究来做基础性和前瞻性的工作。

九、性美学研究

性美学是研究性及相关领域美的普遍规律及一切与性相关的审美活动的科学。它是一个涉及生物、心理、社会和环境及艺术的综合学科，是人类审美意识和审美情感的基础和制高点。性美学不是一个点和线的构成，而是一个面和几何体的体系，是美学的一个分支，也是性科学的重要组成部分。正如性和美是古老与现代的连续和并存一样，性美学又是古老和传统与现代的续存和升华。

性美学在中国的系统研究滞后于主体美学和性科学的研究，但又是发展最为迅速和影响面最为广泛的研究领域之一。性美学的主要研究对象和人类其他审美活动一样，包含审美的主体、客体以及主客体的相互关系。其中性审美客体（对象）有审美的内容（如性别美、容貌美、体格美等），性审美的特征规律等；有性审美的主体如性美感，性审美意识，性审美心理等；有性审美的主客观相互关系如性审美的规律特征等。另外文学艺术的创作也是性美学研究和关注的重点和热点。

性美学研究包括性美学基础理论研究，性美学史研究和性美学各分支研究三个部分。基础理论研究主要包括性生物解剖学层面，哲学层面，心理学层面，社会环境层面及相关层面如民俗、民族等。性美学史研究主要包括性美学及其文学艺术文化的渊源、形成、发展、变化等一切相关联的领域。就如同美学本身一样，性美学与其相关学科的联系密不可分，而且在许多时候直接为它们所影响，如历史、民俗、民族、伦理等。

性美学系统研究的著作很少，亦无专门的学术刊物。大量性美学研究的论著都散见于心理学、美学、社会学刊物，科普类则多集中在时尚类、女性类和美容类刊物。

性美学研究尚无专门的学术团体，由于其特殊的理论和实践应用的需要，专门的学术研究机构的出现应该是一种必然。

性美学的教育从性的角度展开者尚无学术层面的工作，但实际上性审美是审美最基础和深层的动机，予以大众特别是青少年正面、高雅的性审美知识，将会在更高层面提高他们的审美意识、审美情趣、审美取向和创造美的意识和能力。

性文学艺术研究是研究人类性与性爱和文学艺术及相互关系的科学，是性美学的重要组成和具体表现的部分。古今中外，几乎所有的文学艺术的作品都显在或隐匿地包含着性、性爱和其不断变化的主线和辅线，也是作品因此而跨越历史长河，不分种族信仰地成为扣人心弦、澈入心扉的情愫。性色彩与性爱内容较为浓郁、丰富的文学艺术常被看成是性文艺。性文学艺术作为人类文化的重要组成部分，是在特定的人文条件下催生、延续和变异的，并且和性崇拜、性相关神话传说、宗教信仰、传统习俗等直接相关。

基于5000多年的文化积淀和传承，更基于传统中国文化的重理、重生殖、重养生、重传宗接代的特殊理念，创作了大量与性和性爱有关的文学艺术作品，无论是文学著作、诗词曲牌，还是雕塑瓷器、绘画饰物，都以其精美的工艺，巧夺天工的构思和寓意深刻的性知识、性文化的传承令人叹为观止。在盛世收藏的中国，民间的相关收藏研究方兴未艾，特别值得一提的是刘达临教授和马晓年教授的性文化和性艺术品的收藏和他们分别创建的性文化博物馆。

性文学艺术的基本类型有六种。一是单一形式的性文艺，如人体绘画、人体摄影、性文学作品、性笑话等；二是复合形式的性文艺，如配画形式的性文学作品、配诗的人体艺术作品等；三是综合形式文艺，如音像制品中的性文艺，可以在音乐、舞蹈、说唱甚至床上戏中得以表现等；四是赤裸形式的性文艺，如脱衣舞、性杂技、性交表现等；五是民间和私生活中的性文艺，如普通民众日常生活中零星的涉性文艺创作和表现；六是性及性爱相关艺术品表现形式，如石刻、印染、剪纸、瓷器、陶器、木雕、根雕、金属雕塑、饰物、服饰等。其中的第四项是严令禁止的，其余各种形式不一的赤裸裸宣教者和其他表现者似可存在，但其中的把握度似很难界定。不过肯定的是，色情及淫秽作品和传播是法律法规所不允许和严格禁止的。学术研究和大众传播的界定是学者们要承担和应尽的义务和责任。

性美学和文学艺术学尚无专门学术期刊，亦未见学术专著。其中探讨研究性的论著散见于相关刊物。

性美学和文学艺术学尚无相应的学术研究团体，无处不在，又无主流去着力关注。

涉性的美学和文学艺术作品目前广泛出现，大多数是关于性爱、人性美好主旋律的描述和表现。

十、性病与艾滋病研究

性传播疾病（STD），简称性病。是以性接触为主要传染途径的一类感染性疾病，被认为是三大类流行病之一。其发病、传播、预防、治疗有着明显的历史性、社会性的特征。经典的性病主要有梅毒、软下疳、淋病和性病性淋巴肉芽肿（又称第四性病）。但进入 20 世纪 80 年代以来的性病范围已远远大于此四类。广义的以性接触为主要或次要传播途径的疾病有 36 种，我国重点防治的有 8 种，其中属《中华人民共和国传染病防治法》所规定的乙类传染病有 3 种：梅毒、淋病、艾滋病；其他传染病有 5 种：非淋菌性尿道炎（或宫颈炎）、尖锐湿疣、生殖器疱疹、软下疳及性病性淋巴肉芽肿。至少已发现 21 种病原体和 15 种以上的综合征与性传播有关。其中包括病毒、衣原体、支原体、肠道细菌、真菌、螺旋体、原虫与寄生虫。而病毒是性传播疾病中最需要关注的部分，人类免疫缺陷病毒、单纯疱疹病毒、人类乳头状瘤病毒、巨细胞病毒、传染性软疣病毒、甲型肝炎病毒、乙型肝炎病毒都在其中。

真正意义上的性病梅毒传入中国的确切可寻的记载是 1505 年在广州，此后逐渐遍及全国。中华人民共和国成立前，性病的流行非常猖獗，甚至导致有些少数民族人口下降。中华人民共和国成立后，党和政府十分重视性病的防治工作，采取了一系列有力的措施，彻底摧毁娼妓制度，积极广泛治疗性病患者，铲除了传播性病的重要源头，同时积极开展深入细致的预防宣传和卓有成效的防治工作，使梅毒等性病的发病率迅速下降。1964 年中国正式宣布已基本消灭了性病，这一成就受到国际社会和学术界的广泛赞誉，也铭刻在人类传染病防治的丰碑之上。

进入 20 世纪 80 年代，随着国门的打开，人员的流动日益频繁和扩大，性传播疾病又死灰复燃。虽然 1964 年之后第一例被确诊的淋病患者（湖南籍，往来于粤、湘之间）是在 1977 年，但真正流行则在 20 世纪 80 年代后。1987 年卫生部在全国开展了重点城市的监测工作，至 1993 年监测已覆盖城乡和中东西部及少数民族地区。如今性传播疾病的监测按《中华人民共和国传染病防治法》的要求已分类监测和上报，在全国已经形成了较为完善的监测和防治网络。

性传播疾病（STD）的发病势头仍未被遏制，在 20 世纪 90 年代非淋菌性尿道炎发病率呈高态之后，进入 21 世纪梅毒又卷土重来，发病率不断抬升。需要关注的是，由于大量使用抗菌、抗螺旋体、抗病毒药物，各种性病的临床表现趋于不显著，带菌者增多，另外继发真菌感染者趋多。在性传播疾病中，人类免疫缺陷病毒所致的艾滋病是危害最大和最严重的。

艾滋病即获得性免疫缺陷综合征（acquired immunodeficiency syndrome，AIDS）。由人类免疫缺陷病毒（human immunodeficiency virus，HIV）引起。HIV 感染后导致人体免疫功能缺陷，从而发生机会性感染等一系列临床综合征，HIV 属于反转录病毒科，慢病毒属，灵长类免疫缺陷亚属。现已证实HIV分为两型：HIV－1型和HIV－2型，它们又有各自的亚型。不同地区流行的亚型不同，同一亚型在不同地区也存在一定差异。

自1981年美国发现第一例患者以来全世界200多个国家的感染人数已超过6000万人。联合国艾滋病规划署与世界卫生组织联合发布的《2007年全球艾滋病流行状况更新报告》估计，2007年全球共有3320万艾滋病毒感染者；2008年11月联合国报告指出目前亚洲有500万艾滋病感染者，每年有40万艾滋病病人死亡。在2009年6月30日举行的亚洲开发银行艾滋病综合防治试点项目总结会上，中华预防医学会会长王陇德指出，当前我国艾滋病的上升趋势仍未得到有效的遏制，防控形势严峻，防治任务艰巨。自1985年我国首次报告艾滋病病例以来，目前现有艾滋病病毒感染者约70万人，艾滋病病人约8.5万例。中国艾滋病的流行仍然呈现快速上升趋势，2007年中国艾滋病新发感染者约5万人，平均每天感染约140人。当前艾滋病的疫情呈现出：传播速度快，波及范围广，局部地区疫情严重，感染从高危人群向一般人群传播等特点。

我国HIV/AIDS的流行历史可分为三个时期：1985—1988年被称为输入散发期，以HIV感染者和艾滋病病例高度分散为其特征，病例多数为境外输入性。1989—1994年被称为局部流行期，以云南省德宏州的瑞丽等个别地区发现静脉注射吸毒者中HIV感染呈聚集性为标志，这个时期的HIV/AIDS主要在部分边境地区流行。1995年至今被称广泛流行期，其特征是：静脉注射吸毒人群中的HIV流行已在云南、广西、新疆、四川等更多的地区出现，快速发展到大部分省（自治区、直辖市）；以中部数省为主的非法采供血人群中发生HIV感染，并经人口流动和二代传播扩散至更广大的地区；部分沿海地区和中心城市的性乱人群中HIV感染率越来越高。目前，由于政府采取了一系列坚决的措施，已经有效地控制了非法采供血行为，使用血安全性得到最大限度的保障，但是经静脉注射吸毒和经性传播HIV的势头并未得到很好的控制，而且HIV感染者的第二代传播（母婴传播、家庭内性传播等）在一些地区已出现，对全国HIV/AIDS的流行和蔓延无疑起到推波助澜的作用。

从性别分布上看，全国HIV感染者以男性为主。截至2005年底的全国累计HIV感染者中，男女性比为2.6∶1。值得注意的是，近年来发现和报告的女性HIV感染者的比例有逐年上升的势头。从年龄分布上看，青壮年仍为受HIV/AIDS影响的主要人群。在无论从哨点监测的数据或从报告的数据中，约以20～29岁人数最多，占50％左右，其次为30～39岁（约30％）和40～49岁（约10％）。从职业分布上看，商人、退休干部、村干部、公务员、医生、外资企业员工、乡镇企业干部、推销员、司机等9类人群相加，占80.6％。近年来干部及国家公职人员性病的患病人数增长最快。缺乏预防艾滋病、性病的知识是造成艾滋病传播的主要原因，吸毒人群中的艾滋病病毒感染率呈上升趋势。

我国党和政府高度重视艾滋病防治工作，政府领导、加大投入、多部门合作和全社会参与、抗病毒治疗、美沙酮药物维持治疗、示范区工作、感染者管理、国际合作等方面取得了成绩和进展。在2009年全国艾滋病/性病防治工作年会上提出，要不断提高对艾滋病防治工作的艰巨性和长期性的认识；要广泛、深入、持久地开展宣传教育工作；加强重点地区和重点人群的防治工作力度；整合资源，启动新一轮艾滋病综合防治示范区；继续扩大综合干预措施的覆盖面，全面落实“四免一关怀”政策；加强科学研究，努力破解防治工作难题；积极动员和引导社会力量参与艾滋病防治工作。

我国政府对吸毒问题高度重视，并采取一系列措施，收到一定的效果，但控制效果不明显。应总结经验和教训，采取切实可行的措施，从减少毒品非法供应、需求和危害三方面开展综合防治工作。推广使用安全套预防 STD/AIDS，是目前最安全有效、易为个体接受的预防 STD/AIDS 的方法。许多研究表明安全套对易感者的确有保护作用。各级卫生行政部门、医疗及供血单位贯彻执行国家有关《采供血机构和血液管理办法实施细则》，加强采供血及用血单位监督管理，确保血制品的安全。

2010 年 5 月国务院防治艾滋病工作委员会副主任、卫生部部长陈竺表示，中国艾滋病防治工作面临四大挑战。一是艾滋病的流行因素广泛存在；二是预防干预方式特殊，不能为社会大众普遍理解；三是疫苗、药品等科学技术手段有待突破；四是国际政治高度关注。陈竺指出，艾滋病流行会改变人口构成，减缓经济发展，导致人均期望寿命下降，大量消耗卫生资源，加大了贫富差距，导致贫困人口增加，带来孤儿和老人赡养问题，损害政府形象，造成政治危机，也是社会安定的隐患。陈竺指出，中国当前的防治工作还存在着一些不足。一是一些地方和部门领导干部对艾滋病流行的危害性，防治工作的艰巨性、紧迫性和长期性认识不到位，防治工作落实不到位；二是全社会的参与程度还不高；三是预防艾滋病宣传教育的深度、广度、力度有待进一步提高；四是随着传播模式的转变而针对特殊人群的干预工作困难加大，干预措施覆盖的范围有限，防治的投入也不足；五是“四免一关怀”的政策落实不平衡，感染者和病人的发现、流行病学调查、随访不到位，掌握率不高；六是防治工作人员的数量和工作能力不足，多部门和社会团体、民间组织开展工作的经费缺乏稳定保障，制约了防治工作的开展。陈竺阐述了中国下一步艾滋病防治工作的七个对策：一是提高认识，转变观念，进一步完善防治工作机制；二是坚持广泛、深入、持久地开展宣传教育工作；三是进一步提高艾滋病干预措施的覆盖面；四是进一步落实“四免一关怀”政策，加强感染者管理和病人抗病毒治疗；五是加强对重点地区和重点人群的工作力度，推广示范区成果；六是动员和引导社会力量参与艾滋病防治工作；七是加强科学防治、扩大国际合作与交流。

中国疾病预防控制中心设立性病艾滋病预防控制中心，国家加强性病管理，控制艾滋病流行，颁布《中华人民共和国传染病防治法》、《性病防治管理办法》、《艾滋病防治条例》。成立了中国性病艾滋病防治协会、中国预防性病艾滋病基金会。中华医学会、中华预防医学会、中华中医药学会、中华中西医结合学会、中国性学会等学术团体也积极参与和承担相应的工作。创办《中国艾滋病性病杂志》、《中国皮肤性病学杂志》、《中国中西医结合皮肤性病学杂志》。在卫生部的统一领导下，各级卫生行政部门、疾病预防控制中心和医疗机构都承担了性病艾滋病的预防和治疗工作。各学术团体则通过举办各类学术和科普活动来推动性病艾滋病的防治工作。

十一、性科学临床诊疗的现状与发展

性科学与临床诊疗紧密结合，性科学研究者多以医学知识为背景，这是今天中国性科学研究的一大特点，也是中国性科学临床的独特优势。其可以划分为性心理、性治疗和性与计划生育几个方面。

（一）性心理诊疗状况和特点

性心理咨询和性心理治疗是目前性科学诊疗的一个较为普及的方面。许多心理咨询师已从心理咨询辅导的层面，从一般的性知识和性教育及婚恋、家庭、伦理等角度给予被咨询者帮助。

心理咨询的方式大致有 8 种。一是在专门的医疗机构建立心理咨询室；二是在教育机构建立心理咨询室（主要由受过专门训练的校医承担）；三是经营性质的心理咨询机构；四是心理咨询热线电话；五是网络心理咨询；六是电台、电视台专题节目热线现场咨询；七是平面媒体的专栏咨询；八是亲友介绍的个人空间状态性心理、性问题咨询。心理咨询在性相关问题的解决中，主要起倾听、疏导、指导、帮助、支持和性知识普及教育的作用，对一般性的婚恋家庭问题、性和谐失态、性功能失调、性知识缺乏有一定的作用，是最为基础的调理，也是大众最直接的心理疏泄和放松及调整的场所和方法。这种机构在国内处在摸索初始的阶段。

性心理治疗，基本上要由专门的中高级心理治疗师完成，这些机构目前大多数设在医疗机构，特别是精神病院中，普通的心理研究机构尚未真正开展相应的工作。性心理治疗除完成心理咨询的任务外，还运用精神类药物、心理治疗设备、行为治疗等具体方法开展工作，对部分心因性、精神性的功能障碍患者有肯定的疗效。不过系统开展此项工作的机构并不多。性心理咨询和性心理治疗应该普及和加强，对于普通的心理咨询人员进行性科学知识和性健康知识的普及会对性心理的咨询和日常心理咨询工作起很大的推动作用，因为婚恋及性问题是心理咨询中排在第一位的问题。

（二）性医学诊疗状况和特点

性医学诊疗是性科学临床工作的主体。自 20 世纪 80 年代末以来，性科学临床诊疗经历了起始、定义、成熟的阶段。性相关的临床诊疗工作主要由泌尿外科、妇产科、皮肤性病科、心理治疗科、精神科等来承担。目前虽然有男科的称谓，但很少有一级科室，而女科更未见设置。性医学科在少数大的医疗机构设置。需要说明的是，在许多主要医疗机构中都设有生殖健康中心、泌尿男科中心等，起到了主体研究的作用。

泌尿外科：主要根据传统的分类承担男性与性及性器官疾病有关的工作，许多机构在此基础上设立专门的二级科室。主要针对前列腺疾病、精神疾病、阴茎疾病以及性功能障碍、男性不育和遗传生殖疾病。在这一领域的研究十分活跃，诊疗的理论、技术、方法和药物发展较快，已经完全可以承担并解决现有技术条件下能够解决的问题，且紧随世界相应潮流和水平发展。

妇产科：主要承担女性与性与生殖有关的疾病诊疗。如外生殖器官、内生殖器官的器质性疾病，性功能障碍，女性不孕，遗传生殖性疾病等。其理论、技术、方法已完全可以承担并解决现在条件下能够解决的问题，且紧随世界相关潮流和水平发展，但妇产科领域并未分出女科这样一个专门研究性问题的分支，对女性问题的关注度还远远不够。

皮肤性病科：将性传播疾病放在皮肤科应该是历史的原因，因为过去常见的性传播疾病、特别是梅毒、软下疳都以皮肤表现为主。国内大多数皮肤科同时承担各类性传播疾病的诊疗，特别是尖锐湿疣、生殖器疱疹等更以皮肤科治疗为主。同时由于性传播疾病涉及生殖器官甚至多器官多系统感染，故妇产科、泌尿科、男性科都在诊治。特别是艾滋病的诊疗更是由专门的传染科室和机构来做专门的诊疗。

性医学的临床诊疗虽然在大多数医疗机构尚无明确分科，但依据医疗划分归属在泌尿外科、妇产科、皮肤性病科、精神科、传染科等，由此得以在全国各级医疗系统展开工作，形成了较为完备齐全的诊疗体系。这种体系和模式使中国性相关的临床诊疗工作落到了实处，真正解决了许多实际的问题。如果能以专门科室的方式开展工作会更有针对性。

（三）中医性学诊疗状况和特点

中医性学及其临床诊疗是中国性学的最大特色，是传统性文化、性科学与现代性文化、性健康及疾病的防治紧密结合的产物。

中医性学在中医学中以其包容的内涵集合了相应的专业，推动临床诊疗的深入展开。中医性学主要涉及中医外科（含中医男科）、中医皮肤科、中医妇科、中医心身医学科、中医针灸推拿理疗科等范畴。由于历史的原因和 20 世纪 80 年代后期兴起的中医男科、中医性学的蓬勃发展，目前上述涉及性学的专业都在其临床诊疗中发挥着重要的作用，充分显示着中医药的伟大魅力。

中医性学基于中医药基本理论和传统文化、古代性学的深厚底蕴，结合现代性科学及现在医学临床实际，形成了系统、独到、有效、可行的诊疗方法和手段。其中的整体观念、辨证施证、天人合一、心身互致、五行生克、阴阳平衡等思想方法对诊疗的影响很深远。

中医性学临床诊疗已经成为中国性学诊疗的奇葩，在世界性学诊疗中独树一帜，它使传统性文化、性科学与现实性保健、性健康、性治疗等有机地融为一体，并且成为现实。

中医性学临床诊疗体系已经在全国范围基本形成，成为临床诊疗的一个重要组成部分和有很好社会效益和经济效益的方面。同样，若是分科更为明确地进行更为专业的诊疗，结果将会是令人期待的。

（四）性传播疾病诊疗状况和特点

性传播疾病在中国经历了特殊的反复，20 世纪 60 年代中后期根本没有报告病例，80 年代初期开始有散在报告病例，90 年代进入稳态常态发病状况。主要的以性传播为主要途径的疾病如淋病，支原体、衣原体感染，软下疳，梅毒，性病性淋巴肉芽肿，人类乳头状瘤病毒感染，生殖器疱疹，艾滋病毒感染等都有流行。

对于性传播疾病，特别是艾滋病的防治，政府、社会、行业组织、医疗机构都给予了高度重视，有较为严格的疾病防控报告制度，对艾滋病病毒感染者的诊断和治疗实行“四免一关怀”政策，且从人文关怀的角度给予照顾。将预防置于更为优先的位置，通过多种渠道进行宣传教育和防控。

性传播疾病的治疗机构除了综合医院的皮肤性病科、传染科、泌尿科、妇产科之外，各级慢性病（传染病）防控机构承担专门的诊疗任务。艾滋病的确诊更是有省、市级疾病预防控制中心专门实施，确保精准和防控的到位。

性传播疾病病原菌的耐药和病毒性感染，特别是艾滋病感染尚无特效治疗方法，这是需要公众关注和警惕并且需要不懈努力加以解决的问题。

性传播疾病的诊疗由于全国各级医疗机构的共同承担已经形成了完整的体系，能够保证承担相应的诊疗工作。

（五）性治疗的诊疗状况和特点

性治疗是针对性功能障碍（亦包括部分性心理障碍）的心理与行为治疗等一系列治疗手段的总称，不包括药物、手术、理疗等特定的医学治疗手段。

性治疗有许多不同的手段，从20世纪60年代中期至今，历经了心理分析疗法阶段、行为治疗阶段、多种治疗理论和技术并用的阶段。

性治疗是一个普通但实际上非常特殊的治疗系统。国内仅在少数精神科医院有所展开，这与欧美等情况明显不同。在中国性学会性心理专业委员会的牵头下，国内学者邀请和引介美国知名性治疗学专家及治疗技术，举办短期培训，并带入相应的文字和视听教材，初步形成了一支专业队伍，但具体工作的开展尚有待进一步探索完善。

性治疗需要遵守下属原则：①强调男女双方均对性活动负责，治疗必须由双方共同参与；②治疗医生的职责和方法是询问病史，进行科学的性健康教育；③评价病人的性态度和特定的性行为；④核心问题是消除性焦虑，不要设置任何目标；⑤指定在家庭环境下，实施性感集中训练等行为作业；⑥医务工作者应创造条件，鼓励病人进行充分的性交流和体验；⑦性治疗作业和安排并非一成不变，要求病人在拥有充分的性科学知识的基础上，不断认清自己性态度的偏差和问题。

性治疗在国内的实施还受文化习俗和法规的影响，由于需要专门的医务工作者承担，所以普通的无行医资格的人员即使受过此类训练亦难以开展工作，只能停留在心理咨询和一般的指导、辅导的层面。性治疗如果和医疗、药物等结合起来，势必会有更好的疗效。

（六）性与计划生育指导

性相关的直接工作是生殖健康和计划生育的实施，实际上长期以来计划生育部门和妇幼保健机构及其工作人员都自觉或不自觉地普及着科学的性知识和进行着性健康教育。

目前基于人口和计划生育工作之中的生殖健康教育和科学性知识的专题工作大多亦是由各级计划生育部门组织的，对全面普及、提高生殖健康和科学性知识，造福大众作出了贡献。

各级人口计划生育机构通过各种形式的活动和具体的生殖健康指导和诊疗，已经形成了具有中国特色的关于人口和生殖健康教育和实施的体系，起着其他团体机构所不能比拟的作用。这些机构深入基层的各个角落，涉及千家万户，直接负担指导生育生殖的职能，还对科学性知识、健康性行为、文明性文化的普及和推广发挥巨大作用。

中国将人口计划生育和生育调节和生育保健结合起来，取得了好的成效。生育调节是人类对自身生育行为所进行的调控活动。生育调节是生殖健康的核心内容之一，而这种调节的实现除取决于生育夫妇双方的意愿、承受能力、生存环境之外，还有赖于社会的共同价值观、发展观和社会的整体承受能力。同时也直接依赖于社会能够提供的基于生育保健之上的生育调节的具体行为和方法，不同国家和地区对生育调节的内涵有不同定义，中国统称为计划生育。随着《中华人民共和国人口与计划生育法》于2002年9月1日正式颁布施行，中国的生育调节已经上升到国家人口基本国策和基本法规的层面。法律总则明确指出，“第一条　为了实现人口与经济、社会、资源、环境的协调发展，推行计划生育，维护公民合法权益，促进家庭幸福、民族繁荣与社会进步，根据宪法，制定本法。第二条　我国是人口众多的国家，实行计划生育是基本国策。国家采取综合措施控制人口数量，提高人口素质。国家依靠宣传教育、科学技术进步、综合服务、建立健全奖励和社会保障制度，开展人口与计划生育工作。”确定并且清晰规定了中国计划生育的依据、目的、方针、方法。同时对具体的工作规划要求、程序、范围等都作了明确的法律规范；在法律中将生育调节单列为第三章加以规范，明确指出：“第十七条　公民有生育的权利，也有依法实行计划生育的义务，夫妻双方在实行计划生育中负有共同的责任。”还具体明确规定了生育的计划要求：“第十八条　国家稳定现行生育政策，鼓励公民晚婚晚育，提倡一对夫妻生育一个子女；符合法律、法规规定条件的，可以要求安排生育第二个子女。”同时对生育调节的方法作了明确规定：“第十九　条实行计划生育，以避孕为主。国家创造条件，保障公民知情选择安全、有效、适宜的避孕节育措施。实施避孕节育手术，应当保证受术者的安全。第二十条　育龄夫妻应当自觉落实计划生育避孕节育措施，接受计划生育技术服务指导。预防和减少非意愿妊娠。”应该说在世界范围内关于生育调节的基本大法仅此一部。在此之前，各省市都有《人口与计划生育条例》。早在 1978 年 2 月卫生部就颁布了《关于提高节育手术质量的通知》，1980 年广东省率先发布《广东省计划生育条例》，对规范计划生育起到了很大的作用。2002 年《人口与计划生育法》实施后，各省市自治区的相关条例亦作了相应的修改完善。谈到生育调节，就必然体现在中国特色的计划生育。有关基本国策的现实和历史意义法律已作了明确地回顾和描述，这无疑有历史和现实的长远影响。

中国的计划生育已成为基本国策法律框架之下的政府、社会和民众的行为。政府建立了自上而下的管理和服务体系，同时将此项工作直接归属于卫生部门承担，以从生物技术和医疗保障的角度切实予以落实。控制人口数量，提高人口素质，不言而喻已给中国社会带来了实实在在的好处，也给世界社会的发展和进步以有益的影响。瑕不掩瑜，在历史发展的进程中所出现的许多不尽如人意，不符合法律法规的事情必将随着法律的规范、措施的完善、社会和技术的进步而减少。

生育保健亦称为性健康保健，它是生育调节的基础，亦是性与生育健康的基础。缘于传统的中国文化，特别是中医药的理念、方法、手段、药物和近几十年计划生育工作的推进，加之 20 世纪 80 年代中国性科学在性医学的带动和衬托下的迅速发展，中国的生育保健或性健康保健有了长足的发展，取得了许多实实在在的成绩。无论从生殖医学基础如遗传技术、克隆技术、无性细胞克隆技术，还是相应的医学领域如妇产科、女科、泌尿生殖科、男科、性医学科、计划生育、妇幼保健、性心理科、性药学、皮肤性病科、性保健食品、食疗等都取得很大进步，相关学科相继建立，特别是男科的确立更是一大进步。

进入 21 世纪以来，基于中国传统养生保健理论和方法，结合现代生物医药技术和行为心理调节及环境技术的养生场馆、养生方法、养生药物、养生食品、养生器具得到蓬勃发展，这其中性健康保健和生育保健是核心的支柱之一。

十二、性科学产业化的现状与发展

性科学产业化是当今中国和世界业已存在的一种经济活动，它实际上是相关行业涉及性及性健康、性教育、性保健、性治疗、性辅助领域的产业化表现，是具体、物化和有益的。

（一）相关临床诊疗的简介

正如本章十一节所述的情况，临床诊疗实际上已经成为最系统、最直接、最有效的解决有关生理、心理、行为、疾病等方面性问题的手段和方法，也是最为大众接受和认可的性有关领域产业化的集中体现，未来仍是发展的重点、主流和领跑者；也是最能体现社会和经济效益的充满无限发展潜力的产业化道路；更是中国在性科学、性健康、性教育理念之下充分反映中国特色的优势所在。

（二）相关药品的制造和流通

与性相关的药品，主要包括治疗、保健两大类。治疗的范围较广，可分为功能调节、生育干预、疾病防治等三大类。具体药物的研发生产又可以分为化学制剂和天然药物制剂。其中后者的集中代表和国粹就是中药。

中国以中医药为代表的有关涉性治疗和预防保健的药物很多，以中医药基本理论为基础研发生产的相关药物目前在使用的亦是一个不小的数目。具有补肾壮阳、滋阴填精、固肾涩精、生精益肾、活血调经、暖宫益肾等功能的中成药已成为涉性中成药很大的部分，它们治疗保健的范围包括 ED、早泄、不射精、射精痛、快感降低、血精、无精、少精、睾丸疾病、前列腺疾病、男性不育及女性性感降低、性感缺失、性高潮障碍、阴道干涩、性交困难及疼痛、女性不孕等方面。在这其中基于中医基本理论的辨证施治、因人而异、整体调节的方法论起着关键作用。经典的药物如六味地黄丸、金匮肾气丸、知柏地黄丸、大补阴丸、二至丸、十全大补丸、三才封髓丹、金锁固精丸、五子衍宗丸、河车大造丸、桂枝茯苓丸等。另外依据中药医理论和临床实践开发的中药复方占很大份额。以清热利湿、化浊祛秽，通淋利水、活血通经为主要功效的用以治疗各种功能障碍和感染性疾病的中成药亦很多。如龙胆泻肝丸、三金片、二妙丸、小金丹、天台乌药散、石韦散，代抵挡丸、导赤丸、橘核丸等。这些中成药已成为临床和日常涉性相关的保健治疗药品。这些产品甚至可以被看成一种文化，一种普遍的观念，一种可以形成稳态消费的业态，在中成药的生产和销售中有很重要的份额。

化学制剂与性领域相关的药物，主要有性激素类（包含避孕药）、性功能调节类、性传播疾病防治类、外用消毒制剂类等。国内具备激素生产资质的相应厂家，以生产常用药物的状况一直在生产各类雄激素、雌激素、孕激素及绒毛膜促性腺激素等。这些药物在治疗和改善性发育及性功能，调节生育及计划生育方面起着主导性作用，也是用量最大的与性有关的药物。

性功能调节类药物，在枸橼酸西地那非及其衍生物未出现之前，主要集中在血管活性药物和中枢兴奋性药物，如酚妥拉明、咖啡因等，且以局部给药为主。现在这些药物亦有少量外用。另外，局部麻醉剂及其制剂如丁卡因、利多卡因等对于射精过快的治疗有效，现在亦仍在使用。中枢镇静剂和抗抑郁药亦被少量用于射精过快。目前国内的 ED 治疗药物几乎是“伟哥”一统天下，且正被医务工作者及患者和需要者接受，但昂贵的价格仍对使用有所限制。

性传播疾病的蔓延已成为不争的现实，相应的抗病毒药物、抗菌药物、抗真菌药物、抗原虫药物、抗螺旋体药物的临床应用已十分广泛，用量亦十分巨大，耐药菌株的出现使此类疾病的治疗费用不断增加，药品需求也不断增加。

外用制剂的用量亦不少，主要有栓剂、乳膏剂、洗剂、凝胶剂等，包括抗真菌、抗滴虫、抗病毒、抗菌等，起局部清洁消毒和预防治疗作用。

总之，与性相关的中西药及各种制剂，在制药和用药的层面已十分成熟，其流通亦和其他主流药物一样十分畅顺。可以预见的是，这类相关药物的研发会随着整个生物医学和制药行业的发展而不断推陈出新，不断稳健发展。

（三）器械的相关制造与流通

性相关器械的研发、生产和使用主要集中在医疗领域，在更大层面上可以认为是医疗活动中的专用器械和设备。它包括诊断器械设备和治疗器械设备两大类，就归属来讲，一、二、三类医疗器械都有。另外还用很多的诊断和治疗是在综合通用器械和设备的基础上实现的。

专用的诊断设备研究较为活跃的是男性性功能障碍综合诊疗设备，压力感受器、超声探测和计算机技术的结合使其成为可能，国内有多家厂家生产多种型号的设备，基本实现了数据分析自动化、定量化，已成为泌尿男科的专用仪器设备之一。但仍需完善提高。

专用设备中的光学倍增显微设备在20世纪年代中后期十分盛行，其作用及可靠性尚有待商榷。

综合通用设备如CT、核磁共振、彩色超声波、同位素诊断、各种生物诊断方法及仪器在性学领域的应用已十分普遍。如对性激素的测定，PCR法诊断相应病原微生物等已成为常规的诊断方法，使与性有关疾病的诊断更具普遍性。但专门使用和专项使用还有待于进一步研究和提高。

专门的治疗仪器设备的研究和使用亦属普遍。特别是针对男性性功能障碍的治疗设备更是品出多门，类别不一。但总是基于负压、机械能或波能按摩、穴位刺激、仿真刺激、视觉、听觉、触觉综合刺激等方法，都有一定的治疗效果。但均显粗糙，缺乏综合和更为精准的方法和仪器设备。

女性的性相关治疗设备更多是针对具体器官病变的，提高和改善性功能的仪器设备尚罕见。治疗多选用红外线、光谱、激光、射频、微波、穴位刺激等方法，各类设备的工艺及原理相近，生产厂家众多，临床普遍选择使用。加强女性涉性仪器的研发生产和应用是一个应该引起关注的领域，目前亦蕴涵巨大的社会需求。性专用器械的深度应用就是阴茎植入性假体的使用，它包括固定式和自行调节充灌式两种，各有利弊，对阴茎器质性损害和重度器质性勃起障碍者是一种有效、有尊严的补救和治疗方法。国内省级三甲医院都可以常规来做，但总体需求不会太大。

性相关专用诊断、治疗方法，特别是保健方面的仪器设备的研发、生产和应用尚属于初始阶段，值得花气力做好、做大、做强。

（四）相关保健食品的制造与流通

性相关保健食品和食品在国内没有专属的功能归类，亦没有专门的生产批号。但是大量涉性相关的保健食品是打擦边球的，以抗衰老、抗疲劳、免疫调节等来报批和生产销售，尚属正常、正规的渠道。这些产品有效，但无特效，是真正的保健食品，但实际上的产值和销量并不尽如人意。性相关口服产品大量在性用品（成人用品）商店出售，那些有特效的产品，应该不属于保健食品的范畴，标注有特殊疗效的产品亦不属于保健食品的范畴。这些产品的真伪和合法性值得关注。

性相关保健食品在中国具有特色和优势，主要通过选用食药两用的中药和天然动植物来研制，具有天然、安全、有效、价廉的特点，通过抗疲劳、抗衰老、改善睡眠、免疫调节等来综合调节机体功能，达到改善和增强性功能的作用。此类产品是中国的优势，值得进一步深入研究，改善优化工艺，扩大市场份额，也是性相关保健食品的发展主流和方向。

性相关口服用品的市场较为混乱，存在超范围经营、虚假经营、夸大宣传的问题，存在着大量的安全隐患，影响了性科学产业的正常健康发展，需要业界、行业组织、政府和消费者共同关注，加以净化、规范，使其健康、有序发展。

（五）相关用品的制造和流通

性相关用品亦可称为成人用品、性用品，统称为成人用品，其内涵和外延更为确切而且名称为中性又具有特指限定性。常见的成人用品可以分为仿真器具类、震动按摩类、安全套扩展类、辅助器具类、把玩观赏类、情趣类、服装类、玩具类及消杀润滑类、SM类等。另外在成人用品专门店将各种口服制品（含食品、保健食品、药品）等亦包含在内。在国内成人专门的读物和音像产品是受法律限制出售的，这和国外成人用品店主要销售仿真辅助器具类用品，情趣玩具、成人读物和影视产品不同。

成人用品的引进和生产销售集中起始于20世纪90年代初，由引进到生产和到销售已经形成了较为完整的产业链。据估计目前生产成人用品的具有一定规模的厂家约有50家，不具规模的小作坊是一个未知的大数字，它们的产品占据国内市场的很大份额。稍具规模的生产厂家的产品主要供外销，整个产值为500亿元人民币左右，是一个发展中的行业。

成人用品专卖店已成为一个特殊的零售终端，但绝大多数不成规模，其经营面积在几平方米到二十几平方米左右。即便是较成规模的连锁经营机构，其单店面积和雇员也有限。在20世纪90年代曾出现较大规模的单店专卖店机构，现在已很难见到。

另外部分药店和大商店、杂货店也在兼营着成人用品，亦包括食品、保健食品、药品等，成为一种主要的补充渠道。

成人用品的销售渠道中，网上销售是一个极为重要的方面，由于无相应的法律法规约束和技术手段滞后，这是一个问题最为突出的地方。

成人用品的销售渠道总体可以分为虚拟和实体两方面。实体又可分为专卖大店、连锁店、单一小店、药店、杂货店等的兼售及专门展会、会议附带销售等，就社会的一般认知而言，它们似乎更代表行业形象。

成人用品即性用品由于法规的限制不能做广告，但地下的小广告很多，且多失实夸大及过分色情宣传。

成人用品的包装国家尚无标准规范，过分夸大功效，色情刺激，过度包装是影响其形象的问题关键所在。

成人用品的自发流通说明是有需求的，正面、正确、科学、健康的性知识，性保健，性辅助，性治疗对大众和社会是有益的，它可以舒缓只身在外打工者的性紧张，可以帮助有关残疾者得到性满足，可以增强和改善性功能障碍者的性生活质量，可以增强夫妻间的性情趣，从而提高婚姻质量，促进家庭稳定；还可减少卖淫嫖娼现象，减少性传播疾病的传播，减少性犯罪，促进社会的稳定和谐发展。广泛的人员参与亦可以解决就业和为社会创造价值。

成人用品目前的研发生产尚欠火候，许多小作坊生产的产品难以保证质量。

成人用品的研发、生产、销售已由自发开始呼唤自觉了，政府的管理和规范，行业的自律和监督，标准的建立和实施将是行业发展亟待解决的问题，也是行业发展的必由之路。

由于受文化的影响，国内成人用品（不含各类口服制剂和产品）的实际需求量并不大，主要的生产产品主要是供外销，可以认为是一个很好的外向型经济产业，随着时间的推移，内需亦会逐渐增加。

（六）相关文化产品的制作与流通

性相关文化产品的正规设计、生产和销售至今仍是一个很敏感且难以把握尺度的方面。传统中国性文化中有许多的文学艺术作品和民间性知识传播的绘画及实物工艺品等，这部分文化遗产现在多以民间收藏和收藏品博物馆的方式存在和展示。网上的此类图片及视频也是一种存在方式。

从 20 世纪 80 年代末至 21 世纪最初 5 年的这段时间里，涉性电台、电视台及平面媒体形成了百花齐放的局面。在宣传普及性科学知识，进行性健康和婚姻家庭、恋爱择偶、防止性传播疾病等的教育方面起到一定的作用，同时也为相应媒体和节目及专栏带来了经济回报。也许是由于经济利益的驱动和猎奇争艳的需要，其中泥沙俱流，良莠不齐，给社会和大众也带来了大量的负面影响，自 2007 年以来，此类最为重要的宣传普及性科学知识，进行性健康教育的文化媒介进入限制和停顿的状态，这其中有许多值得深思的问题。

平面媒体的性相关内容更是无所不存，同样也存在着和视听媒体一样的境况。把握科学的尺度，真正做到宣传普及科学的性知识、性文化，进行健康的性教育也应该是真正的出路所在。

性相关文化产品的流通主要以情趣内衣、成人情趣玩具、成人情趣把玩物的形式存在，其产品定位和流通方式尚待进一步探索和完善。

性相关专题宣传书籍和视听产品主要是以生殖健康和计划生育教育的内容出现，大多数正规出版的产品无论是从科学性、普及教育性和可读可看性上都是值得肯定的。不过真正以商品方式获得相应回报者却不多，这是值得研究的现象。

盗版违法的视听产品在地下有一定的市场，必须坚决取缔。

在文化产品中，各种性文化、性科学、性教育、性心理、性社会学等各个领域的学术著作是最令人欣慰和自豪的，也是性科学研究的丰硕成果。据不完全统计，自 1982 年吴阶平院士负责编译的《性医学》问世以来，至今共出版性科学专著 600 多本，共发表学术论文 10 000 多篇。

网络已成为人类新世纪的标志和生活的重要组成部分。截至 2010 年 8 月，我国网民数量已达 4.2 亿，成为全世界网民最多的国家。互联网的快速、健康发展需要扶持，更需要加强监管，严格自律。互联网文明、健康的环境，关系到无数的家庭和青少年的未来，关系到一代人的健康成长。

中央社会治安综合治理委员会（简称中央综治委）预防青少年违法犯罪工作领导小组办公室与中国青少年研究中心合作，于2008年5月至2009年5月开展了“青少年网络伤害问题研究”的课题项目，调查25周岁以下的青少年。调查报告显示，48.28%的青少年接触过黄色网站，43.39%的青少年收到过含有暴力、色情、恐吓等内容的电子邮件或电子贺卡。

调查还显示，69.4%的人认为上网或玩网络游戏是一种给生活减压或发泄情感的方式，日常生活中被压抑的情感在网络上得到宣泄。调查报告表明，青少年每天平均上网时长为5.3小时，约为全国平均水平的2.3倍。有55.32%的青少年对“如果你有一段时间（比如3天）不上网，会觉得难受吗?”这一问题给予了肯定回答，55.2%的青少年有过“因上网导致身体不适的反应”。报告分析说，这类青少年网民对网络有一定的依赖性，如若不加以控制和疏导，易对身体和精神产生不良影响。

2009年新年伊始，国务院新闻办、工业和信息化部、公安部、文化部、工商行政管理总局、广播电影电视总局、新闻出版总署等部门组织开展整治互联网之风专项行动，以遏制网上低俗之风蔓延，进一步净化网络文化环境。中国互联网协会互联网违法和不良信息举报中心从全国整治互联网低俗之风专项行动办公室了解到，针对公众反映的突出问题和网上实际情况，这次清理整治网上低俗内容主要包括：①直接暴露和描写人体性部位的内容；②表现或隐晦表现性行为、具有挑逗性或者侮辱性的内容；③以带有性暗示、性挑逗的语言描述性行为、性过程、性方式的内容；④全身或者隐私部位未着衣物，仅用肢体掩盖隐私部位的内容；⑤带有侵犯个人隐私性质的走光、偷拍、漏点等内容；⑥以庸俗和挑逗性标题吸引点击的内容；⑦相关部门禁止传播的色情和有伤社会风化的文字、音视频内容，包括一些电影的删节片段；⑧传播一夜情、换妻、性虐待等的有害信息；⑨情色动漫；⑩宣扬暴力、恶意谩骂、侮辱他人等的内容；⑪非法性药品广告和性病治疗广告等相关内容；⑫恶意传播侵害他人隐私的内容；⑬推介淫秽色情网站和网上低俗信息的链接、图片、文字等内容。

据全国整治互联网低俗之风专项行动办公室有关负责人介绍，为巩固专项行动的成果，有关部门对已关闭的4000多家违法违规网站进行了全面核查，对变相传播淫秽色情和低俗信息的网站依法处罚。国务院新闻办、工信部、公安部等七部门进一步加强工作联动，侦破一批网上传播淫秽色情信息案件，对手机媒体传播淫秽色情和低俗内容问题进行重点整治，破获WAP网站传播淫秽色情信息案件5起，责令整改移动增值业务服务商282家，停业处罚严重违规的移动增值业务服务商12家。国家有关部门2009年7月18日下午召见“谷歌中国”网站负责人，对“谷歌中国”网站大量传播淫秽色情内容进行执法谈话，宣布对“谷歌中国”网站的处罚措施，暂停该网站境外网页搜索业务和联想词搜索业务，并责令其立即进行整改，彻底清理淫秽色情和低俗内容。“谷歌中国”网站负责人承认该网站大量传播淫秽色情和低俗信息，严重违反了国家有关法律法规，严重侵害了青少年身心健康，并就此事向公众道歉。

专项行动取得了阶段性明显成效，但整治任务仍然十分艰巨，有的不法分子为谋取不义之财，以更加隐蔽的手段继续传播淫秽色情和低俗信息，有的淫秽色情网站把服务器转移到境外继续毒害境内网民，有的网站将已关闭的低俗栏目改变名称后重新开通。所以应继续依法查处传播淫秽色情和低俗信息的网站，逐一核查已关闭的网站和栏目，全面排查移动增值业务服务商和WAP网站，清理手机短片、小说、游戏、动漫中的淫秽色情和低俗内容，加大对违法违规网站的处罚力度，严惩顶风作案的违法犯罪分子。国家已制定了《全国人大常委会关于维护互联网安全的决定》和国务院《互联网信息服务管理办法》等法律法规和《互联网站禁止传播淫秽色情等不良信息自律规范》等行业规范。

《互联网医疗保健信息服务管理办法》（卫生部令第 66 号）于 2009 年 5 月 1 日发布，2009 年 7 月 1 日施行。《办法》如下：

第一条　为规范互联网医疗保健信息服务活动，保证互联网医疗保健信息科学、准确，促进互联网医疗保健信息服务健康有序发展，根据《互联网信息服务管理办法》，制定本办法。

第二条　在中华人民共和国境内从事互联网医疗保健信息服务活动，适用本办法。

本办法所称互联网医疗保健信息服务是指通过开办医疗卫生机构网站、预防保健知识网站或者在综合网站设立预防保健类频道向上网用户提供医疗保健信息的服务活动。

开展远程医疗会诊咨询、视频医学教育等互联网信息服务的，按照卫生部相关规定执行。

第六条　申请提供的互联网医疗保健信息服务中含有性心理、性伦理、性医学、性治疗等性科学研究内容的，除具备第五条规定条件外，还应当同时具备下列条件：

（一）主办单位必须是医疗卫生机构；

（二）具有仅向从事相关临床和科研工作的专业人员开放的相关网络技术措施。

第七条　申请提供互联网医疗保健信息服务的，应当按照属地管理原则，向主办单位所在地省、自治区、直辖市人民政府卫生行政部门、中医药管理部门提出申请，并提交下列材料：

（一）申请书和申请表。申请表内容主要包括：网站类别、服务性质（经营性或者非经营性）、内容分类（普通、性知识、性科研）、网站设置地点、预定开始提供服务日期、主办单位名称、机构性质、通信地址、邮政编码、负责人及其身份证号码、联系人、联系电话等；

（二）主办单位基本情况，包括机构法人证书或者企业法人营业执照；

（三）医疗卫生专业人员学历证明及资格证书、执业证书复印件，网站负责人身份证及简历；

（四）网站域名注册的相关证书证明文件；

（五）网站栏目设置说明；

（六）网站对历史发布信息进行备份和查阅的相关管理制度及执行情况说明；

（七）卫生行政部门、中医药管理部门在线浏览网站上所有栏目、内容的方法及操作说明；

（八）健全的网络与信息安全保障措施，包括网站安全保障措施、信息安全保密管理制度、用户信息安全管理制度；

（九）保证医疗保健信息来源科学、准确的管理措施、情况说明及相关证明。

2010 年 7 月 23 日全国“扫黄打非”工作小组在北京召开座谈会，中共中央政治局委员、中央书记处书记、中宣部长刘云山在会上强调继续保持打击互联网和手机网站淫秽色情信息高压态势。按照“抓源头、打基础、切断利益链”的要求，加强对互联网和手机媒体的基础管理。

（七）相关工作机构的状况和特点

性相关工作机构主要是学术研究社团和机构，医疗卫生机构，计划生育机构和专门涉及婚育、计划生育和性健康教育的杂志社等。

学术研究社团全国一级学会为中国性学会，此外中华医学会泌尿外科分会、妇产科分会、皮肤性病分会亦是直接涉及性与生殖健康的团体。中国性病艾滋病预防协会，主要是从全国统筹的角度从事性传播疾病的预防治疗和控制。中国中医药学会之中医男科分会、中医妇科分会、中医皮肤科分会亦是涉及性与生殖健康的团体。中国心理学会、中国心理卫生协会亦有大量专门工作。

学术研究专门机构全国范围并不多，主要集中在高校，如北京大学医学部性学研究中心，人民大学性社会学研究中心等。这些机构因为是实体的专门研究中心，所以将逐步成为性学研究的重要平台。

医疗卫生机构的相应科室承担生殖健康、性科学知识普及和性相关疾病的防治，是中国性科学研究领域的主力军，其中医务工作者占相当大的比例。人口和计划生育专门机构是中国的生殖健康教育的特色，对于性科学知识的普及、健康性教育、性文化知识的传播，计生领域做了许多实实在在的工作，其工作人员亦是性学研究领域的主体之一。

专门的性科学和性健康教育的公开出版的学术期刊有《中国性科学》，性相关学术期刊有《中华男科杂志》、《中华妇产科杂志》、《中华皮肤性病杂志》、《中医杂志》等。另外医学和计划生育及心理学、社会学等学术期刊亦有散在论著刊发。

公开出版的性相关科普杂志有《人之初》，另外在计生妇幼等的科普期刊中亦有大量性科学等知识性文章刊载。

非公开出版的由中国性学会青少年性教育专业委员会主办的《青苹果》所做的工作是值得肯定的。

除此之外，许多心理咨询室，婚恋咨询机构亦承担部分性相关知识的宣传普及教育咨询工作。

成人用品零售终端更多的是营销流通，由于从业人员几乎未经过专业训练，所以性科学知识的普及和性健康教育的工作几乎未涉及。

（八）相关会议的状况和特点

性科学相关会议可分为三种类型，一是专门的学术会议；二是相关的学术会议；三是相关会展。专门的学术会议主要有中国性学会两年一届的学术论坛和各专业委员会的学术会议。另外相应的医学和中医学术会议亦有专题交流，相关的学术会议则涉及医学、中医学、社会学、心理学、伦理学、教育学等领域，以论著或小专题进行。

专门的展会主要有固定的文化节和临时性的相关产品展示会和伴随学术会议的展示会等。由中国性学会与广东省人口计生委及广东性学会共同举办的“性文化节”已经举办五届，已产生了广泛的正面影响。

第四章　中国性科学的研究组织与活动

一、中国性学会

（一）创立与发展

中国性学会（China Sexology Association，CSA）是经卫生部批准于1994年5月27日获准民政部登记注册的社会团体。1994年12月24日举行成立大会。是中国共产党领导下的性科学工作者的学术性群众团体。

（二）宗旨与章程

学会宗旨：团结全国性科学工作者（包括医学界、心理学界、教育学界、社会学界、法学界及民政、公安、工、青、妇等各界），借鉴国外优秀成果，发掘祖国性学遗产，研究发展性科学，促进性科学的普及，提高人民健康水平和生活质量，增进婚姻家庭的稳定和社会安定团结，为繁荣社会主义科学文化，加强社会主义精神文明建设作出贡献。

本会的总任务：通过性科学探索，创立符合当前我国国情的性观念和性文化模式。研究范围有性医学、性中医学、性传播疾病学、性社会学、性心理学、性生理学、性教育学、性法学、性伦理学、性史学、性药学、性医疗保健品等。

具体任务：举办性科学学术交流活动，组织重要学术课题的研讨；接受委托进行性科学科技项目论证和科技成果鉴定，推广科学技术成果，为政府部门决策提供学术依据；举办性科学各种专业培训班，提高会员及科技工作者的学术与业务水平，为我国培养性科学人才；普及性科学知识及性道德教育，进行科技开发，提供性科学技术咨询和技术服务，不断创造条件，有计划、有步骤地组织编辑出版有关性科学的普及性和学术性的期刊、书籍及资料；发现、推荐、奖励优秀学术成果、学术论文和性科学科普作品；开展国际性科学学术交流活动，加强同国外性科学学术团体和性科学工作者的联系。为提倡社会主义的性文明与性道德，抵制腐朽生活方式，扫除性愚昧，预防性罪错，防治性疾病，实现全社会的性健康而奋斗。

个人会员：凡拥护中国共产党，拥护社会主义，有良好的性道德，承认本会章程，有加入本会意愿，具有中级以上专业技术职称，或高等院校毕业，从事性科学有关专业的教学、科研、临床及社会工作四年以上者；具有硕士学位并从事性科学有关专业者；已编写出版性科学书籍，或在一级杂志发表过性科学论文的专业人员；热心和积极支持学会工作的领导干部和企、事业家，均可申请成为本会会员。外籍的著名性科学家、热心本会工作的有关人士，经本会专业委员会推荐，理事会议批准，可接受为本会名誉会员。

团体会员：凡符合本会章程规定，从事性科学相关的科研、教学、医疗、宣教的单位和社会团体，均可申请，经理事长会议批准成为本会的团体会员。

（三）组织机构

1. 中国性学会第一届理事会组织机构

顾　　问：彭瑞骢　叶恭绍　陈学诗　马永江
　　　　　高　潮　赵宗鼐　曹泽毅　叶干运

理 事 长：王光超

副理事长：徐天民　崔以泰　王一飞

秘 书 长：王效道

副秘书长：朱　琪　曹　坚　薛福林

2. 中国性学会第二届理事会组织和工作机构

名誉理事长：吴阶平

顾　　问：彭瑞骢　王光超　吴景春　马永江
　　　　　陈学诗　叶干运　曹泽毅　赵宗鼐
　　　　　高　潮　王环增　林久祥

理 事 长：徐天民

副理事长：崔以泰　戴志澄　朱　琪　刘永良　张　枫

秘 书 长：胡佩诚

副秘书长：曹　坚　薛福林（常务）　孟宪武　徐震雷

学术工作部部长：杨文质

组织工作部部长：薛福林（兼）

普及教育工作部部长：高德伟

国际联络部部长：胡佩诚（兼）

科技开发部部长：徐震雷（兼）

培训部部长：徐震雷（兼）

展览部部长：徐震雷（兼）

财务部部长：于同清

秘书处办公室主任：薛福林（兼）

3. 中国性学会第三届理事会组织和工作机构

名誉理事长：吴阶平

顾　　问：彭瑞骢　王光超　吴景春　马永江　陈学诗　叶干运
　　　　　曹泽毅　赵宗鼐　高　潮　王环增　林久祥

理 事 长：徐天民

副理事长：崔以泰　戴志澄　朱　琪　刘永良　张　枫
　　　　　王家璧　胡佩诚（常务）

秘 书 长：胡佩诚（兼）

副秘书长：曹　坚　薛福林（常务）　孟宪武　徐震雷

学术工作部部长：李本富

组织工作部部长：薛福林（兼）
普及教育工作部部长：高德伟　张玫玫
国际联络部部长：胡佩诚（兼）
科技开发部部长：徐震雷（兼）
培训部部长：徐震雷（兼）
展览部部长：徐震雷（兼）
财务部部长：于同清
秘书处办公室主任：薛福林（兼）

4．中国性学会第四届理事会组织和工作机构

荣誉理事长：吴阶平
顾　　　问：徐天民　崔以泰　戴志澄　朱　琪　刘永良　王家璧　张闵元
　　　　　　方伟岗　郭应禄　陈洪铎　方　强　刘达临　陈绍典　阮芳赋
荣 誉 理 事：华杏娥　周　梅　高德伟　曹兴午　张　远　刘凤文　刘福源
　　　　　　雷鹏程　傅志宜　许新东　张君炎　王　慧　岳文浩　亓天伟
　　　　　　潘美兰　傅世珍　张思孝　胡廷溢　朱嘉铭　夏文家　白廼生
理　事　长：张金钟
副 理 事 长：张　枫　胡佩诚（常务）　孙常敏　薛福林　刘跃华
　　　　　　吴小翎　马晓年
秘　书　长：徐震雷
副 秘 书 长：孟宪武　张玫玫　潘晓明　刘全忠
办公室主任：王　颖
组织部部长：徐震雷
学术工作部部长：潘晓明
普及教育工作部：张玫玫
国际事务部部长：苏　英
科技开发部部长：（暂缺）
学会网站站长：郝树伟
财 务 部 长：于同清
办公室人员：刘秀芝　刘砚平

5．中国性学会学术委员会名单（三届）

名 誉 主 任：吴阶平
顾　　　问：彭瑞骢　王光超　马永江　叶干运　郭应禄　陈洪铎
主　　　任：徐天民
副　主　任：崔以泰　戴志澄　朱　琪　刘永良　张　枫　胡佩诚
委　　　员（按姓氏笔画排列）：
　　　　　　马晓年　王　琦　王家璧　方　强　朱　琪　李曰庆
　　　　　　李寅增　刘永良　刘达临　张　远　张　枫　杨文质
　　　　　　陈一筠　孟宪武　胡佩诚　徐天民　徐震雷　曹兴午

崔以泰　韩宗敏　薛福林　戴志澄
办公室主任：张　远（兼）

6. 中国性学会专家委员会名单（三届）
名 誉 主 任：吴阶平
顾　　　问：彭瑞骢　马永江　叶干运　郭应禄　陈洪铎
主　　　任：徐天民
副　主　任：崔以泰　戴志澄　朱　琪　刘永良　张　枫　胡佩诚
委　　　员：（按姓氏笔画排序）
丁　玫　马晓年　王　琦　王家璧　王晓燕　方　强
冯　忠　唐朱琪　李元文　李曰庆　李寅增　刘　耀
刘永良　刘达临　许　毅　江晓原　孙慕义　吴宗宪
张　远　张　枫　杨文质　陈一筠　张玫玫　孟宪武
胡佩诚　洪　玮　徐天民　徐震雷　陶　林　曹兴午
崔以泰　韩宗敏　彭晓辉　潘晓明　樊民胜　薛福林
戴志澄
办公室主任：白遒生（兼）

（四）中国性学会专业委员会

1. 第四届专业委员会
(1) 中国性学会性医学专业委员会
主 任 委 员：贺占举
副主任委员：关仁龙　廖秦平　邸晓兰　陶　林　王建宇
李红霞　段　涛　张　滨　邓庶民　孙　伟
秘　书　长：郭　军
(2) 中国性学会中医性学专业委员会
主 任 委 员：李曰庆　李元文（候选）
副主任委员：李海松　贾玉森　潘晓明　王　河　郑佑君
张寄青　蔡德培　刘春英　陈胜辉　秦国政
秘　书　长：李元文（兼）
副 秘 书 长：张丰川　陈和亮
(3) 中国性学会性教育专业委员会
主 任 委 员：彭彧华
副主任委员：张玫玫　孟宪武　王　玥　刘　奇
韩英红　沃建中　张　志　陈晶琦
秘　书　长：刘成宝
副 秘 书 长：刘秀芝
(4) 中国性学会性传媒专业委员会
主 任 委 员：王桂芝

副主任委员：董玉整　陈守义　刘　强　黄得懿
秘　书　长：董玉整（兼）
（5）中国性学会性人文专业委员会
主 任 委 员：刘新芝
副主任委员：胡宏霞　江晓原　王晓燕　王汝梅　瞿明安　吴　瑛
秘　书　长：王　欢
（6）中国性学会青少年性健康教育专业委员会
主 任 委 员：徐震雷
副主任委员：张玫玫（常务）　韩似萍　吴若梅　彭　涛　彭彧华
胡　珍　古　晓　彭晓辉　朱名媛　陶　林　王秀娟
徐计秀　陈晶琦　管锐园　胡　萍　贺英勤
秘　书　长：张玫玫（兼）
副 秘 书 长：甄宏丽
（7）中国性学会性传播疾病防治专业委员会
主 任 委 员：刘跃华
副主任委员：赵　广　郑占才　晋红中　谢志强　王　昕　刘全中
薛大奇　车雅敏　左亚刚
秘　书　长：左亚刚（兼）
（8）中国性学会性心理专业委员会
主 任 委 员：洪　炜
副主任委员：彭晓辉　周　健　周绍辉　杨风池　刘　伟　吴任刚
秘　书　长：吴任刚（兼）
副 秘 书 长：王　颖
（9）中国性学会性法学专业委员会
主 任 委 员：张金钟

2. 专业委员会简介
（1）性医学专业委员会
中国性学会性医学专业委员会是学会成立时批准的五个专业委员会之一，于 1996 年 10 月 5 日至 8 日在重庆医科大学召开，谷祖善、韩宗敏、胡廷溢、曹兴午等出席了会议。会议就女性性学和女性性功能障碍、女性保健、人体主要致病支原体感染及不孕不育症等进行了深入讨论，并成立了以韩宗敏教授为组长的女性学组。1995 年至 2002 年期间，中国性学会性医学专业委员会曾由曹兴午研究员负责与地区医院开办“中国性学会生殖与性疾病专家门诊”，有陈锡唐、杨文质、韩宗敏、姜梅、曹兴午、潘天民、王效道等专家应诊。曹兴午研究员就支原体感染与男性精液质量及不育问题进行了深入的临床观察和实验室研究，取得了显著的学术成果。以此为基地还举办过数期生殖医学培训班。
第一届：主 任 委 员：王一飞
副主任委员：杨文质　胡廷溢　郎景和　谷祖善　韩向阳　王　琦
章咏裳　何锌铭　韩宗敏　薛兆英　曹　坚
第二届：主 任 委 员：马晓年

秘　书　长：曹兴午

第三届：主 任 委 员：马晓年

副主任委员：陶　林　关仁龙　廖秦平　李汉中　邸晓兰　贺占举

李红霞　孙　伟　段　涛　王建宇　石　涛

秘　书　长：贺占举（兼）

（2）中医性学专业委员会

中医是我国的传统医学，源远流长，有着完整的理论体系，在性的养生、保健、疗疾方面更积累了极为丰富的临床实践经验，是中华文明的宝贵历史遗产。

中国性学会中医性学专业委员会于1995年10月25日在北京成立，吴伯平教授任主任，康力升副教授任秘书长，首届全国中医性学学术会议1996年5月31日在成都举行。由于吴伯平与康力升两位负责人相继离开学会工作，由李曰庆教授接任主任委员。至今专委员已举办过八届学术年会和四期中医性学培训班。

第二届：主 任 委 员：李曰庆

副主任委员：徐福松　曹开镛　贾金铭　鲍严钟　金维新　江海身　潘晓明

秘　书　长：李元文

第三届：主 任 委 员：李曰庆

副主任委员：李元文　贾金铭　徐福松　江海身　金维新

曹开镛　潘晓明　鲍严钟　秦国政

秘　书　长：李元文（兼）

（3）性传播疾病防治专业委员会

性传播疾病防治专业委员会是中国性学会成立时的五个专业委员会之一。首任主任委员由著名的陈锡唐教授担任，第二、三届主任为北京协和医院博士生导师王家璧教授，秘书长为北京协和医院刘跃华副教授。陈洪铎院士、张君炎教授、乐嘉豫教授、傅志宜等教授均为性学会常务理事。专委会积极开展学术活动。王家璧、刘跃华、晋红中等对人乳头状瘤病毒感染的临床与实验研究专题先后在国内外杂志上发表50多篇有价值的文章，获得了北京市科学技术三等奖。性传播疾病防治专业委员会多次参加性学会会议并作大会报告，如治疗艾滋病的抗逆转录病毒药物介绍，尖锐湿疣的诊治等；2004年丹东联合学术研讨会上刘跃华报告了“尖锐湿疣的临床与实验研究”；专委会还多次与性医学专业委员会合作举办性病防治培训班。

在《中国性科学》杂志上，北京协和医院晋红中博士，朝阳医院刘方博士分别发表了质量较高的文章。在国家级继续医学教育项目系列教材上，王家璧撰写了“尖锐湿疣诊治新进展”。中日友好医院郑占才教授撰写了非淋菌性尿道炎的内容，由王家璧教授主编的《阴部及性传播疾病》一书于2004年出版。

第一届：主 任 委 员：陈锡唐

副主任委员：叶顺章　吴伯平　蔡瑞康　王家璧　乐嘉豫

第二届：主 任 委 员：王家璧

秘　书　长：刘跃华

第三届：主 任 委 员：王家璧（兼）

副主任委员：雷鹏程　刘跃华　赵　广　曾凡钦　林伯滢

陈德利　周　平　郑　敏　伍世平

秘　书　长：刘跃华（兼）

（4）性心理专业委员会

中国性学会性心理专业委员会是中国性学会成立时的五个专委会之一。性心理卫生是中国性学会成立前最早在中国开展学术活动的性学科。

性心理专业委员会聘请我国著名的医学心理学前辈，原中国科学院心理所医学心理研究室主任，北京医科大学医学心理教研室主任李心天教授为顾问。自学会成立至2003年期间由朱琪研究员担任主任委员，洪炜教授担任秘书长。2003—2005年由胡佩诚教授兼任主任委员。2005年起至今由洪炜教授担任主任委员。近10年来性心理学专业委员会先后在深圳、北京、海口、大连、丹东、珠海、吉林等地举行了多次学术会议。历次会议的中心议题主要包括青少年青春期性萌动时的心理和行为变化，青少年性健康教育中的心理学问题和成年人的性心理问题，以及性功能障碍的心理治疗和行为治疗等。这些都是我国广大心理工作者在日常工作中遇到的大量性心理问题。如何在实践中深入进行研究和科学应用心理学理论来解决这些问题，对于正确开展青少年性健康教育和维护成年人性健康有着重要意义，因而是当前性心理学科急需重视的一个方面。

第一届：主 任 委 员：朱　琪
　　　　顾　　　问：李心天
　　　　副主任委员：徐斌　郑日昌　金德初　郑学谦

第二届：主 任 委 员：朱　琪
　　　　秘　书　长：洪　炜

第三届：主 任 委 员：洪　炜
　　　　副主任委员：彭晓辉　周　健　周绍辉　杨风池　刘　伟
　　　　秘　书　长：吴任刚

第四届：主 任 委 员：洪　炜
　　　　副主任委员：彭晓辉　周　健　陶　林　吴任刚　刘　伟　周绍辉
　　　　秘　书　长：吴任刚（兼）
　　　　副 秘 书 长：王　颖

（5）性教育专业委员会

中国性学会性教育专业委员会是性学会最早的专业委员会之一，主任委员为崔以泰教授，专委会成员涉及大中小学教师、基层医务人员、各级卫生行政领导。性教育一贯受到吴阶平院士的高度关注，表明了这项工作的重要性，委员会肩负的责任重大。

10多年来性教育专业委员会先后召开了数次学术会议。其中，第一次会议由朱坚教授和性教育专业委员会副主任高德伟教授主持，1998年在太原召开，朱琪秘书长代表中国性学会出席会议。与会代表300余人。第二次学术会议于2002年在上海举办，由崔以泰教授主持会议，代表到会60余人。第三次会议在丹东召开，与性心理、性传播疾病专业委员会联合举办。

专委会主任崔以泰教授受国家教委委托，主编了第一部面向大学生和青年的专著《青年性教育》，并制作成影像作品；高德伟副主任委员的性教育项目成绩突出，荣获国家教学成果一等奖，本人获北京市“五一劳动奖章”；许新东教授等主编的大中小学生性健康系列教材，印数达300万套，这是很惊人的成绩。专业委员会的其他同志，如朱坚教授、储兆瑞教授、孟宪武教授等也都做了很多富有成效的工作。性教育专业委员会已培养出一批年轻的力量，他们将在未来有力地推动我国的性健康教育沿着符合中国国情的方向发展。

第一届：主 任 委 员：崔以泰
副主任委员：许新东　曹胜利　洪嘉禾　朱　坚　江亦曼　高德伟　王绍伯

第二届：主 任 委 员：崔以泰（兼）
秘　书　长：孟宪武（兼）

第三届：主 任 委 员：崔以泰（兼）
副主任委员：许新东　高德伟　张金钟　张玫玫　孟宪武　古　晓
陈晶琦　刘　奇　迟春霞　王　玥　贺英勤
秘　书　长：孟宪武（兼）

（6）青少年性健康教育专业委员会

中国性学会青少年性健康教育专业委员会成立于2002年4月，主要任务是从事青少年性教育的研究、培训、咨询和信息服务，主任委员是陈一筠教授。

青少年性健康教育专业委员会致力于推进学校、社区和家庭对青少年的性健康与生殖健康教育，其目的在于通过非政府组织与政府机构的共同努力全面帮助青少年身心的健康成长，并使他们免于毒品、酒精、违愿怀孕、性病及艾滋病的侵害。

作为向专委会过渡的机构，青少年性健康教育信息中心设立于2000年。“中心”开设了“青苹果”网站，创刊了《青苹果青春期教育通讯》（内刊），开设了“青苹果”咨询热线，开办了“青苹果”家长学校，并继续“少男少女课堂”的教育实践。

2001年，“中心”专家共同编写的国内第一套提供给少男少女和家长的《青春期性健康教育读本》，由人民教育出版社出版，分别在上海、北京和天津进行了试用，获得良好反响。2002年，“青苹果”项目与北京市第二医院合作开设了北京首家“少男少女门诊”，与中国计划生育宣传中心合作开设了“青苹果”网上直播。

2004年，专委会开始与华夏心理网合作筹备青春期性健康项目的远程推展，2004年夏季在深圳建立了“青苹果”项目的南方推展中心。2004年4月，“青苹果”网站被文化部评为优秀文化网站。

第二届：主 任 委 员：陈一筠
秘　书　长：徐震雷（兼）

第三届：主 任 委 员：陈一筠
副主任委员：徐震雷　刘文利　吴若梅
秘　书　长：徐震雷（兼）

（7）性人文科学专业委员会

性人文科学专业委员会也与中国性学会同时成立，首任主任委员徐天民教授。中国古代性文化博大精深，源远流长，与中华民族的文明史一样悠久，有着丰富的宝贵遗产需要我们去发掘、整理、研究。人文科学专委会的第一次活动是沿着古丝绸之路对酒泉魏晋墓、嘉峪关戏楼和敦煌莫高窟三地有关性文化的古迹进行了考察。第二次活动是1999年对四川彭县彭祖山的考察活动。第三届性文化学术研讨会于2000年12月在广东仁化县丹霞山举行，第四次活动是2002年7月以“中国古代性与生殖文化”为主题在云南昆明举行学术研讨会，会后对大理白族自治州剑川县石宝山的阿央白古代女性生殖崇拜遗迹进行了学习考察。在此期间长期从事古代性文化研究的史成礼教授撰写《敦煌性文化》，刘达临教授编撰《中国古代性文化》、《古代房中养申术考》等有价值的著作。刘达临教授创办的《中华性文化博物馆》也历经三迁之后，于2004年4月在江苏同里镇落户。

2009年年度，性人文专业委员会与性教育专委会组织了三所大学（北京大学、北京邮电大学、首都师范大学）的30名学生以及中国性学会的专家、市计生委的领导一起开展主题为《大学生性与生殖健康教育问题及对策》的研讨。刘达临等在2009年一年里，结合各个城市的性文化节或性博览会在福州、上海、青岛、昆明等城市，共举办性文化展8次，包括到同里博物馆参观人数，合计约31万人次；参加了“2009昆明性文化与健康生活博览会”的“云南民俗婚俗展”的设计和展览；参加在台湾高雄举行的“第一届世界华人性学研讨会暨海峡两岸性学学术大会”；主编电子版杂志《华人性人类学研究》。

2010年度的工作，在学术研究方面进行了中外性文化对比研究，已经出版了《中国与日本性文化对比》、《中国与印度性文化对比》、《中国与希腊性文化对比》、《中国与罗马性文化对比》、《中国与埃及性文化对比》等中外性文化对比的书籍。为了研究中华性文化的历史根源与影响因素，刘达临教授等完成了《孔子与性文化》一书的著述。由性人文专委会主任刘新芝申请的《高校的性教育现状及改革对策》获教育部振兴教育科研立项。借了世博会的东风，2010年以来，上海近边各旅游点的参观人数迅速增加，中华性文化博物馆参观人数全年预计可达8万人，比去年增加了30%以上，特别是外国人增加很多。在上海、深圳、苏州办了三次展览。接受了日本友人捐赠的150多件性文化展品，于今年四月赴日本进行了考察与交流，并在本馆专门建立了一个特殊的日本赠品展室，接待了日本的访华代表团。

第一届：主 任 委 员：徐天民
副主任委员：刘达临　方　强　史成礼　徐维廉
第二届：主 任 委 员：刘达临
秘　书　长：王晓燕
第三届：主 任 委 员：刘达临
副主任委员：潘绥铭　李银河　江晓原　储兆瑞　孙慕义
王晓燕　刘新芝　王汝梅　胡宏霞
秘　书　长：王晓燕（兼）
第四届：主 任 委 员：刘新芝
副主任委员：胡宏霞　江晓原　孙慕义　王晓燕　王汝梅
瞿明安　吴　瑛
秘　书　长：王　欢

(8) 中国性法学专业委员会

中国性学会性法学专业委员会于1997年3月13日在北京成立。顾问：巫昌祯、王明迪；主任委员：方强；副主任委员：赵可、张劲松、吴宗宪（兼秘书长）。专业委员会除发展会员外主要进行了下列工作：方强和吴宗宪担任《中国性科学百科全书》“性法学”分支的主编和副主编。方强发表《性法学》、《性的法律调整》、《我国新刑法与性的刑事法律调整》、《论性骚扰》、《性教育问题纲要》、《性未来学雏议》等论文，获得中国性学会开拓奖。吴宗宪为《家庭医学全书》的《性与生殖》分册撰稿，担任《性科学概论》副主编并撰稿，编写《国外罪犯心理矫治》，主编《中国服刑人员心理矫治》，主持翻译《犯罪行为心理学：理论、研究和实践》、《犯罪的影子——系列杀人犯的心理特征剖析》和《司法心理学》，发表《性权力初探》、《中国法律中的色情淫秽规定》、《性骚扰行为探讨》等论文。谈大正主编的《性文化与法》获中国性学会的科技成果二等奖。庞兴华主编《性变态犯罪及其对策》等专著。丁文华等也发表若干性法学论文。方强多次在中国性学会年会报告论文，组织电视节目和展览，应复旦大学等高校邀请讲学。吴宗宪到《中国生殖健康网》和《青苹果红苹果》栏目担任嘉宾，参与《中国性科学》杂志审稿工作。

第二届：主 任 委 员：方 强

秘 书 长：吴宗宪

第三届：主 任 委 员：方 强

副主任委员：贾 宇 吕效中 张北川 谈大正 吴宗宪 张振声

秘 书 长：徐震雷（兼）

（9）传媒专业委员会

中国性学会传媒专业委员会成立于1999年1月，时值天津广播电台《悄悄话》节目开播10周年纪念，时任全国人大常委会副委员长吴阶平专程赴天津参加了这一盛会。10年前吴阶平院士热情支持天津广播电台开创了全国第一个性教育节目。10年来，在《悄悄话》节目主持人王桂芝等的共同努力下，密切联系听众，深入听众生活，为普及科学性知识做了大量开拓性工作，数以千计的听众在《悄悄话》的帮助下排忧解难，成绩卓著，多次获奖。与此同时，广州的《人之初》杂志在普及性与生殖健康知识上也取得了很大成绩。有鉴于传媒在开展性教育上的重要性，传媒界涉及性教育的同仁一致认识到有必要携起手来，加强交流，增进团结，共同为广泛深入地贯彻落实吴阶平副委员长既重视性科学知识普及，又重视性道德教育的一贯主张而不懈努力。

传媒专业委员会主任为王桂芝女士，常务副主任兼秘书长为董玉整。

第二届：主 任 委 员：崔以泰（兼）

秘 书 长：王桂芝

第三届：主 任 委 员：王桂芝

顾 问：郎景和

副主任委员：陈义平（常务） 武 飞 白迺生 张银俊

秘 书 长：陈义平（兼）

（五）会 员

1. 第一届理事会

理事（按姓氏笔画排序）：

北京市 丁 旺 于文明 马博华 王 琦 王光超 王效道 王家璧
王泽民 支峻波 白迺生 孙 甦 孙云晓 孙伯秋 刘一达
刘凤文 朱 琪 朱积川 朱耀华 齐小秋 江亦曼 华杏娥
肖 敏 吴大真 吴艾笑 吴伯平 李曰庆 李世荫 李世棣
李本富 李亚里 李江源 李寅增 李传俊 张永泰 张凤鸣
张荔子 张洪林 宋书功 陈文伯 陈锡唐 郑日昌 周 梅
杨子田 杨文质 郎景和 胡佩诚 赵天德 战立克 徐天民
顾世光 高德伟 曹 坚 曹兴午 曹育明 曹胜利 谢谋宏
康力升 崔晓波 虞瑞先 韩宗敏 霍仲厚 薛兆英 薛福林

蔡瑞康　潘绥铭
上海市　于传鑫　王一飞　王益鑫　乐嘉豫　刘达临　江晓原　金德初
陈德利　姚佩宽　洪嘉禾　耿文秀　蒋蕴芬
天津市　马滕骧　孔令智　傅志宜　郑学谦　孟宪武　赵玉茹　崔以泰
曹开镛
深圳市　王建华　杨向阳　修成娟　潘晓明
河北省　杨洪训
内蒙古自治区　金　玮
山西省　卫　焘　朱　坚　李永德　赵生才
辽宁省　关永琛　朱贵生　姜天正　胡家辉
吉林省　郭勤钱　万　江　樊友平
黑龙江省　马　然　王绍伯　杨真风　李继琦　徐维廉　韩向阳
江苏省　叶顺章　孙晓明　孙慕义　许新东　邵长庚　徐　斌　徐福松
储兆瑞
安徽省　马大任　水厚地　许智权　陆仁康　龚西瑜
山东省　亓天伟　牟汝春　张寄青　张素馨　岳文浩　庞兴华　金维新
秦士德
浙江省　马建青　王金玲　陈绍典　喻华芝　鲍严钟
江西省　丁文华　卢盛波　金之刚　胡廷溢
福建省　李启镛
湖南省　王明辉　李　彪　周一谋　徐立礼
湖北省　卢葆华　刘汝华　李国成　李恩诚　顾　宇　夏文家　章咏裳　舒家振
河南省　乔玉环　傅世珍
广东省　王声涌　石嵩山　朱嘉铭　关勋添　麦庭福　梅　骅
海南省　吴乾纪　林育元
广西壮族自治区　许德欢　李崇成　莫世忠
贵州省　潘美兰
四川省　古　晓　刘志中　张国威　何锌铭　唐孝达　郑启明　薛永新
云南省　穆小丹　熊世杰
陕西省　方　强　朱宏亮　杨梦庚　曹缵孙
甘肃省　史成礼　孟继贤
新疆维吾尔自治区　陈世泰　谷祖善　张耀华　段文伯　高　原

2. 第二届理事会

理事、常务理事（* 为常务理事）：

北京市　丁　旺*　于文明*　马晓年*　马博华　王晓燕　王家璧*　王效道*
王　琦　支峻波*　白迺生　孙伯秋*　孙云晓　刘一达　刘凤文
刘福源*　刘燕池*　刘　英　朱积川*　朱　琪*　朱耀华*　齐小秋*
江亦曼*　江海身　华杏娥*　关宝英　吴大真*　吴艾笑*　吴伯平*
吴宗宪　吴清林　肖燕军*　吕　潘　李元文　李亚里　李传俊

李寅增 何纯香 张闽元* 张荔子* 张凤鸣 宋书功* 李曰庆*
李长安* 李本富* 李伟雄* 张圣芬 张玫玫 张洪林 陈文伯
陈新欣 陈晶琦 陈一筠 周　梅* 郑日昌* 杨文质* 杨华渝
杨凤池* 郎景和* 陈　宝 洪　玮 康力升 康满荣 贾金铭
崔义祥 崔晓波 曹育明 曹胜利 胡佩诚* 姜荣生* 顾世光*
徐天民* 徐震雷* 高德伟* 郭应禄* 曹兴午* 曹　坚* 路文德*
潘绥铭 薛福林* 戴志澄*

上海市 古　晓 朱惠斌 刘永良* 刘达临* 江晓原 乐嘉豫* 陈德利
周剑萍 金德初 姚佩宽 洪嘉禾* 耿文秀 谈大正 樊民胜

天津市 王桂芝* 朱效科 李永志 陈孝婉* 孟宪武* 姚克敏 顾彩云
崔以泰* 傅志宜* 曹开镛* 魏振河

重庆市 何梓铭* 张国威

内蒙古自治区 王炳元

山西省 卫　焘 朱　坚* 朱秀珍 李永德 杜武成 陈　虹 徐计秀

河北省 王增贵 杜洪波 赵晓茂 郑建发

黑龙江省 马　然* 王金印 王溯源 李志刚 李继琦 周　正 金连弘
高彩芹*

吉林省 贺英勤 樊友平

辽宁省 王有权 关永琛 朱贵升 胡家辉 陈洪铎*

江苏省 孙慕义 李　迟 许新东* 张君炎* 杨立舫 何家声 徐　斌
徐福松 储兆瑞

安徽省 马大任 水厚地* 李守田 杨绪斌 汪岳申 陆仁康* 冀荣俊

山东省 亓天伟 刘　杰 牟汝春 张寄青* 岳文浩* 庞兴华 赵铁锁
孙　伟 张北川

浙江省 王战标 王金玲 李　鲁 周　昆 许　毅 陈绍典* 鲍严钟
薛大奇

江西省 丁　玫 卢盛波* 胡廷溢*

福建省 李启镛

湖南省 王明辉 尤昭玲 文德元 陈其华 周一谋 徐立礼 李　彪

湖北省 卢葆华 刘汝华 李国成* 李思诚 顾瑜琦 夏文家* 夏明珠
熊承良 章咏裳

河南省 于建斌 乔玉环 赵　谦 傅世珍*

广东省 邱鸿钟 石嵩山 关勋添 朱嘉铭* 李德胜 张　枫* 陈义全
陈义平 周庆葵 郑佩华 吕海沐

深圳市 杨向阳* 陶　林 潘晓明 修成娟

海南省 韦茂国 张祖洪 吴乾纪* 周绍辉 韩启光 董德欣

广西壮族自治区 李崇成 莫世忠

贵州省 潘美兰* 李开才 青成言 沈寅初 雷世光

四川省 刘光蓉 刘志中 李　智* 肖新民 张思孝* 林金队 罗维荣
赵小文* 雷贞武

云南省　叶之龙　冯忠堂*　程传贤　熊世杰
陕西省　方　强*　王　慧　王明旭　朱宏亮*　邵国光　赵　伟
甘肃省　张厚善　孟继贤*　陈一戈　周葆龄　郑文彬　徐春茂
新疆维吾尔自治区　谷祖善*　张耀华*　徐西英　魏兴甫
西藏自治区　李长山*

3. 第三届理事会

理事、常务理事（*为常务理事）：

北京市　马晓年*　马博华　王家璧*　王晓燕*　王　琦*
王　旭　王传航　支峻波*　邓庶民　白迺生
白文俊　孙柏秋*　孙云晓　关宝英*　江海身*
吕　璠*　刘跃华*　刘成宝　刘凤文*　刘　英
刘福源*　刘　流　刘泽军　刘彦明　朱积川*
朱　琪*　安宝华　朱耀华*　齐小秋*　华杏娥*
李元文*　李曰庆*　李本富*　李海松　李长安*
李传俊　李寅增　李伟雄*　李红霞　吴大真*
吴宗宪　吴清林　邸晓兰　何学酉　张闽元
张玫玫*　张　远*　宋书功*　姜　辉　钟波天
钟　伟　陈一筠*　陈宝英*　陈晶琦　陈　生
郑日昌*　郑占才　杨凤池*　杨元智　周　梅*
周　平　胡佩诚*　洪　炜*　贺占举　徐天民*
徐震雷*　晋红中　耿玉田　郭应禄*　陶庆军
贾玉森　贾金铭　高德伟*　康满荣　崔义祥
曹兴午*　曹育明　曹健荣　韩树荣　雷鹏程*
廖秦平　潘绥铭*　潘心富　潘淑珍　薛福林*
戴志澄*
上海市　古　晓　刘永良*　刘达临*　江晓原*　乐嘉豫
孙常敏　陈德利　金德初　洪嘉禾　耿文秀
姚佩宽　谈大正　樊民胜
天津市　王桂芝*　朱效科　刘援朝　李维云　陈孝婉*
孟宪武*　林明雄　张长有　张金钟*　姚克敏
顾彩云　崔以泰*　曹开镛*　傅志宜　魏振河
重庆市　关仁龙　陈雅棠*　吴小翎　张国威
内蒙古　王炳元
山西省　于明江*　闫　光　朱秀珍　李永德　杜成武
陈　虹　郝　敏　徐计秀
河北省　王增贵　刘春英　杨书文　杜洪波*　周伟文
赵晓茂
黑龙江省　马　然*　王福学　刘　潜　李继琦　金连弘
孟凡杰　郭　砾　高彩芹*

吉林省　王占东　刘兴天　贺英勤*　梁锐军
辽宁省　王有权　王　河　朱贵升　陈洪铎*
江苏省　毛俊同　孙慕义　许新东*　张君炎*　杨立舫
　　　　徐福松　徐元诚　储兆瑞*　谭钊安
安徽省　水厚地*　刘　晔　余元勋　杨绪斌　冀荣俊
　　　　戴　宁
山东省　亓天伟　刘　杰　孙　伟　张寄青*　张北川
　　　　岳文浩*　赵铁锁　赵升田
浙江省　王战标　王金玲　许　毅*　陈昭典*　李　鲁
　　　　周　坤　鲍严钟　薛大奇　郑佑君
江西省　丁　玫　卢盛波*　胡廷溢*
福建省　李启镛
湖南省　尤昭玲*　文德元　陈其华　杜乾君　何清湖
　　　　肖　嵘
湖北省　卢葆华　李国成*　李恢樵　李红发　张　杰
　　　　杨为民　夏文家*　顾瑜琦　戚玉才　彭晓辉
　　　　熊承良
河南省　于建斌　尹光文　乔玉环　李红文　李振鲁
　　　　赵　谦　郎鸿志　傅世珍*
广东省　朱嘉铭*　李晋兴　李德胜　张　枫*　张培忠
　　　　陈义平*　陈义全*　陈永锋　邱鸿钟　杨道本
　　　　周庆葵　郑佩华　涂瑶生　黄效德　蔡建明
深圳市　李红联　陶　林*　卿海波　潘晓明
海南省　张祖洪*　胡达吉　白志明　岑　松
广西壮族自治区　朱名媛　莫世忠
贵州省　李开才　青成言　黄　林　雷世光　廖昌辉
　　　　潘美兰*
四川省　吕重九*　刘光蓉　李　智*　肖新民　沈传勇
　　　　张思孝*　林金队　赵小文*　雷贞武　熊　庆
云南省　冯忠堂*　程传贤　熊世杰
陕西省　方　强*　王　慧*（女）　王明旭　朱宏亮*　刘　凡
　　　　邵国兴　曹赞孙（女）　董协良
甘肃省　（暂缺）
新疆维吾尔自治区　田如玮*　李红乐　张维明　黄卫东　普雄明
西藏自治区　李长山*

4. 第四届理事会

常务理事：

北京市　马晓年　王　琦　王万良　方　俊　庄　弢　关宝英　江海身　朱积川　吕　璠
　　　　刘跃华　刘新芝　李曰庆　李元文　李本富　宋书功　吴大真　张玫玫　陈　剑

陈一筠　姜　辉　洪　炜　胡佩诚　贺占举　徐震雷　薛福林

上海市　孙常敏　江晓原

天津市　张金钟　孟宪武　王桂芝

重庆市　吴小翎　陈雅棠

广东省　张　枫　陈义平　陈义全　董玉整　黄效德

江苏省　王心如

山西省　于明江

安徽省　水厚地

江西省　卢盛波

陕西省　朱宏亮　毕　成　董协良

山东省　孙　伟　张寄青　赵升田

四川省　李　智　步　宏

浙江省　薛大奇

河北省　杜洪波

海南省　张祖洪

新疆维吾尔自治区　阿不都热依木·阿不都拉

甘肃省　陈一戎

深圳市　陶　林　潘晓明

湖北省　熊承良

云南省　冯忠堂

理事：

北京市　廖秦平　李汉中　邸晓兰　李红霞　钟　伟　王　瑾　安宝华　耿玉田　刘成宝
吴清林　康满荣　苏国忠　曹育爱　陈晶琦　吴任钢　贾金铭　崔义祥　彭彧华
官锐园　张晓纪　李传俊　刘彦明　杨风池　韩树荣　陶庆军　李海松　贾玉森
赵　广　郑占才　王　昕　谢志强　王　玥　蔺德刚　方　刚　张振声　郭晓飞
王　岳　刘文利　于承良　于同清　王　颖　尚玉芬　苏　英　郝树伟

上海市　杨　雄　古　晓　谈大正　樊明胜　段锦宏　段　涛　胡宏霞

天津市　王建宇　车雅敏　刘　强　黄德懿　张长有

重庆市　关仁龙

广东省　曾凡钦　邱鸿钟　涂瑶生　郑立新　张　滨　蔡建明　刘小敏

内蒙古自治区　毅　和　王炳元

江苏省　徐元诚　杜文东　王惠娟　曹宁校　刘保恩

安徽省　程东建　冀荣俊　徐元勋

江西省　陈胜辉

陕西省　王振原　吕效中　王明旭　石　涛

山东省　赵铁锁　孟　彦　张北川

四川省　贺廷富　胡　珍

浙江省　许　毅　李　鲁　韩似萍　郑佑君　吴章穆

河南省　尹光文　李振鲁

河北省　刘春英

新疆维吾尔自治区　白玉玲
湖北省　顾瑜琦　朱长虹　彭晓辉　戚玉才
湖南省　何清湖　陈其华
福建省　江剑平　张小金
贵州省　青成言　黄　林
广西壮族自治区　朱名媛
山西省　杜武成　徐计秀
吉林省　贺英勤
黑龙江省　郭　砾　彭　涛
辽宁省　周　健　王　和　高兴华　陈守义
云南省　张瑞宏　陈明清　秦国政　瞿明安　吴　瑛
甘肃省　张泾平

二、性科学相关团体机构

（一）中国性病艾滋病防治协会

中国性病艾滋病防治协会（Chinese Association of STD&AIDS Prevention and Control）是团结组织广大医务工作者、社会各界人士参与性病、艾滋病防治活动的全国性的社会团体，于1993年11月30日成立于北京。当时鉴于早已基本消灭的性病在中国又再度流行、日益蔓延，艾滋病也开始在中国出现，严重威胁人民的身心健康，而性病、艾滋病均属于社会性传染病，其防治工作绝非卫生部门能够单独解决，必须动员社会力量，在有关单位密切配合下，实行综合治理，齐抓共管，才能达到预防与控制的目的。为此成立了中国性病、艾滋病防治协会。其主要任务是：组织协调多部门、多行业、多领域的社会团体和各界人士，协助政府积极开展性病、艾滋病的社会防治；大力普及防治性病、艾滋病的科学知识，提高全民的自我防护意识；面向社会开展健康教育及咨询服务；开展性病、艾滋病防治学术交流活动；组织重点学术课题的研究与科学考察；开发和推广性病、艾滋病防治的新技术、新方法，提供信息及技术咨询服务；编辑出版性病、艾滋病专业期刊、书藉、科普读物、宣传品及音像资料；为政府部门制订性病、艾滋病防治措施、政策与法规提供咨询意见和科学依据；评审奖励性病、艾滋病防治工作的先进工作者、优秀科技成果及论著；维护性病、艾滋病患者的合法权益，免受社会歧视；发展建立国际合作，促进国内外学术交流等。协会的理事会由卫生、公安、民政、司法、财政、外交、教育、劳动、农业、工商管理、新闻广播、民航、法制、计划生育、旅游、解放军总后勤部卫生部、武警卫生部、全国总工会、妇女联合会、青年组织、残疾人联合会等有关部门的代表以及性病和艾滋病防治专家、学术团体、企业界人士共二百余人组成。在第一届理事会上，钱信忠当选为会长。第二届理事会会长为戴志澄。第三届理事会会长为戴志澄。第四届理事会会长为沈洁。协会设有学术交流委员会、健康教育委员会、国际合作委员会、科技开发委员会、资金筹集委员会。协会编辑出版的《中国性病艾滋病防治》杂志于1995年9月创刊，向国内外公开发行。

（二）中国国家预防和控制艾滋病专家委员会

中国国家预防和控制艾滋病专家委员会（National Expert Committee on AIDS Prevention and Control in China）是为预防和控制人类免疫缺陷病毒感染和艾滋病流行所设立的为政府有关部门提供咨询和决策依据的专家机构。该委员会在卫生部、国家计划委员会、财政部、国家中医管理局、解放军总后勤部卫生部、全国爱国卫生运动委员会办公室的支持下，于 1990 年 9 月 25 日在北京成立，由来自中央、地方、部队科研教学和医疗预防机构的病毒学、流行病学、中医、临床、卫生管理、免疫学、药理学、性病防治、儿童少年卫生、社会医学等方面的 36 名专家组成，2 名秘书负责日常工作。第一任主任委员为中国预防医学科学院院长陈春明。第二任主任委员为戴志澄。第三任主任委员为戴志澄。第四任主任委员为张文康。委员会下设监测和实验室技术、生物医学研究、临床医护管理、健康教育和社会行为研究四个分委员会。专家委员会的主要职责是：对预防和控制人类免疫缺陷病毒感染和艾滋病的方针、政策和重大组织、技术措施、科研、培训计划、重点研究项目等提出建议；对国家预防和控制艾滋病规划进行技术审评；为全国预防和控制艾滋病活动提供技术指导。各分委员会将根据工作需要开展活动，要定期举行会议，总结和交流工作进展的情况。艾滋病的预防和控制涉及面广，需要多部门多学科通力合作才能有效地进行，成立国家预防和控制艾滋病专家委员会的目的就是要发挥各学科专家在预防和控制艾滋病工作中的积极作用，为中国制订预防和控制艾滋病的方针、政策、技术规范等献计献策。

（三）卫生部性病专家咨询委员会（中国）

卫生部性病专家咨询委员会（Expert Advisory Committee on STD, Ministry of Public Health（China））是卫生部下属的一个专业咨询委员会，成立于 1986 年 7 月 22 日。其主要任务是：进行性病防治决策的咨询，进行学术交流，编辑科普读物和普及科学知识，负责性病防治的技术指导和检查监督工作。咨询委员会的办事机构设在中国医学科学院皮肤病研究所（南京）。第一届咨询委员会由吴阶平、马海德、李洪迥、王光超任顾问，叶干运为主任委员，陈锡唐、徐文严、龙振华为副主任委员。第二届咨询委员会由吴阶平、李洪迥、王光超任顾问，叶干运为主任委员，陈锡唐、徐文严为副主任委员。咨询委员会在卫生部的领导下每年举行一次例会，分析全国性病的流行与防治现状，并围绕专题进行研讨与论证，向卫生部提出咨询建议。先后对《全国性病监测工作实行方案》、《梅毒、淋病诊断标准及治疗方案》、《全国性病防治管理办法》、《性病防治宣传提纲》、《全国性病防治“八五”规划》等文件进行了讨论，提出了修改意见。对《性病防治手册》、《性病防治资料汇编》等书刊进行了编审工作。咨询委员会还多次组织部分委员去全国各地调查了解当地的性病防治情况，进行现场技术指导。此外，咨询委员会对开展性病的健康教育、科学研究、学术交流、诊断试剂、治疗药物、治愈标准、医疗市场的整顿等问题提出了建议，起到了卫生部在性病防治方面的参谋助手作用。

（四）全国性病麻风病控制中心（中国）

1986 年 7 月 14 日卫生部决定由中国医学科学院皮肤病研究所（南京）作为全国性病防治研究中心，其主要任务是：负责全国性病防治与监测的指导工作，制定全国性病防治规划、技术标准和方法，培训专业技术骨干，开展性病宣教工作，编辑性病宣传资料与刊物，负责国际间性病方面的学术交流，承担卫生部性病专家咨询委员会的组织工作。中心由皮肤病研究所徐文严所长兼任主任，邵长庚为副主任。1993 年 4 月，改由叶顺章兼任主任，张君炎为副主任。1994 年 4 月，卫生部决定将全国性病防治研究中心与该所负责的麻风康复办公室和麻风疫情监测总站等机构统一调整，合并为全国性病麻风病控制中心（National Center for STD & Leprosy Control），由叶顺长兼任主任，张君炎、李文忠为副主任，并由叶干运、徐文严、邵长庚组成专家室。控制中心的职责与任务是：负责全国性病、麻风病防治研究工作的技术指导和防治效果的评估，为卫生部制定防治对策提供科学依据；承担全国性病麻风病的健康教育和业务培训工作；承担全国性病麻风病的疫情统计报告和流行病学监测工作；承担国内外性病麻风病的科技信息和学术交流；负责卫生部性病麻风病专家咨询委员会的日常工作；承担卫生部交办的其他任务。

（五）中国环球性病艾滋病基金会

中国环球性病艾滋病基金会［The Global Foundation of STD & AIDS (China)］是致力于性病和艾滋病防治的非营利的公益性的民间组织。其宗旨是在民间募集基金，用于性病、艾滋病的防治和研究，为造福人类作出贡献。具体任务为：①与国内外一切友好团体、单位和个人建立联系和合作；②为性病、艾滋病的防治研究筹集基金；③进行性病、艾滋病的防治宣传工作和研究工作；④筹建性病、艾滋病的综合研究基地和中西医结合的临床研究中心；⑤奖励在性病、艾滋病防治研究中作出贡献的优秀人物；⑥促进学术和技术交流，培训人才；⑦科技开发。

该会由北京、上海、重庆、郑州、广州、深圳、香港、澳门等地一大批热心于性病、艾滋病防治的社会团体、单位和各界著名人士共同发起，于 1989 年 11 月正式成立。首届荣誉会长为荣毅仁、姬鹏飞、朱学范、费孝通，会长为钱信忠。基金会由理事会和常务理事会领导，理事会下设总部办公室、学术委员会、秘书处和基金管理委员会。

三、性科学地方学会（协会）

（一）上海市性教育协会

上海市性教育协会，原名上海市性教育研究会，是我国最早的普及性科学知识的群众性团体，成立于 1986 年 6 月，隶属于市计划生育协会，属二级学会。1992 年申报为一级协会，并改为现名，名誉会长吴阶平，会长洪嘉禾。上海市性教育协会挂靠在市计划生育委员会，业务管理部门为市教育委员会。1998 年 4 月换届，会长刘永良，秘书长沈龙英。共有理事 49 名，顾问 12 名，会员近 300 人，来自教育、医疗、卫生、计划生育及社会科学等各个方面。下设3个学组：社会性教育组、学校性教育组、研究与交流组。内部出版物：《性教育与生殖健康》（季刊）。现任会长孙常敏，秘书长沈龙英。

（二）广东省性学会

广东省性学会正式成立于1989年8月，原名广东省计划生育与性教育研究会，1999年经批准改为现名，是中国较早成立的省级性学会。学会已先后组成了三届理事会。理事会下设性医学、性科学普及、性社会学、性教育、性保健品等五个专业委员会。学会在理事们的共同努力下，群策群力做了许多有益的工作，在全国较有声势和影响：①出版著作和影音作品；②在媒体中设置有关性教育专栏及性教育专稿；③举办各类学习班、讲座；④举办性教育展览；⑤办了三件"广东第一次"的大事；⑥科学研究；⑦缩印了广东省性学会《学会通讯》；⑧承办全国性学会议；⑨联合主办四届"全国计生、性与生殖保健用品展销订货会"；⑩举办2003年首届全国（广州）性文化节，并成为时至今日具有影响力的性文化节。

广东省性学会的总任务是通过科学探索，研究符合当前我国国情的性文化模式。研究的范围包括性医学、性生理学、性心理学、性社会学、性人类学、性教育学、性法学、性伦理学、性史学、性药学等。广东省性学会一贯注重组织建设。设立了性医学、性科普教育、性社会学、性教育、性保健品、性心理六个专业委员会，吸纳了一批热心性学事业的专家、学者。2006年11月，广东省性学会第三届理事会进行了人员的调整。现有顾问4人；正副会长9人（会长张枫，副会长朱嘉铭、梁桂全、邱鸿钟、涂瑶生、黄庆勇、陈义平、陶林、董玉整）；正副秘书长5人（秘书长董玉整，副秘书长黄效德、李继红、张劲松、王树棠）；常务理事34人；理事95人；会员256人，会员单位19个。韶关市、深圳市、东莞市等市级性学会也相继成立，推动了基层的性文明建设。

广东省性学会成立近20年来，坚持正确的研究方向和价值导向，贯彻"百花齐放、百家争鸣"的方针，紧密团结省内外相关学科的专家、学者和计划生育、医疗卫生部门的工作人员，针对不同的个体和不同的群体，多层次、多领域地开展性学研究，为普及计划生育基本国策、宣传先进性文化、弘扬性科学、促进人民群众性健康、预防性病艾滋病、倡导正确的性道德、开展性教育等方面作出了积极贡献。同时，广东省性学会积极开展学术研究交流和社会活动，至今已经成功举办了16次学术年会，为加强自然科学与社会科学工作者的团结协作以及各相关科学的横向联合，极大地发挥了群众性学术团体的积极作用。

1999年6月，经广东省委组织部批准，广东省人口与计划生育委员会主任张枫兼任广东省性学会会长。此后，广东省性学会开展各种活动积极进行科普创作，主编、参与创作出版了众多科普作品，并借助广播、电视、报刊，广泛宣传性科学知识，倡导先进的性文化。据不完全统计，广东省性学会会员陆续出版书籍36本（册），在29家刊物、24种报纸上发表文章1500多篇，出版影音作品6个，承担国际合作科研项目2项，广东省政府直接拨款项目10项。在张枫主任的直接领导下，2003年开始，广东省性学会参与主办一年一届的全国（广州）性文化节。由于内容丰富，组织得力，性文化节越办越红火，它已被打造成为广东省文化和经济发展的一个亮点。

从2006年开始，广东省性学会每年结集出版专家、学者的优秀科研成果，名为《广东性学报告》。其中，由广州出版社出版的《2007广东性学报告》被评为全国城市出版社优秀图书。

广东省性学会十分注重性文化理论建设和实践运用。现任会长张枫是中国性学会副理事长、广东省人民政府副秘书长、省政协委员、省人口计生委党组书记、主任。性文化建设是全面建设小康社会、体现以人为本、人与社会和谐发展的需要。广东要成为文化大省，建设性文化。有了性和谐便有了夫妻的和谐，夫妻和谐了家庭就和谐，而家庭和谐能够促进社会和谐。

2008 年，张枫主编的《性文化建设概论》一书由广州出版社正式出版。这是目前探讨性文化建设的学术专著。全书 46 万字，深入探讨性文化的本质属性、内在结构，以及性文化建设的基本原则和方法。详细叙述了家庭、学校、单位、社会和个人性文化建设的主要内容和途径；介绍了世界各地性文化建设的基本经验，并对广东多年来加强文化建设的实践进行了系统的总结分析。此书出版后，得到专家学者和社会各界的一致好评。从事计划生育工作 20 多年，2008 年张枫会长获得人口文化界最高级别政府奖——第六届中华人口奖。

（三）山西省性学会

山西省性学会成立于 1995 年 10 月，下设性医学、性心理、性传播疾病诊治、性生殖健康、性中医、性人文学科、性传媒、性教育等八个专业委员会。十五年来，在山西省科学技术协会的领导下，团结全省性科学工作者，借鉴国外优秀成果，发掘祖国性学遗产，研究发展性科学，促进性科学的普及，提高人民健康水平和生活质量，增强婚姻家庭幸福和社会安定团结，为繁荣社会主义科学文化、加强社会主义精神文明建设做出了一定的贡献。

学会自成立以来，多次在军营和校园举办“人格教育与性健康教育”；出版性健康教育、性医学等科普书籍 11 本，并制作了青春期教育 VCD；在山西医科大学、山西省职工医学院等高等院校及中学开展性健康教育；学会经常派人在山西省健康之声广播电台“零点悄悄话”栏目中做嘉宾主持，宣讲性知识、回答性问题；在《山西健康报》开设“性与健康”、“情感世界”、“婚育指南”等栏目，每年发表文章 300 余篇；在中国性学杂志上发表文章 20 余篇，全国学术会议交流文章 60 余篇，举办山西省性学会学术研讨会百余次，承办全国学术会议 2 次，交流文章 400 余篇，参加人数 1000 余人次；开办性医学门诊，解决了病人的许多实际问题。

山西省性学会历届领导名单：

第一届（1995.10—2007.5）

理事长：朱坚；副理事长：李秀莲、黄环英、卫涛、王照奎、张竞思、孙广华、段发愚、路华；秘书长：杜武成；副秘书长：徐计秀、吕永安。

第二届（2007.6 至今）

理事长：于明江；副理事长：徐计秀、杜武成、李海潮、赵宝新、梅志强、谭恩惠；秘书长：杜武成（兼）；副秘书长：刘俊生。

（四）广西壮族自治区性学会与桂林市性学会、柳州市性学会

广西壮族自治区性学会于 20 世纪 90 年代后期开始筹建，筹委会主任为自治区原卫生厅厅长蓝馨芳。筹备期间在性医学、性病艾滋病预防、性健康教育等方面开展了一系列工作。2005 年后，广西壮族自治区性学会正式成立，由蓝馨芳任会长。于 2008 年 10 月 20 日至 23

日，首次承担中华慈善总会、中国教育学会的“中国青少年艾滋病防治教育工程广西全民行动”大型慈善公益活动。意在加强与国际性学界的学术交流和合作，提高广西性学研究水平，促进国民性健康，普及性知识，防治性疾病和做好艾滋病防治教育，倡导健康、安全的性行为，反对性的迷信和愚昧，让身体享受性快乐，人人拥有性健康。并在广西南宁举行“中国青少年艾滋病防治教育工程广西全民行动新闻发布会暨2008广西国际性学高峰论坛”，邀请国内外著名性学专家前来参会和讲学。参加会议代表：有关性学及相关专业的专家学者及专业人员（男性科、泌尿外科、妇科、生殖医学与计划生育、内分泌科、皮肤性病科、心理学科、精神病科的医护人员，大中小学教师、工青妇及其他社会工作人员、其他相关人员），相关行政机构和企业代表。

柳州市性学会成立于1994年，会长是黄雄飞，常务副会长兼秘书长是黄立奇。

桂林市性学会成立于2000年3月30日。较为系统地展开了工作。在组织工作方面：①桂林市性学会共发展城乡医疗卫生、机关、学校、企事业单位会员160人。②担负中国性科学杂志社广西区联站工作。在广西发展了中国性学会会员，发动订阅学习《中国性科学》杂志及性学专著，组织学习《青苹果》期刊及《人之初》杂志。收集撰稿供给杂志社。③主动在桂林及广西内发起报名80人，并组建了广西性学会筹委会在桂林开大会，再配合在南宁成立广西性学会及开展的国内外性学会交流活动，联络了柳州市、玉林市等广西有关城市开展性学工作。在科普宣传工作方面：①在桂林广播电台做节目，在桂林广播电台定期进行性健康教育及象山夜话节目，受益万人以上。②在桂林市开展大型世界艾滋病日、男性健康日、性权利日的性健康宣传教育活动，受益万人以上。③在社区单位开展性德、性商、性心理、性健康、性养生、性科学咨询工作，针对群众需求及事业发展需要，举办大型防治性病爱滋病活动，发放宣传资料和用具，价值10余万元，得到人民群众的好评。在学术活动工作方面：①组织18人次参加国内外有关性学术活动，在本市举办年会或国内外性学术研讨活动及免费技术培训班11次，参加3000人次，每次有主题、有主讲人、有光盘、有讲义或论文，共出论文集3集，发表论文200余篇。②应用优良学术技能，认真支持和帮助市、县及有关医院开展性医学治疗工作。③本学会评出性学先进工作者30人，被评为中国性学会先进性学工作者2人。在科学研究工作方面：根据专家特长，开展了性健康教育研究，中医、西医、中西医结合治疗不孕不育症研究，生殖健康研究，皮肤性病防治研究，在中国性科学杂志及专业杂志上发表论文10篇，出书2部。兴办性学会及健康门诊部，是桂林市唯一应用、推广、培训性学新技术的基地。推动了本市性医学工作开展，并保证了学会开展日常工作的经费。

桂林市性学会第一任会长：朱名媛；副会长：谭武（常务）、莫世忠、阳锦峰、黄婉新、程贞玉、胡秀英、田连宝；秘书长：黄婉新；副秘书长：杨宁。第二任会长：朱名媛；副会长：陆安权（常务）、唐建军、张振开、陶然、杨斌、王新卫、李德宪、杨燕伟、于江、杨宁、黄婉新、韦敏；秘书长：杨宁；副秘书长：黄维，黄婉新。

（五）天津市性科学协会

天津市性科学协会成立于1995年1月6日，是我国成立较早的性科学社团组织之一。天津市性科学协会的性科学工作者为普及性知识，推进性教育，扫除性愚昧，预防性罪错，防治性疾病，弘扬性文明做了大量切实有效的工作；在净化社会风气，增进婚姻家庭幸福，促进社会安定团结等方面作出了应有的贡献。会长由原天津医科大学党委书记崔以泰教授担任，秘书长是孟宪武教授。

天津市性科学协会得到天津市德高望重的老领导老专家热情支持，原市人大常委会主任石坚、副市长陆焕生、科学院院士吴咸中等担任了协会的名誉理事长或顾问。协会成立以来做了大量卓有成效的工作，天津市的性科学工作者先后在国际、国内性科学学术会议和性科学杂志上发表了较多论文，在防治性传播疾病，治疗性功能障碍、治疗不孕不育以及性心理障碍等方面不断取得成绩和发展；特别是在性健康教育方面，出版了《青年性教育》等专著及大量科普作品；举办了性健康教育展览和数十次性健康教育讲座；与天津市性科学协会密切合作的天津电台《悄悄话》是全国著名的性科学知识普及节目。

（六）辽宁省性学会（筹）与辽宁省性医学专业委员会

辽宁省预防医学会性医学专业委员会成立于1995年12月，挂靠于辽宁省妇幼保健院，中国性学会理事、性心理咨询专家朱贵升教授为主任委员。性医学专业委员会成立后代行辽宁省性学会筹备委员会职责。2002年辽宁省妇幼保健院再次向辽宁省卫生厅申请成立辽宁省性学会。2004年辽宁省妇幼保健院副院长、主任医师李贵民接任辽宁省性医学委员会主任委员，并联络从事试管婴儿发展工作的苏静女士等卫生、计划生育、教育界人士筹建辽宁省性学会。在辽宁省性学会筹建过程中，中国性学会常务理事、中国工程院陈洪铎院士及省内中国性学会理事王有权、郭勤、胡家辉等给予了大量帮助。

多年来辽宁省性医学专业委员会围绕性与生殖健康服务开展工作，曾举办涉及婚检医师、婚前卫生咨询、性传播疾病、男科实用技术等的培训班，累计培训学员2000多人次。此外，辽宁省性医学专业委员会还致力于性学的科学普及工作，先后出版发行了十余种性学科普读物。

（七）云南省性学会

云南省性学会在中国性学会的指导和支持下，经云南省科协和民政厅的批准，于2004年10月在昆明成立。首任会长由昆明医学院院长兼党委书记冯忠堂担任，副会长兼秘书长由程传贤教授担任。

云南省性学会成立后将根据学会章程，结合当地实际情况积极开展活动。云南是艾滋病的重灾区，在普及性科学知识，开展性病、艾滋病预防工作的同时，特别要结合民族众多的特点，努力做一些具有云南特色的工作。

（八）北京市性健康教育研究会

北京市性健康教育研究会于1995年12月18日成立。“研究会”挂靠在首都师范大学，北京市人大常委会陶西平副主任任名誉会长，首都师范大学高德伟教授任会长，秘书长是张玫玫教授。研究会下设性教育与性人文、性心理与性医学、性咨询与性治疗三个专业委员会，分别挂靠在首都师范大学、北京同仁医院和清华大学玉泉医院。研究会的主要任务是性教育和性咨询、性治疗和性学研究等。近年来开展了不同年龄段的性教育，编写出版了多种性教育图书，广泛进行了国内外的学术交流，去多个国家学术考察；开展各级性教育师资培训，进行了大量的性咨询和性治疗，以及预防性病与艾滋病的宣传教育活动。研究会从成立的第一天起开始探索符合中国国情的具有社会主义特色的性教育模式，并在此基础上广泛开展性教育工作，收到了良好效果。研究会配合首都师范大学的性教育创建了我国第一个“性健康教育副修专业”，并依此模式开展和推动其他性教育活动。

现会长为首都师范大学副校长王万良，副会长是张玫玫，秘书长是钟天波。

（九）四川省性学会

四川省性学会成立于1997年，理事长是吕重九，副理事长兼秘书长是张思孝，副理事长是赵小文、雷贞武、霍大同，常务理事32人，理事44人。下设男性学、女性学、人文社科、性健康教育四个专委会，会员人数488人。

2007年4月22日，四川省性学会第三届会员代表大会在四川大学举行，来自全省各地的会员代表近200人出席了会议。学会自成立以来始终坚持以“发展性科学、普及性教育、提倡性文明、促进性健康”为宗旨，为四川省的精神文明建设作出了重要贡献。2006年12月6日，四川省性学会的性社会学、性心理、性教育专业委员会在成都电子机械高等专科学校成立。该专委会挂靠在四川省教育厅人文社科重点研究基地——四川性社会学与性教育研究中心，在成都电子高专领导的大力支持下，在中心和专委会的努力下，作出了许多成绩。特别是对四川省学校性教育的推行作出了大量贡献，取得了较好的社会效益。

大会还选举产生了第三届理事会。四川大学副校长步宏教授当选为四川省性学会第三届理事会理事长，华西医大附二院党委书记贺廷富当选为秘书长。胡珍教授当选为常务理事，王进鑫教授当选为理事。

学会开展了多种形式的学术交流，每年均举行学术年会，与此同时参与了性医学、性健康教育的各种科普活动和社会服务活动，组织继续教育项目培训班，在各种传媒上开展讲座、咨询和学术报告。

（十）甘肃省性科学学会

甘肃省性科学学会成立于1992年7月，是我国较早成立的地方性学会之一。首任会长为我国著名的性学家史成礼教授。学会成立后开展一系列学术研究和性教育活动，会员积极撰写科普文章宣传科学的性知识，举办性教育展览。1995年，甘肃省性科学学会下设抗衰老、性功能康复和性病防治三个专业委员会。研究范围有性医学、性心理学、性社会学、性伦理学、性教育学、性法学、性美学、残疾人性问题等。针对不同的个体和不同的群众层次，多层次地开展性教育。主要任务：防止青少年性犯罪，树立正确的性观念，推行计划生育，全方位防治性疾病等。学会下设宣传部、业务部、学术部和编辑部。学会成立后曾先后两次考察敦煌学中的性问题，为此于1993年8月召开了国际性的《中国古代丝绸之路性文化考察座谈会》，来自港、台等地的性学家有22人，台湾《中国时报》记者张平宜作了10次报道，史成礼发表了《敦煌性文化》12个专题研究，获得内地和港、台专家的高度评价。2004年甘肃省性科学学会经过整顿换届，产生了新的领导集体，周葆龄任会长，吕阳任常务副会长，周临君任秘书长，史成礼教授任学会顾问。2006年8月24日，甘肃省性科学学会召开会员代表大会，选举产生了新一届理事会成员。学会聘请著名性学专家史成礼担任名誉会长，顾问孟继贤、刘国栋，著名泌尿外科专家陈一戎当选为会长。大会还选举产生了副会长10人，常务理事12人，理事62人。常务副会长为吕阳，副会长傅梧、王春丁、周玲、王志平、安平、孟蕾、高云荷、史葆光、周葆龄，秘书长为张泾平，副秘书长为杨志伟。

（十一）江苏省性学会

江苏省性学会成立于1996年5月，理事长许新东教授，副理事长兼秘书长储兆瑞教授，现有会员620人，其中300人有副高职以上职称。学会自成立以来，积极开展性科学研究，编写性教育教材，广泛普及性健康教育，开展性健康咨询，注重理论联系实际，积极提出咨询建议，为党政机关决策服务。学会每两年举行年会一次，每年参与12月1日的世界艾滋病日大型社会公益活动。学会团结广大会员、理事，组织多种形式的调究、考察和社会服务活动，成为江苏省推进性科学研究和创建性文明风尚的有生力量。

现任理事长为王心如教授，秘书长王慧娟教授。

（十二）安徽省性学会

安徽省性学会于1991年成立，水厚地、陆仁康、马大任等51人组成第一届理事会。2002年改选换届，省人大常委会副主任苏平凡任名誉会长，水厚地为常务副会长，余元勋、冀荣俊、何光远为副会长，秘书长是刘晔。现有会员260人，理事62人，其中常务理事21人，下设性医学、性心理、性教育、性传播疾病、生殖医学、中医男性学6个专业委员会。现任会长水厚地，秘书长程建东。

（十三）吉林省性学会

吉林省性学会成立于2003年10月13日。理事长梁锐军，副理事长兼秘书长贺英勤。现有会员198人、团体会员9个，理事会31人，常务理事11人。学会下设办公室、学术开发部、组织培训部等。学会还将根据发展需要设置相关专业委员会。吉林省性学会的成立，标志着吉林省在性科学研究、性科学教学普及方面进入了一个新的阶段，必将对繁荣吉林省的科学文化事业和社会主义精神文明建设起到积极的推动和促进作用。

吉林省性学会从1998年开始筹建以来，做了大量卓有成效的工作，先后编写了性教育及生殖健康科普宣传品近10种，积极为各中学培训师资，承担性健康心理咨询工作，开设生殖健康网站，进行国内学术与技术交流等。吉林省性学会正沿着健康的轨道蓬勃发展。

（十四）河南省性与性病学会

河南省性与性病学会筹备组于1995年组成，1999年学会正式成立，主任委员傅世珍教授。学会贯彻“百花齐放、百家争鸣”的方针，不断开展学术交流。不断完善学会组织，壮大学会队伍，提高科研水平，促进学会学术水平提高。目前，河南省性与性病学会有近百名会员，广泛分布在全省各个地区及部分县。驻马店市、开封市、商丘市先后成立了性病研究所，一些地区在省性与性病学会的指导下也相继成立了分学会，当地的性病防治和研究工作，学术交流的开展，均取得一定的成绩。学会在全省范围内已成功举办了三次性与性病大型学术交流会议，学会组织会员不断开展科技下乡活动；开展健康教育和普及性科学知识。现已公开发表有关性病方面的论文多篇，推动了性与性病学科的发展。现任会长李振鲁，秘书长是尹光文、李颜。

（十五）河北省性科学学会

河北省性科学学会于2003年12月20日成立，经河北省民政厅正式批准，业务主管单位是河北省卫生厅。学会成立以来，不断加强学会建设，积极开展性科学学术研究和学会活动。性科学学术研究和学会活动：①召开学术研讨会和举办学术报告会。2003年、2005年、2007年和2010年共召开四届性科学学术研讨会，收到论文55篇，有些做了大会发言。2003年和2010年先后聘请中国性学会理事长徐天民教授、学术部部长潘晓明博士来河北作学术报告。②出版和撰写学术著作，发表学术文章。2007年1月，由中国人口出版社出版了论文集《性学研究与生殖健康》一书，收入论文30篇，内容涉及性社会学、性医学、性教育、性法学、性与生殖健康等。学会顾问赵晓茂撰写了《中国性学史》、《中国婚姻家庭史》、《诗经中的性描写》等书稿。学会成立以来，河北会员在《中国性科学》杂志发表论文24篇。③编印《会刊》和《学会通讯》。2004年和2010年编印学会成立和换届两期会刊。编印学会通讯14期，反映了学会活动的主要情况。《中国性学会通讯》和《中国性科学》杂志刊载学会信息10条。④参与和开展学会活动。组织参与了中国性学会诸多学术活动和学会活动。2004年10月，以《河北省性科学学会成果展》参与了中国性学会组织的展览。还参与了“艾滋病日”、“男性健康日”等活动。

2003年12月20日，河北省性科学学会首届会员代表大会在河北会堂召开，大会通过了学会章程，选举产生了河北省性科学学会首届理事会，理事52人。理事会选举常务理事24人和学会领导机构，会长：杨书文；副会长：杜洪波、李文平、王增贵、周伟文、马健生、刘春英；秘书长：杜洪波（兼）；副秘书长：薛静、邱建宏、常学良、赵作永。

2010年5月8日，河北省性科学学会第二次会员代表大会召开，大会通过了修订的学会章程，选举产生了河北省性科学学会第二届理事会，理事55人。第二届理事会选举常务理事18人和学会领导机构，会长：杨书文；副会长：杜洪波、李文平、刘春英、周伟文、薛静、田建华、谷守义、沈清松；副秘书长：刘相如、翟长宝、樊雅丽。

（十六）陕西省性学会

陕西省性学会于2000年2月成立，学会团结全省性科学工作者，包括医学、心理学、教育学、社会学、法学及民政、公安部门以及工、青、妇等群众团体的有关人员，借鉴国内外优秀成果，发掘祖国性学遗产，开展性科学研究，促进性科学普及，提高人民健康水平和生活质量，增进婚姻家庭幸福和社会安定团结，为繁荣社会主义科学文化事业，加强社会主义精神文明建设作出了贡献。学会任务：通过性科学探索，倡导科学、进步、健康、有益的性观念和性文化。具体任务：举办学术交流活动，组织重要学术课题研讨；接受委托进行性学科技项目论证和科技成果鉴定；推广科学技术成果，为政府部门决策提供科学依据；举办各种专业培训班，提高会员及科技工作者的学术与业务水平，为陕西省培养性科学人才；普及性科学知识及性道德教育，进行科技开发，提供性科学技术咨询和技术服务，不断创造条件，有计划、有步骤地编辑出版有关性学的普及性书籍及资料；发现、推荐、奖励优秀学术成果和学术论文及性科普作品；开展国际性学学术交流活动，加强同国内外性学学术团体和性学术工作者的联系；为提倡社会主义的性文明与性道德，抵制腐朽生活方式，扫除性愚昧和预防性罪错，防治性疾病，从而实现全社会的性健康而奋斗。学会的研究范围包括性医学、中医性学、性心理学、性教育学、性法学、性美学、性未来学等。建立了性医学、性心理、性法学、性教育、性传播疾病防治，生殖科学、性医药产品开发七个专业委员会。现有六个团体会员单位、四百多名会员、五个定点合作单位，并建立了性病防治中心和性病诊疗检测中心。方强教授和朱宏亮教授先后担任会长，王慧、董协良等任副会长，王明旭任秘书长。

（十七）贵州省性学会

贵州省性学会于1999年成立，学会挂靠贵阳医学院附属医院。第一届理事长潘美兰，副理事长沈寅初、李开才、孙照林，秘书长青成言。现拥有团体会员12家，个人会员300多人。10年来，省性学会本着学习、研究、宣传、发展性科学的宗旨，倡导性文明，培育性道德，构建社会主义的性文化。2009年省人口计生委与省性学会在安顺市联合举办“关注生殖健康论坛暨贵州省性学会成立十周年庆典”活动。中国性学会副理事长、北京协和医院刘跃华教授等省内外知名专家应邀到会作报告。原省政协副主席吴静波出席活动并讲话，安顺市副市长张宜微、省性学会理事长黄林等相关负责人出席会议，省人口计生委副主任、省性学会副理事长廖昌晖作论坛发言。各市、州、地人口计生委（局）的部分计生医护人员和省性学会会员200多人参加活动。2003年省人口计生委与省性学会将联手推动“性健康知识进校园”，并于12月20日办班培训全省9个市、州、地的36所学校骨干教师。“性健康知识进校园”活动将于2004年下半年在全省范围内全面推开。2005年举办贵州省“关注性健康”大学生电视知识大赛，深入宣传“计生好帮手、爱心进万家”计生志愿者精神，在广大青年中提供晚恋、晚婚、晚育，预防学生早恋、早婚、早育和非婚生育，普及预防性病、艾滋病知识。2008年贵州省人口和计划生育委员会与贵州省性学会联合举办的“贵州省生殖健康与性传播疾病防治新进展学习班”。现任理事长为黄林，秘书长为青成言。

（十八）浙江省性学会

浙江省性学会是经浙江省民政厅和浙江省卫生厅批准成立的省一级学会。是全省性科学工作者自愿组成并依法登记成立的学术性、公益性、非营利性法人团体，是浙江省科学技术协会的组成部分，是发展浙江省性科学技术事业的重要社会力量。本会成立于2004年12月，现在拥有团体会员12家，个人会员三百余人。宗旨是：团结全省性科学工作者（包括医学界、心理学界、教育界、社会学界、法学界及民政、公安、工、青、妇等），遵守国家宪法、法律和法规，执行国家发展性科学科技事业的方针和政策，发掘祖国性学遗产，研究发展性科学，提高人民健康水平和生活质量，控制人口数量和提高人口素质，促进性科学的普及，增进婚姻家庭幸福和社会安定团结。具体任务是：举办性学学术交流活动，组织重要学术课题的研讨；接受委托进行性学科技项目论证和科技成果鉴定，推广科学成果，为政府部门决策提供学术依据；举办性学各种专业培训班，提高会员及科技工作者的学术与业务水平，培养性科学人才；普及性科学知识及性道德教育，进行科技开发，提供性科学技术咨询和技术服务，加强和国内各性学学术团体和性学工作者的联系。为提倡社会主义的性文明性道德，抵制腐朽生活方式，扫除性愚昧预防性罪错，防治性疾病，实现全社会的性健康而奋斗。浙江省性学会前身为浙江省性病防治协会（1995 年改名为现今的浙江省性病艾滋病防治协会）。此后，在保留浙江省性病艾滋病防治协会的同时，决定筹备成立浙江省性学会，由吕世亭教授任会长，陈昭典教授等任副会长。现任会长为省政协副主席陈昭典教授，秘书为许毅副教授。

（十九）海南省性学会

海南省性学会成立于 1995 年 4 月，首届理事长吴乾纪教授，常务副理事长张祖洪教授。有会员 126 人，团体会员 12 个。学会成立后开展了大量工作，首先是根据海南性病艾滋病流行的趋势，积极参与防治性病的咨询、义诊活动，配合海南省卫生部门的预防性病艾滋病工作，参与每年世界艾滋病日宣传教育活动，编写宣传资料和参与举办图片展。学会重视学术交流，2007 年在中国第 8 个“男性健康日”，为了唤起男人对健康的重视，为了促进社会与家庭的幸福和谐，举办了“海南省首届男科前沿技术学术峰会”，普及男性健康知识。现任理事长吴乾纪，常务副理事长张祖洪，秘书长凌文。

（二十）湖北省性学会

湖北省性学会是在中国共产党领导下的省性学工作者自愿联合的非营利性的学术性社会组织。是经湖北省科协和湖北省民政厅批准成立的省一级自然科学类学会。

学会现状：学会设立理事会和常务理事会，秘书处负责日常管理工作。现有团体会员单位 25 个，个人会员 525 名。分布在全省高等院校、医疗机构、计划生育、卫生防疫、妇幼保健、公检法系统、心理咨询门诊、中小学等。成立了 5 个专业委员会，即：性医学专业委员会、性中医学专业委员会、性传播疾病专业委员会、性心理与性教育专业委员会、性社会与性法学专业委员会。

学会特色：学会的宗旨是发展性科学，普及性知识，提倡性文明，促进性健康。学会一切活动始终围绕这一宗旨。每年参加“湖北省科技周”和全国科普日活动，通过专家义诊咨询、宣传图片、实物、录像等形式，向人们普及性知识，进行性健康教育。多次被省科协评为先进单位。2006 年被《学会》杂志社科技社团评价中心评为全国“省级学会之星”。

学会发展：1996 年 7 月 2 日经省民政厅批准、并经省民政厅登记注册取得法人资格，由同济医科大学李国成教授、章咏裳教授、刘筱娴教授、夏文家教授、《爱情婚姻家庭》杂志社社长李德福教授、湖北省人民医院詹炳炎教授、武汉市助产学校校长卢葆华教授等 23 人发起成立。1996 年 11 月 15 日，在同济医科大学召开成立大会，有 200 名代表参加。

第一届理事会：理事长是李国成教授；副理事长是章咏裳教授、刘筱娴教授、李德福教授、夏文家教授、詹炳炎教授、卢葆华教授；秘书长是李思成教授。本届理事会有 65 人，常务理事 21 人。

第二届理事会：理事长是夏文家教授；副理事长是刘筱娴教授、李德福教授、熊承良教授、卢葆华教授、顾瑜琦教授、杨为民教授、夏明珠教授、李福顺教授；秘书长是熊承良教授（兼）。本届理事会有 97 人，常务理事 33 人。

第三届理事会：理事长是熊承良教授；副理事长是顾瑜琦教授、杨为民教授、张杰教授、李福顺教授；秘书长是朱长虹教授。本届理事会有 121 人，常务理事 45 人。

主要会议：1997 年 12 月 18—19 日，第一次学术年会在同济医科大学举行，130 位代表参会。收到学术论文 104 篇，大会交流 12 篇，特邀专题报告 4 个。内容包括：性教育、性心理、性传播疾病、性功能障碍、不孕症等。

1999 年 12 月 3—5 日，第二次学术年会在同济医科大学学术报告厅举行，160 位代表参会。收到学术论文 84 篇，大会交流 16 篇，特邀专题报告 6 个。内容涉及 21 世纪生殖健康发展趋势、母乳喂养与人类免疫缺陷病毒传播、卵巢过度刺激综合征、同性恋、梅毒诊治等方面。

2001 年 11 月 9—11 日，第三次学术年会在华中科技大学同济医学院学术报告厅举行，来自全省的 140 名代表参会。收到学术论文 76 篇，大会交流 15 篇，特邀专题报告 4 个。内容涉及生育调节、勃起功能障碍、艾滋病、细菌性阴道病学等方面。

2003 年 11 月 1—3 日，第四次学术年会在湖北省宜昌市举行，来自全省的 120 名代表参会。收到学术论文 90 篇，大会交流 20 篇，特邀专题报告 9 个。内容涉及性科学与性文化、中老年男子睾酮补充疗法、神经作用药物治疗勃起功能障碍的进展、中医治疗前列腺炎、生殖道感染、老年人群的性教育等方面。

2005 年 11 月 26—27 日，第五次学术年会在华中科技大学同济医学院学术报告厅举行，来自全省的 120 名代表参会。收到学术论文 109 篇，大会交流 14 篇，特邀专题报告 5 个。内容涉及慢性前列腺炎、同性恋、新型毒品与性犯罪、性教育和勃起功能障碍等方面。

现任学会领导名誉理事长夏文家，顾问刘筱娴、李德复、卢葆华、李倬珍，理事长熊承良，副理事长顾瑜琦、杨为民、张杰、李福顺，秘书长朱长虹，副秘书长叶波、刘继红、龙文。

（二十一）湖南省中西医结合性医学专业委员会

湖南省中西医结合性医学专业委员会成立于 1990 年，第一任主任委员李彪教授是全国知名性医学专家，秘书长是潘晓明。第二任主任委员尤昭玲教授是全国知名中医妇产科专家，原湖南中医药大学校长，秘书长是陈其华。现在担任专业委员会主任委员的是湖南中医药大学副校长，博士生导师何清湖教授。专业委员会现有会员 152 人，会员以临床医学、中医学、司法、教育、疾病预防控制等专业的人士为主体。副主任委员有陈其华、文德元、谈珍瑜，秘书由陈其华兼任。

（二十二）黑龙江省性科学学会

黑龙江省性科学学会成立于1987年，是继上海之后成立的我国第二个省级性科学群众团体，吴阶平院士出席了成立大会。第三届理事长为戚贵元，副理事长是周正、金连弘、王溯源、李金亭、于文义、高彩芹、马然，秘书长为高彩芹（兼）。学会成立以来，依托黑龙江婚姻家庭研究所开展了大型社会调查，与哈尔滨市第四医院合作建立了性疾病治疗咨询站，并广泛开展了性健康教育，为维护全省群众的性健康和增进家庭和睦稳定，做了大量有益的工作。现任理事长是戚贵元，秘书长是郭砾。

（二十三）新疆维吾尔自治区性学会

新疆维吾尔自治区性学会于1993年开始筹建，正式成立于1995年5月。第一届理事长是张耀华，1998年后由徐西英接任理事长。2003年理事会换届，选举产生第二届理事会，现任理事长为自治区计生委党组书记田如玮，秘书长由林全艺担任。第二届学会有理事42名。成立了学术委员会、性心理学性教育宣传咨询委员会、性病艾滋病防治委员会、性社会法学委员会等四个专业委员会和一个科技开发部，以普及性知识，开展性教育，倡导现代文明的性伦理道德，促进社会主义精神文明建设为宗旨。2010年为加强国际学术交流与合作，促进新疆性科学的发展，进一步增强全社会的性健康意识，学会举办首届性科学国际论坛。主题是性科学的现在与未来。本次论坛设《性健康教育培训》、《性传播疾病的临床处理》、《性文化》、《计划生育临床技术的现状与未来》、《性病的临床处理》、《人类辅助生殖技术临床技术和管理的现状与未来》、《性心理学研究现状》等7个专题，论坛还设立了性文化及生殖健康相关产品展览。现任会长是田如玮，秘书长是林全艺。

（二十四）重庆市性学会

重庆市性学会于2003年3月31日正式成立。理事长陈雅棠教授，副理事长吴小翎（兼秘书长）、关仁龙、雷寒、任红、张耀光、彭哲英、周英杰。重庆市性学会下设性医学和性健康教育两个专业委员会。学会以“行为疗法治疗心理性性功能障碍的临床研究”等一批科研课题为中心，开展了一系列学术交流活动，专委会开展的“性感集中训练”首开我国性治疗领域科研和临床运用的先河。性健康教育专委会积极开展青少年、儿童性科学知识的教育活动。重庆医科大学已开设性医学必修课和选修课，西南师范大学也在全校开设性健康教育选修课。由重庆市教委牵头组织编写，重庆大学出版社精心设计出版了大、中、小学性健康教育教材。重庆医科大学的学生性医学学会在重庆市部分高校开展了丰富多彩的互动式讲座和研讨会。

（二十五）福建省性学会（筹）

自1994年中国性学会成立以来，福建省已发展中国性学会会员224人。福建医科大学协和医院泌尿科、男科主任医师李启镛作为中国性学会的理事，正在积极筹建福建省性学会，现已举行过多次有关会议，团结全省中国性学会会员，在临床性医学、性病艾滋病预防和青少年性健康教育方面做了大量工作。

（二十六）深圳市性学会

深圳市性学会于2004年12月1日成立。深圳市性学会的宗旨是研究和宣传安全、健康、高质量的性学学术，为国家人口计生工作服务。研究工作涉及性医学、性生理学、性心理学、性社会学、性法学、性伦理学、性史学、性药学、性医学器具与用品等方面。学会在学校性教育方面做了大量工作。深圳性文化节后来居上，成为一道亮丽的风景线。深圳性学会创会会员94名，逾六成会员为副教授以上的从事医学、教育、法学，热心性研究的专家。其前身是深圳市性学会筹委会，设于1999年成立的深圳医学会性医学专业委员会内，主任为陶林主任医师。筹委会开展了性医学人员培训，性教育教材编写等多项工作。现任会长陶林，秘书长曾序春。

（二十七）武汉性学会

武汉性学会聚集了武汉地区男科、妇科和皮肤性病科的一批专家，现有会员253人，常务理事和团体会员单位10个，全员中具有高级职称者占31.5%。为了充分发挥老专家、老教授的专业特长，更好地服务于社会和群众健康，学会组织了20余名专家参与的"武汉性学会科普专家演讲团"，根据不同受众和主题，选派演讲团成员深入学校、社区和乡镇，为青少年、居民和村民进行健康科普教育。他们用深入浅出的道理、通俗易懂的语言和生动的事例，讲述科学防治疾病和性健康的知识，与群众面对面交流，受到听众欢迎。学会举办了七届"全国性与生殖医学研讨班"，近500名来自全国各省、市的专业人员参加培训和研讨，其中一届和澳大利亚约翰潘男科医学中心合办，受到与会人员的高度评价。

这些年来，学会专家编写了《性与生殖医学讲习班资料汇编》七册，《男性健康日论文汇编》三册，《青少年性健康知识必读》、《性健康与性病防治》、《性白话》科普读本八册，科普资料、宣传画页二十余种，共计28 500余册（份）。其中受市科协委托，学会负责编写、设计的"武汉市百万市民学科学"《艾滋病防治知识》宣传挂图一套，由于图文并茂、生动活泼、印刷质量好，受到市民喜爱。

学会充分发挥专家团队的影响，积极动员社会相关部门和企事业单位参与活动，共建平台。每年"十二·一"世界艾滋病日主动做好宣传方案，争取市"防艾办"、市卫生局、市科协和团市委的支持，积极联合市皮肤病防治研究所、现代健康报社和武汉性学展览馆等单位，多次共同举办大型"防艾"宣传活动和文艺演出，被列为每年全市防艾宣传重点活动之一。学会根据每次活动的内容和特点，积极联系相关企事业单位参与，达到"事业促进企业，企业支持事业"和"资源共享，平台共建，双赢共创，发展共同"的目的。现任会长是李恢樵，秘书长是严家盛。

附1 香港性教育促进会

香港性教育促进会（Hong Kong Sex Education Association，HKSEA）是由香港的家庭计划、教育、社会工作、心理学、哲学、医学等行业人士组成的性教育和性学学术团体，成立于1985年4月22日。吴敏伦医生创办该会并任首届会长，副会长是当时就任香港家庭计划指导会执行总监的林贝律嘉女士，现有会员约 50 人。宗旨为促进香港在性教育工作上的交流及丰富有关人员的性学知识，并在政府及建制团体以外进行广泛的性教育工作，抗衡固有的保守及传统力量。它也与内地及海外的相类团体进行交流，在 1989 年加入世界性学会。

香港性教育促进会除了举行经常的学术会议和出版会刊之外，历年来的主要活动有：①向政府提供与性有关的政策上的意见，如同性恋非刑事化、色情刊物的审查制度、教育署的性教育政策等。②开办一年制的教师校外性教育课程。③与传媒合作制作性教育节目，著名的有参与香港电台电视教育部制作的“性本善”和与亚洲电视合作的“活色生香”性教育节目等。④与各社会服务机构合办性教育课程、展览和其他活动。⑤与出版商合作，出版公开发售的性教育书籍或录像带等。⑥参与及鼓励本地的性学研究工作，如香港家庭计划指导会的青少年性行为调查、香港电台的性教育听众意见调查、性治疗的效果和改良、变性人的处理、中国人和本地的同性恋历史和心理等。

附 2 台湾性教育协会

台湾性教育协会（The Association for Sex Education of Taiwan）是中国台湾地区的性教育和性学研究团体，1991 年 5 月 19 日成立。第一届理事长是李鎡尧；第二届理事长是晏涵文，副理事长是江汉声，常务理事长是文荣光、洪有义、冯榕，秘书长是林慧瑛。

团体的主要任务是：研究民众对性学的各种观点，出版研究结果及相关刊物；举办促进性教育的活动；推广性咨询、性治疗的服务，并培训专业人员；与国际有关团体联系，加强合作、相互促进。

团体的特点是：选举方法和组织结构比较正规，每年召开一次会员大会；有一个基金会给予比较稳定的经济支持，并创办了一些实体，把普及性教育、研究性科学和经济活动结合起来，从而较有经济实力；领导成员年轻、有朝气、有干劲，平均年龄在 45 岁左右。

几年来出了不少成果并创办刊物，组织学术研讨会，举办性咨询、性治疗和性教育等专业人员的工作坊（类似于培训班），组织各种性教育活动，制作了一整套从小学、中学直至大学的性教育教材及视听媒体，在海内外有相当影响。

四、中国大陆性学主要研究机构

（一）北京大学医学部性学研究中心

北京大学医学部性学研究中心隶属于北京大学医学部，中心于 2007 年 5 月 23 日举行揭牌仪式，医学部领导、公共教学部领导、中国性学会领导和专家等 50 多人出席了仪式。原全国人大常委会副委员长、中国性学会名誉理事长、两院院士吴阶平教授给揭牌仪式发来热情洋溢的贺信，赞誉性学研究中心的成立是继 1994 年中国性学会成立和 2003 年《中国性科学》杂志正式出版以来我国性学界的又一件大事；相信研究中心植根于北京大学及医学部的学术沃土之上，定能开出娇艳的性科学奇葩，为推动我国性学事业的健康发展作出更大的贡献。徐天民任中心主任，方伟岗、薛福林、胡佩诚任副主任（其中薛福林、胡佩诚为常务副主任）。聘请彭瑞骢、崔以泰、戴志澄、郭应禄、朱琪、刘永良、张枫、王家璧、阮芳赋、潘绥铭、李银河、张大庆为中心顾问；聘请马晓年、方伟岗、方强、方俊、王桂芝、丛中、刘达临、李曰庆、李本富、李寅增、张玫玫、辛钟诚、宋书功、孟宪武、陈晶琦、胡佩诚、姜辉、洪炜、贺占举、徐天民、徐震雷、常春、潘晓明、廖秦平、薛大奇、薛福林、张寄青、谈大正、陶林、崔小波为中心研究员。

（二）中国人民大学性社会学研究所

中国人民大学性社会学研究所是中国人民大学下属的非营利的科学研究机构。自从1985 年 9 月起，就在中国人民大学正式开设了《性社会学》的课程。1996 年 6 月 5 日，研究所下设的“性学信息中心”正式开始为全国的性学研究者服务；拥有外文图书资料 1300 多种，中文的 1500 种以上。从 1996 年起开始招收“性社会学/性人类学”研究方向的硕士研究生，1999 年开始招收“性与性别的社会学研究”方向的博士研究生，均为全国统一招考。

性社会学研究所的宗旨是：①建设中国的性社会学的学科体系；②进行以社会调查为主的各种应用研究；③推广和传播性社会学的学术成果；④与国际性学界和社会学界建立密切的学术联系，努力引进最新学术成果。性社会学研究所已经完成国内 18 项研究课题；其中有国家社会科学基金、中国预防艾滋病委员会、国家教委、北京市哲学社会科学规划的课题，以及委托课题和许多自费课题。性社会学研究所曾经与世界卫生组织、福特基金会、美国芝加哥大学、英国威尔士大学、加拿大新布朗威克大学、意大利罗马大学、菲律宾德拉萨尔大学等合作，进行过 9 项研究；成果均已在国际学术刊物上发表。2006 年 5 月成立中国人民大学性社会学研究所妇女网络及培训中心，所长为潘绥铭教授，现有副所长与研究人员 7 名，已培养多名博士后、博士生和硕士生。

（三）西北政法大学性法学研究中心

西北政法大学性法学研究中心于 2007 年 6 月在西北政法大学挂牌成立。研究中心为“校级研究机构”，主任由张飞舟教授担任。中国性学会性法学专业委员会主任、陕西省性学会名誉会长、西北政法大学教授方强已应聘担任该中心的名誉主任。西北政法大学性法学研究中心是我国和世界首家性法学研究中心。研究中心的成立必将对性法学以至整个性科学的更好、更快发展发挥重要和积极的推动作用。

（四）南方性学研究所

南方性学研究所是设立在江西省宜春市宜春医学专科学校的性学教学、医疗和科研三结合的学术机构，成立于 1989 年 2 月，第一任所长为胡廷溢。研究所结合中国具体国情和国际性学研究的成果，开展男性学、女性学、生殖医学、男女性功能障碍、性病防治对策与康复、性健康教育、生育调节和生育保健咨询的研究。旨在提倡性文明、性道德，普及性知识，扫除性愚昧，预防性犯罪，防治性病，推动计划生育，促进性健康发展；广泛与国际、国内性学界开展学术交流。所内设学术组、对外联络组、宣传组以及性解剖学、性生理学、性病理学、性药学、性分子生物学、性生理学、性法学、性人文学科、性医学综合诊治、中医性医学、性科学技术情报等 11 个研究室，开办了“性学函授咨询服务中心”、“妇女性心理学咨询服务中心”和“生殖医学与性疾病门诊”。外聘国内外专家、教授为名誉所长或顾问或研究员。

五、《中国性科学》杂志

由中华人民共和国卫生部主管，中国性学会、北京大学医学部主办的《中国性科学》（原名：《中国性学》）杂志创刊于1992年，并于2003年经国家科学技术部、国家新闻出版总署批准正式公开发行。

《中国性科学》杂志是一本以性医学为基础，以性教育为重点的性科学学术刊物。是我国第一本以“性”为刊名、以“性”为研究对象的专业杂志。我国性医学创建者之一、中国性学会名誉理事长吴阶平院士亲自为本刊题写刊名并担任名誉主编；王效道教授、朱琪教授徐天民教授曾担任主编；现任主编是胡佩诚教授，社长是薛福林教授；全国数十位性医学、性心理学、性法学、性社会学、性健康教育等学科的相关专家、教授担任编委会委员工作。

杂志设学术论著、临床医学、基础研究、中医中药、中西医结合、性健康教育、性人文科学、性学视角及大众性学等栏目，具有较高的权威性、知识性、实用性。刊物以国内外高、中级性科学工作者和关注中国性科学发展的社会人士为读者对象，同时还肩负着向广大群众普及科学性知识、开展性健康教育的工作。

（一）基本沿革

《中国性学》杂志创刊于1992年，由北京医科大学主办，为内部季刊杂志，由中科院院士王夔教授题写刊名。名誉主编是王光超教授，主编是王效道教授。1995年起主办单位为中国性学会和北京医科大学，1998年由朱琪教授任主编；2000年改名为《中国性科学》，并由吴阶平院士题写刊名担任名誉主编。2001年由徐天民教授任主编；2003年经国家科学技术部、国家新闻出版总署批准正式公开发行，由中华人民共和国卫生部主管，中国性学会和北京大学医学部主办。吴阶平院士为名誉主编，徐天民教授为主编、社长，胡佩诚教授任常务副主编，吴清林任执行社长，薛福林教授任常务副社长，并于2007年6月任社长。2010年6月由胡佩诚教授任主编，薛福林教授任社长，吴清林任执行社长。

（二）历届编委会

1. 1992—1998
名 誉 主 编：王光超
主　　　编：王效道
第一副主编：薛兆英
副　主　编：叶干运　刘达临　胡廷溢　崔以泰　曹　坚

2. 1998—2001
名 誉 主 编：王光超
主　　　编：朱　琪

3. 2001—2003

名誉主编：吴阶平

顾　　问：彭瑞骢　王光超　叶干运　郭应禄　李心天　王效道
王　镭　戴志澄　王环增　支峻波　张伯海

主　　编：徐天民

副 主 编：崔以泰　胡佩诚（常务）　胡廷溢　洪嘉禾　王　琦
曹　坚　薛福林

编　　委：丁文华　丁　旺　于文明　马晓年　王　宇　王绍伯
王效道　方　强　卢存国　卢盛波　卢葆华　叶祖光
白迺生　乐嘉豫　朱　坚　朱　琪　朱嘉铭　华杏娥
刘凤文　关勋添　江海生　江晓原　许新东　许　毅
毕希铭　孙慕义　李世萌　李传俊　李继琦　李寅增
李　彪　杨广禄　杨文质　杨华渝　何梓铭　谷祖善
杜文东　邵长庚　宋书功　张国威　张思孝　张跃华
陆仁康　陈一筠　陈绍典　周正猷　岳文浩　金德初
庞兴华　郑日昌　郑伯承　单光鼐　孟宪武　孟继贤
胡廷溢　胡佩诚　胡家辉　修成娟　姜荣生　洪嘉禾
姚家祥　夏文家　徐天民　徐文严　徐立礼　徐岫茹
徐　斌　徐震雷　黄平治　黄全华　崔以泰　崔晓波
曹兴午　曹　坚　曹缵孙　章咏裳　韩向阳　韩宗敏
储兆瑞　鲍严钟　蒋蕴芬　樊民胜　潘美兰　潘绥铭

4. 2003—2010

名誉主编：吴阶平

顾　　问：彭瑞骢　叶干运　郭应禄　李心天　王效道　王　镭
戴志澄　陈洪铎　张伯海　姚家祥　史成礼

主　　编：徐天民

社　　长：薛福林

执行社长：吴清林

副 主 编：崔以泰　朱　琪　刘永良　张　枫　胡佩诚（常务）　王家璧
刘达临　王　琦　薛福林　孟宪武　方　俊　董协良　姜　辉
钱自强　孙　伟

5. 2010—至今

名誉主编：吴阶平

顾　　问：徐天民　彭瑞骢　戴志澄　崔以泰　朱　琪　刘永良　王家璧
郭应禄　陈洪铎　方伟岗　刘达临　方　强　阮芳赋　王效道
陈绍典　张金钟　张　枫

主　　编：胡佩诚

副 主 编：薛福林　孙常敏　刘跃华　吴小翎　马晓年　徐震雷　姜　辉
方　俊　王　琦　孟宪武　李曰庆　潘晓明　钱自强　贺占举
彭彧华　刘新芝　洪　炜　王桂芝　董协良　孙　伟

六、中国性科学的国际交流

中国性学会从 1994 年正式成立以来，进行了广泛的国际交流。

1995 年 8 月，第十二届世界性学大会在日本横滨召开。大会有中国 50 多篇的论文入选大会交流。中国大陆学者邓明昱、郭义深、胡霞、朴红莲、孙金发、王明凯、张德湘等二十余人的论文在大会交流。

1996 年 7 月，第四届亚洲性学会议在台北召开，台湾师范大学卫生教育学系晏涵文教授任大会主席。大陆学者刘达临、王效道、樊民胜、邓明昱、周明孝、李永德、马大任等十余人的论文发表在会议文摘集。会期同步举行了海峡两岸性学研讨会，王效道教授奉命率团参加，到会大陆学者 17 位。王效道委任叶祖光出席第四届亚洲性学大会。

1997 年 6 月，第十三届世界性学大会在西班牙巴伦西亚召开。大陆学者刘达临、邓明昱、樊民胜等的论文在大会交流。

1998 年 11 月，第五届亚洲性学会议在韩国首尔召开。香港大学吴敏伦教授（亚洲性学会主席）、北京医科大学徐天民教授（中国性学会副理事长）和胡佩诚教授（中国性学会副秘书长）、海南心理咨询研究所邓明昱教授（国际中华性学研究会秘书长）等出席大会。中国学者徐天民、胡佩诚、刘达临、邓明昱、樊民胜、陶林、李建明、段建勋、周明孝、周绍辉、余世光、蔡学明、朴红莲等二十余人的论文发表在会议文摘集。

1999 年 8 月，第十四届世界性学大会在香港召开，香港大学医学院吴敏伦教授任主席。中国性学会名誉理事长吴阶平教授到会并作专题报告。大陆学者吴阶平、刘达临、马晓年、邓明昱、刘永良、樊民胜、陶林、周明孝、郭友宁等二十余人的论文发表在会议文摘集。中国性学会还在北京举办了“第十四届世界性学大会北京卫星会议”，世界性学会的 50 多位学者出席了学术会议，并进行了有益的交流。

2001 年 6 月，第十五届世界性学大会在法国巴黎召开。吴敏伦、徐天民（中国性学会理事长）、胡佩诚（中国性学会秘书长）、邓明昱等出席会议。吴敏伦、胡佩诚、潘绥铭、邓明昱、林燕卿等的论文在大会交流。

2002 年 11 月 14—17 日以徐天民理事长为首的中国性学会代表团参加了在新加坡举办的第七届亚洲性学会，胡佩诚教授，刘达临教授在大会上作了有关性科学的学术发言，受到与会者的一致好评。本次大会 20 多个国家与地区 400 多人出席了会议。经大会初步商定，2008 年第十届亚洲与大洋洲性学学术会议将在北京举办。中国性学会将在 2004 年在印度召开的第八届亚洲性学会议上提交申办报告，最后加以确定。

2002 年 1 月 23 日至 2 月 2 日中国性学会与瑞典国家性教育学会在瑞典国家发展基金的支持下，年轻成年人性教育项目正式启动。以崔以泰、刘永良，胡佩诚为首的 15 人代表团访问了瑞典。2002 年 11 月 2—9 日，以彭晓辉教授为首的 8 人代表团再次访问瑞典，受到了热烈的欢迎。

2002 年 6 月 20 日至 7 月 2 日中国性学会徐震雷副教授为首的一行 5 人赴美考察性治疗。他们访问了纽约的哥伦比亚大学、佛罗里达美国性治疗科学院、西雅图大学医学院、旧金山的性学研究所，进行了有益的交流。不仅详细地了解了美国性治疗的发展，还观察了在旧金山一年一度的世界同性恋大游行，大家一致反映，大大开阔了眼界，加强了中美学者的友好往来。

2002 年 7 月 13—14 日“婚姻中的性健康”研讨会在香港召开。研讨会的主题是：婚姻制度与性健康，医疗政策怎样推动性健康，学校教育如何推行性教育与性健康的发展。徐天民教授在大会上作了“论一夫一妻制的合理性”报告。香港的吴敏伦教授在论述性权利、性健康等问题时认为，应主张改良婚姻制度。朱嘉铭教授提出应改变以男人为中心的性模式，纠正性欲高潮理论。台湾的晏涵文教授全面介绍了台湾性教育的经验。

2002 年 2 月 25—27 日中英青少年性教育研讨会在中国性学会、东方华禹文化中心以及英国大使馆教育处的联合筹备下在北京国贸饭店举行。英国大使馆戴凯恩先生和徐天民教授先后作了大会发言，胡佩诚教授，陈一筠教授作了专题发言。国内外二百余人出席了大会。

2002 年 3 月 15—23 日、5 月 17—25 日在北京，8 月 20—28 日在上海，中国性学会与瑞典国家性教育学会在瑞典国家发展基金 Sida 的支持下，分别进行了每期 9 天的性教育培训。三期共 75 人获得了瑞典国家性教育学会与中国性学会的结业证书。瑞典的性教育专家 Christina Rogala，Marianne Gothberg 和 Erik Centerwall 等专家以及中国方面的专家共同授课，以参与式、互动式的生动教学方法介绍了瑞典和中国性教育的经验，学员反映良好。

2002 年 10 月 21—25 日中国性学会特邀美国临床性科学院的院长 WilliamGranzig 与其助手 James Walker 博士以及美国哥伦比亚大学的教授 Judy Kuriansky 来京进行了为期 5 天的讲学，讲述了性治疗的基本原则与方法，促进夫妻性生活和谐的艺术，改善性生活的技巧，男女性功能障碍的疗法等，学员普遍反映良好。

2003 年 9 月 21—24 日在北京举办了第二届国际男科大会，开幕式在人民大会堂举行，来自世界 20 多个国家与地区的性学工作者出席了大会。与会者一致认为本次大会是一次成功的盛会。随着人民生活水平的提高，性生活质量越来越受到人们的关注，在临床上，泌尿科、妇产科、心理科常常碰到性功能障碍的患者，为了进一步提高性问题的诊治水平，也为了更好地与世界各国的性科学工作者合作与交流，我会与国际男科学会合作成功地举办了本次盛会。

2003 年 3 月，第十六届世界性学大会在古巴哈瓦那召开。国际华人医学家心理学家联合会理事长杨彼得博士，秘书长兼国际中华性学研究会会长邓明昱博士，《中国健康心理学杂志》执行主编李建明、编辑部副主任段建勋等华人专家的论文在大会交流。

2004 年 10 月，首届中国性科学高级论坛在北京人民大会堂举行，这是中国性学会成立 10 周年庆典的主题活动。10 年来，中国性学会团结广大性学工作者，以发展性科学、普及性教育、倡导性文明、促进性健康为己任，为中国性科学建设以及社会性观念的转变作出了可喜的成绩。论坛邀请了美国性学家 William Granzig 博士，德国性学家、欧洲性学会前主席 Herbela（黑伯勒）来华讲演。

2005 年 10 月 21—23 日在重庆召开了中国首届性医学国际论坛。这次论坛是中国性医学界首次召开的最高规格国际学术会议。论坛邀请中外性学著名专家，于会议期间在两江丽景酒店、西南大学、重庆大学、重庆医科大学举办了四场面向公众的报告会。美国临床性科学家学会主席 William A. Granzig 博士，澳大利亚性学会大会主席 Maggaret Redelma 博士，德国性学家 Shere Hite 博士、美国哥伦比亚大学 Judy kariansky 博士、香港大学医学院吴敏伦教授、台湾师范大学晏涵文教授、中国性学会理事长徐天民教授、中国性病艾滋病防治协会会长戴志澄教授，以及越南、沙特阿拉伯、中国香港、中国台湾等国家和地区的专家以及联合国艾滋病规划署北京办事处官员参加了论坛。全国从事性医学的专家、学者及临床医师300余人围绕性医学研究新进展和性医学研究的临床新技术、新方法进行广泛深入的交流和探讨，从性医学各个层面展望性医学的发展趋势和方向，研讨和交流性健康教育、性病和艾滋病防治、性医药产业等相关内容。本次会议的意义在于向世界介绍中国的一系列性医学成果，其中包括马晓年教授的“中国人性行为网上调查”，特别是推出了性治疗的理念以及中国式的性感集中训练。关仁龙教授的治疗模式引起了与会者的关注。

2005年7月，第17届世界性学大会在加拿大蒙特利尔召开。会议发布了“蒙特利尔宣言——千禧年的性健康”。中国性学会常务副理事长兼秘书长、北京大学医学部胡佩诚教授等大陆学者出席会议。世界性学会亚洲部主任、亚洲性学联会首届会长、香港大学吴敏伦教授，国际华人性学研究会会长邓明昱教授也出席会议。中国内地、香港和美国华人性学家共聚一堂，登上世界最高性学论坛，实属中国性学发展史上的佳话。吴敏伦、邓明昱、胡佩诚、马晓年等10余位华人学者的论文在大会交流。世界性学大会主席 Pierre Assalian 教授和3位中国专家商议，准备在世界性学会的网站上建立中文网站，这实属中华民族的骄傲！

2005年10月12—14日青少年性教育经验交流会在杭州举行。由青少年性教育专委会和性教育专委会两个专业委员共同组织了本次大会。在美国福特基金会的支持下，来自世界20多个国家的170多名代表参加了此次盛会。本次盛会组织得严谨有序，特别是全程的同声传译取得成功。世界许多国家的代表交流了在青少年性教育工作中的经验。从本次会议的召开可以看出，世界各国均在大力推动这项工作，尽管还存在一定的阻力，但也是蓬蓬勃勃地开展了起来。中国已经有了一定的基础，但无论从书刊、课程设置、师资等方面来看，仍有待于规范与加强。

2005年7月6—20日，中国性学会组织了一个小型代表团赴加拿大参加第17届世界性学大会，并随访美国。此次会议进一步密切了我国与世界性学大家庭的关系，也让世界更好地了解了中国。

2005年11月22日海特（Shere Hite）博士在北京大学医学部作了精彩的性社会学的报告。

2005年3月17日，中国学会接待了美国文化访问团一行35人，由胡佩诚秘书长向他们介绍了中国性教育的历史。

2006年11月在泰国举行了第9届亚洲大洋洲性学学术会议泰国会议，100多人出席了本次会议。中国性学会由徐天民、胡佩诚等人出席会议并做了大会发言。

2007年4月与10月先后两次在深圳与北京举办了中国与美国的首届性治疗师连续培训班，共有80人参加了培训，取得了非常好的效果。这为中国开展性健康咨询开了一个好头。

2007年4月15—19日在澳大利亚悉尼召开了第18届世界性科学大会。中国性学会的胡佩诚教授、薛大奇先生、吴红曼女士参加了大会。来自世界100多个国家的1100多人出席了该会。胡佩诚教授宣布2008年即将在中国召开亚洲会议，受到了与会者的极大关注。

2008年10月16日到20日，在北京召开了第10届亚洲大洋洲学术会议。近150人参加了本次会议。这是一次世界的盛会，不仅仅有亚洲的学者参加，而且有世界各大洲15个国家的学者参加了本次大会。办成了历史上最好的一次盛会。对中国性科学发展历史的介绍向世界展示了我们取得的成就，受到了与会者的高度赞扬。

第一届世界华人性学大会 2008 年 1 月 20 日在深圳召开，120 多人参加了此次盛会。吴敏伦当选为该会会长。

2008 年，胡佩诚教授出席在德国举行的国际性学大会，被授予了两年一度颁发的性学大奖——“赫希菲尔德”奖。该奖项被称为性学界的诺贝尔奖。在该次会议上，胡佩诚教授的发言获得了世界与会者的高度评价与称赞，也为我国学者在国际性学界赢得了荣誉。

七、中国性科学相关人才培养

性科学相关人才的培养从根本上影响着中国的性教育以及性科学的研究、提高和普及与发展。性教育有三个主要途径：家庭性教育、学校性教育及社会性教育，但就科学的、有指导性的，甚至是校正和治疗的意义来说则离不开性科学相关人才的培养。性科学相关人才的培养从目前学科的状况来讲可以分为：①普及层面，其受众对象是普通大众，他们在自己受教育的同时又自觉不自觉地影响周围的人，特别是家长影响孩子以及与亲友之间的相互影响；②对师范教育的对象进行系统的性科学健康知识的培训和教育，让他们教书育人，成为健康科学性知识对青少年最直接的传授渠道；③对医学院校的教育对象进行系统的性科学健康及医疗知识的训练和教育，使他们能够熟练地将生物—心理—社会三维医学模式共跨的性与性科学应用于医疗服务之中；④对社会、心理、伦理、法律、艺术等相关学科的教育对象和工作者进行性科学知识的专门培训，使其能够对性科学有系统的认识，以利于相关工作的开展。上述四个方面都可以归为普及层面。在普及培养教育之外，还应进行专门研究和实际应用人才的培养，甚至是高级人才的培养。这主要涉及医学、教育学、社会学、心理学等领域，回顾近二十余年的中国性科学相关人才的培养，已初露端倪渐入佳境，但单纯以“性科学”为题的人才培养尚未见到，高级人才如硕士、博士的培养主要是通过社会学、医学、中医学、应用心理学等领域的性相关培养方向来实现的。

青少年性教育工作主要由中小学的生理卫生教师或校医及学校心理辅导员承担，其实效性由青少年性知识储备，性心理状态，异性交往，亲子关系四个维度展开和考察。有学者的研究表明：学校性教育对青少年心理健康的效果远好于其他途径的性教育，表现为学校性教育能让更多青少年正确对待初次月经或遗精现象，能使青少年在自慰后的心理状态更为积极。由高德伟总编，徐震雷、张玫玫等分别主编的从幼儿、小学到中学、大学及对应家长的系列性科学健康教育丛书，对各类相应教育人才的培养和提供教育蓝本起到了很好的作用。

大学的性科学人才培养可分为两种情况：一种是针对普通高等院校的性科学健康知识的普及教育，主要在于提高大学生的性科学及性健康的素质修养，使他们成长为德、智、体、美全面发展的人才，这种教育以讲座或修养课等方式进行。第二种是针对医学、教育学、心理学和社会学的相关专业知识的较为系统的教育培训，这其中又有专业教育和学科选修教育两种情况。

专业设置教育是性科学专门人才队伍培养的最主要途径，但以“性医学”为专业名称者尚无（因无此学科分类），以“性医学”为专业招生者亦无（亦无学科分类）。但以“男科学”、“皮肤性病学”、“妇产科学”、“中医男科学”、“中医皮肤性病学”、“泌尿男科学”等为学科的实际临床教育、医疗教育及研究生培养已在全国许多医药院校开展。早在 20 世纪 80 年代末，湖南中医学院就在中医外科专科教育中将中医男性学、皮肤性病学作为专业的重要板块推出。特别要提出的是，云南中医学院于近年已完成了开设中医男科学本科教育的各项工作，将于近期正式招生。

专业设置教育更为突出和有实际成效的是研究生的培养教育，从硕士、博士到博士后流动站，与性科学有直接联系的相关专业自 20 世纪 80 年中期就开始了这方面的培养工作，北京大学医学部、复旦大学上海医学院（原上海医科大学）、上海交通大学医学院（原上海第二医科大学）、中山医科大学、同济医科大学及其他医科大学的泌尿外科、妇产科、皮肤科、精神卫生科等的叶干运教授、马永江教授、郭应禄教授、薛兆英教授、陈洪铎教授、杨文质教授、韩宗敏教授、王家璧教授、王一飞教授、曹坚教授、郑日昌教授、华杏娥教授、李心天教授等自二十余年前就明确地以“泌尿男科”、“男科学”、“妇产科”、“皮肤性病科”、“心理精神卫生科”为主要研究方向培养了大批的硕士、博士及博士后，成为性医学领域的主力军和生力军。湖南中医药大学，上海中医药大学、北京中医药大学、南京中医药大学及中国中医科学研究院的李彪教授、陆德铭教授、谭新华教授、李曰庆教授、徐福松教授、王琦教授等专家学者，自 20 世纪 80 年代中期就开始培养性相关专业的硕士研究生，90 年代伊始又开始培养博士研究生并建立博士后流动站，为中医性科学领域培养了大批领军人才和生力军。北京大学医学部胡佩诚教授、徐震雷教授、薛福林教授、洪炜教授等在二十余年的工作中，培养了大批以性科学、性医学、性心理学为研究方向的硕士和博士研究生。同时还以此为基础，与世界性科学会及欧美等多国性科学专家合作，连续举办了多届性科学及性治疗学的短期培训班，这些学员已成为各地相关领域的有生力量。中国人民大学潘绥铭教授在性社会学领域培养了大批的性社会学和性人类学专业的硕士和博士研究生，并在其研究所汇集了一批优秀的性社会学研究者。

性科学知识选修教育这一工作主要在师范院校和医学院校展开，一些综合大学亦有相应工作。在医学院校主要是将“性医学”、“性传播疾病预防”、“男科学”等以讲座或选修课的形式开展，如早在 1985 年 9 月，中国人民大学正式开设了《性社会学》的课程；1987 年，在李彪教授的主导下，湖南中医学院对每届毕业生在实习前开设 20 学时的《性传播疾病防治》选修课；1993 年黑龙江中医学院开设了《性医学》选修课；重庆医科大学也已开设性医学必修课和选修课。对医学生进行性教育，特别是性医学的教育，主要是体现在基础和临床结合、自然科学与社会科学结合、中西医结合、医学教学与青年性科学教育结合几个方面。从而提高学生的综合素质，加强学生的科学与人文素养，提高学生的文化素质和身心修养，加强医学知识与其他学科的交叉渗透，拓宽学生的知识面。要强调指出的是，对医学生的“性科学—性医学”教学既是专业知识的传授方式，又是性教育的传播主体，更是后备的性科学人才主力军的储备。

师范院校性科学教育与医学院校同为重要的领域，因为未来性科学在青少年中的普及教育最主要和最直接的途径就有赖于这些人类灵魂的工程师。全国不少院校都程度不同地开展了相关工作。首都师范大学高德伟教授及其团队做了大量卓有成效的工作。他们于 1993 年在全校开设了《性健康教育》公选课，涉及内容有性生理、性心理、性道德、性病与艾滋病的预防、计划生育与优生优育等内容，共 36 学时，受到学生好评。1996 年正式创立了性健康教育副修专业，努力培养能胜任中学青春期教育课，具有独立的生理、心理咨询能力，能从事青少年卫生保健工作的性健康教育师资。学制两年半，计 11 门课，大约 450 学时。课程有人类解剖学、性生理学、性伦理学、性美学、青少年性保健、性法学、性教育学、性社会学等。这是目前可知的性科学保健教育的较为系统的专科培养教育体系。目前西南师范大学也在全校开设性健康教育选修课。

综合院校的性科学普及教育各学校的情况不一，很多高校忽视性与生殖健康教育的重要性，但亦有不少学校开展了相应的工作。如宁波大学在2004年9月开办了《性与生殖健康》公选课；2008年浙江大学举办了为期3天，以大学生为主要对象的以拒绝婚前性行为为核心内容的婚前守贞培训课。相关教育工作者认为，对非医学非师范类大学生的性科学健康教育主要是实现下述目标：①提倡承担责任的性行为和健康生育的义务，帮助学生达到对自己性行为负责的道德要求；②帮助学生了解自身的性问题，教会他们规避非意愿怀孕、不安全堕胎、性传播疾病感染等风险；③促进学生得到生殖健康服务的权利以及寻求帮助的途径；④完善学生的知识结构。

中国性学会及所属各专业委员会和地方性学术团体通过学术交流和开办培养班的方式，培养和造就了大批的专门和兼职人才。中国性学会和各地方性相关团体的会员、理事、常务理事可以认为是中国性科学领域的主力军、生力军；另外各大专院校、研究机构和医疗机构中还有许多专家学者。活跃在中小学生理卫生、心理健康及性健康教育领域的教育工作者是令人敬佩的群体。除此之外，许多心理咨询师亦做着性心理及相关的咨询辅导工作，从事性相关药物、器具、保健品等研发生产的工作者，亦为性科学的发展和大众性健康作出了积极的贡献。

第五章 中国性科学的发展趋势与展望

一、中国性科学发展影响因素分析

（一）历史沿革的影响

中国历史发展的进程中，性与性相关的观念、文化、知识、方法、技能和疾病防治，总在经历着动荡不定的命运。从道家的无为顺天地而生，到儒家的忠、孝、廉、义、仁，性与性相关学术意识和观念的文化左右着它的发展。虽然强调“不孝有三，无后为大”，但具体的性科学知识和真正的性健康教育在古代的中国并未真正形成统治者的意志和学者致力于此的终极追求。无须怀疑古代中国基于道、医之中的性医学、性保健的优秀成果很多，并且为大众所知。民国早期的文化运动和新的文化思想包括性文化、性知识的引进和研究并未在动荡不安的华夏大地唤起民众的共鸣和统治者的关注。新中国建立以后，移风易俗，扫除黄、赌、毒，新婚姻法的颁布确立了妇女翻身当家做主和新型稳定的家庭结构，时至 20 世纪 80 年代初，性及性相关的学科和研究及意识观念仍未登大雅之堂。在周总理等老一辈革命家的亲切关怀下，在吴阶平、王光超等前辈的共同努力下，性学即性科学在中国终于以学术为先导，以医学为基础，以社会心理为辅羽，涉及各个相关学科，开始作为一个独立的跨学科的综合学科得以存在和发展，学术研究、临床诊疗得到健康发展。但全民的正确认识还有待时日，意识形态的正确奠定还有待时日。

（二）文化习俗的影响

中华民族是有着五千年灿烂文化的伟大民族。传统的多元文化，特别是道、道家、道教，儒、儒家、儒教，佛教及同时派生的中医药养生保健和疾病预防的理论技术和方法，形成了中国大一统的文化基础，重理轻术，重生轻性、重男轻女、重仕轻民、一夫多妻，涉性的知识及文化虽然散在和流行于民众之中，但公开的大雅之堂是以性为避讳的，甚至认为是不吉利、污秽的。这就形成了一种独特的现象，一方面是拥有涉及哲学、医学、文化、文学艺术和养生保健的完整性学及相关文化体系的知识宝库和灿烂文化，另一方面又讳莫如深，高调弹压，不予肯定；一方面州官可以放火，另一方面百姓却不能点灯。这种封建礼教的文化对性文化的影响是尤为深远的，时至今日，这种影响的痕迹还难以清除。因此，扬弃传统文化是继承和发展的前提。

（三）教育普及的影响

传统性知识的传播无正规的途径，口头文学、言情故事、涉性玩笑、新婚闹房及彩绘画册和专门的压箱底是主要的知识或渠道。进入 20 世纪 80 年代初国内才开始有了真正意义上的性及相关学科的研究和性知识普及，但这种教育普及还存在许多不尽如人意的地方。一是即便是医学院校、心理学专业教育院系亦未完全开设性医学及相关课程；二是师范院校的生理卫生特别是健康科学性知识并未成为相应的课程；三是各级学校的儿童和青少年性健康教育未真正开展；四是系统、科学的性及性健康教育事实上并无特定的机构来主导；五是虽然各种媒体都曾火爆地开设相关节目，但其后的良莠不齐，夸大虚假宣传，色情描述，甚至坑蒙拐骗所带来的负面影响，几乎使这种工作成为众矢之的；六是性及性相关的真正的学术刊物和大众科普读物太少，而擦边刊、地刊却在许多场合出现。教育是一切文化普及、继承和共享的基础，教育的滞后和不尽如人意严重影响了性科学及相关学科和领域的发展。

（四）政策法规的影响

回顾现已颁布实施的法律法规对中国性科学及相关领域的发展是有益的，有促进作用的。在这些基本法律的层面下，具体的实施性法规还有进一步完善的空间。政策层面的性科学及性相关学科和产业的系统、明晰的界定和管理尚不完善，允许、促进和限制、打击之间的法律法规和政策管理还有待于形成稳固的框架。可以说，法制之下的性科学及相关学科的健康发展才能真正实现有序和持久。

（五）医疗保障的影响

性科学相关卫生保健、疾病防治、生殖健康、计划生育等事宜都由相应的各级医疗机构、人口计划生育机构和妇幼保健机构来切实实施，无论是自觉还是不自觉，它们都承担并且推广普及着相关的知识、技术、方法和理念。对形成具有中国特色的性学及相关领域的诊疗和预防保健起到无可替代的作用。但是自觉的过程有待加强，性功能问题的全方位诊疗，特别是女性性功能问题的解决尚需引起高度关注，相关医疗和计生及妇幼保健工作者的性及相关知识、技能的教育培训还待加强。专门和专职的相关机构和人员的配置将是更为专业服务的前提，也是更为专业的学术研究的基本条件。

另外，性及相关疾病，特别是性传播疾病、性功能障碍、辅助性生育等的医疗保险等社会保障工作也有待进一步落实和完善。

（六）违法乱纪的影响

进入 20 世纪 80 年代，伴随改革开放和多元文化的影响，泥沙俱下，许多不良甚至是丑恶的社会现象又复出现。随着成人用品市场的出现和国外的市场需求，从生产到流通在国内形成新的行业，但无规范标准，包装夸大虚假、色情欲流，而且终端销售超范围经营；资讯业的高度发达，网络虚拟世界的出现，使低级媚俗甚至淫秽丑恶的涉性栏目、节目、产品、杂志、书籍不时出现；有些学者不负责任地将学术研究与科学普及相混淆；雨后春笋般出现的涉性医疗机构、挂靠科室伴随欺骗、虚夸的广告和天价的收费。这一切都是沉渣翻起的与性科学相关联的违法乱纪事件。然而正是这些无良作为严重影响了政府、行业、学界和大众对性科学及相关学科的正确认识，严重影响了性科学的正常发展空间和发展需求及建设。

（七）市场运营的影响

市场运营是市场经济最基本的和重要的手段，性科学相关产业采取市场化运作，无可厚非，它是产业发展的助推剂。但是当公益性医疗机构以市场为核心，以经济效益为目的时；当大量民营医疗机构把性相关疾病作为获得超额利润的摇钱树时；当有些药品、保健品、食品超范围生产，甚至违法添加禁用品时；当成人用品经营者违法生产，超范围经营，夸大宣传，以艳照煽情时；当从虚拟的网络到视听的电波再到各种平面媒体充斥性相关领域营销广告时，这种市场经济运作的基本方法就发生了改变，就成了危害大众，毒化社会的无良行为，就成了阻碍性科学及相关学科和领域及产业的绊脚石。

（八）人员组成的影响

中国性科学研究的团队其人员组成令人欣慰，它的国家队——中国性学会有会员 6000 余人，覆盖了生物科学、社会科学和人文科学的各个领域，是性科学发展的引领者和主力军。

性科学相关临床诊疗、预防保健领域的从业者都是各级医疗卫生、人口计生和妇幼保健的专业人员，是性学诊疗的生力军。

性教育及青少年性教育除专门健康教育机构外，主要由各个教育机构的学校医务人员承担，虽然欠专业，但能从生理卫生和疾病防治的角度展开工作。

性相关药品的研发生产是按严格的法规实施的，多是与相关医药学专家密切配合开展的。

性相关保健品、成人用品等的人员构成较复杂，贴牌生产为常态。成人用品的生产、销售环节人员的整体素质有待提高，这些人员中很少有受过医学、心理学教育背景的人员，更不要说具有性与生殖健康方面的知识背景，这些都制约了产业的健康有序和持续发展。

（九）投资状况的影响

性科学及相关学科和领域较之其他跨学科跨行业领域，吸引投资是较少的，亦未见主流行业的介入，如金融、风险投资等。性科学及相关领域的学术研究得到的各级政府科研立项很少。性科学中关于艾滋病预防及性教育等领域得到了有关国际基金的优先资助。性科学相关药物的研发多为企业行为，投资更多集中在短、平、快的产品上。性科学的教育领域尚缺乏统一的领导和主体专项投资。性科学及相关临床诊疗真正以性医学、生殖健康、女性学科等立项投资者不多，投资额度也不大。性相关成人用品的研发、生产、流通仍处在自我资金的小幅发展之中，基本没有金融业的支持。性相关保健品的生产、销售还处在初级散在的阶段，只有极少数形成了规模化的生产和销售。

由于资金的投入不足，金融业的关注度几乎为零，所以性科学及相关的学术、诊疗、产业、教育等都尚处在自我发展、缓慢增长的状态。

（十）学术技术的影响

学术技术在今天是中国性科学及相关学科的引领者。无论是对学科体系的建设还是对性科学的范畴确认；无论是普及性健康知识还是进行青少年性教育；无论是临床诊疗还是新药及保健食品研发都蕴藏着性科学及相关学术研究和技术创新的贡献。不过无论是处在生物科技前沿的无性繁殖干细胞技术，还是遗传疾病的早期诊断预防和治疗，这种研究的直接命题又与综合的人的性属性的结合不甚紧密，这是非常值得关注的方面。

再者在成人性用品的研发方面，尚未见真正的研究介入，具有中国特色的、赋予性与生殖健康功能的产品有待于努力开发。

还有许多学术研究的成果还未及时为大众所知、所用，还未形成科学性知识和健康性教育普及的氛围。另一方面，不负责任的纯学术研究成果却又向大众发布，将尚处研究阶段的东西当成已定的科学现象和知识，造成一定的混乱。

可以肯定地说，性科学及相关学说的研究既是学科建立发展的基础，更是学科和产业发展的动力。

二、促进中国性科学发展的规划

（一）加快完善性学科体系的建设

中国性科学学科体系的建设应该说已经确立，并且已程度不同地展开了相关工作，但是发展不均衡，有些学科无切实的落地支撑，有些学科的工作因各种原因发展滞缓，有些学科的界定很不清晰等。有鉴于此，应该进一步加快完善性科学学科体系的建设，以性社会学、性心理学、性医学为基础，着重突出性科学的研究；切实加强性健康教育，特别是青少年性健康教育的工作；充分借鉴国外优秀的性科学研究成果；积极发掘、扬弃和继承祖国性学遗产，特别是中医药性科学的宝贵遗产；积极配合人口和计划生育的基本国策，切实普及性与生殖建康的科学知识和方法；探索全面提高大众性与生殖健康的积极途径；创立符合国情的科学文明的性观念和性文化模式；进一步以中国性学会和各相关专业委员会及所属专家学者和研究工作人员为基础，推动性科学有序、积极地进行学术探讨和大众性科学普及，以理论知识教育和具体防治为支撑，促进观念的和具体物化的科学健康的性科学稳步发展。

（二）加快完善性科学临床诊疗体系建设

性医学，包括中医性学以及以人口计划生育为主题的生殖健康，是中国性科学的务实基础，也是最大特色。中国性学会 80％以上的会员亦来源于此。毋庸置疑，他们对中国性科学知识的普及、性与生殖健康教育的推进、性传播疾病的防治和性相关疾病的防治和健康保健作出了卓越的贡献。但缘于各种政策、组织、社会和文化及认识的因素，还有许多有待完善和提高的问题。

有鉴于此，今后拟着重从下述几个层面予以关注。一是倡导和建立性医学的教育体系，使之成为医学生的基本必备知识；二是倡导和推动性医学，包括男科学、女性学的专业学科建设，使之在原有学科的基础上更为专业、更为系统地展开诊疗工作；三是要普及性医学知识，特别是在泌尿、妇产、皮肤性病、心理精神等科要作为基本的必备知识和技能；四是将性心理学、社会、文化等的知识作为性医学相关工作人员的兼备知识，使之真正能够从生物—心理—社会的多维角度去认知医治和予以预防保健的职责；五是弘扬和发掘中医药的宝贵财富，积极开展性与生殖健康的预防保健工作，充分利用中医药及其科学文化的深厚底蕴做好临床诊疗和相关药品的研发工作，推陈出新，形成具有中国特色的性科学诊疗和预防保健体系。充分发挥人口与计划生育的组织体系和学科人员优势，将提高全民性与生殖健康科学素质真正做到实处、惠及每个民众。

（三）加快促进性科学产业的发展

性相关产业的建立是性科学切实发展的基础，除了医疗、人口计划生育及各个研究机构和团体之外，完全进入研发、生产、流通的方面，主要有性科学相关药品、保健品、食品、器械、用品、服饰、安全套扩展系列等。虽然已具备较大的生产份额，但存在的问题不少。建议能从下述层面给予关注：

一是性相关药品的研发生产，要厚积薄发，充分利用中医药的独特优势，从相关各个方面展开研发和生产，特别是生殖保健、相关器官系统疾病的治疗和艾滋病防治等。现实的临床实践的佐证是研发的不尽源泉。

二是充分利用中医药和中华食疗文化和性文化的博大精深，从保健、延年益寿和提高生活质量入手，研发和生产具有中国特色，可以走向世界的蕴涵中华饮食与性文化的产品。

三是充分利用成人用品已在中国形成外向型生产营销的优势，加大科研投入，把控原料关口，将质量和服务作为建立诚信，树立品牌的基础，成为有益于大众性与生殖健康用品的生产强国，创造优异的社会和经济效益。

四是将人口计划生育用品和性相关成人用品的研发、生产、流通有机地结合在一起，整合规划。特别是避孕套及扩展产品的研发和生产及流通要进一步加强管理。

五是将纺织品大国的优势更加充分地发扬光大，研发和生产更为贴近大众的，充满美感、神韵和情趣的服饰。

六是要建立、健全法规和标准体系，建立、健全产品和流通的监管和许可体系，使性相关成人用品和性与生殖健康用品的研发、生产、流通步入健康有序的轨道。

（四）充分发挥各级性科学研究机构的作用

各级各类与性科学相关的学术研究机构和团体，是性科学研究的主力军和生力军。在推动现代中国性科学研究和性科学普及中作出了重要的贡献。建议从下述几个方面进一步提高和完善，更加充分地发挥其应有的作用。

- 将组织建设放在各项工作的首位，结构决定功能。
- 明确学科所承担的义务，理清专业所要做的工作。
- 要充分认识性科学为综合学科的特点，加强自身学习和全方位的合作与联系。
- 要以学术研究为核心，要历史、科学、发展地对待相关问题，百花齐放，百家争鸣。
- 要切实将学术研究和科学普及有机结合，有的放矢，负起社会责任，不要将对大众开放的媒体平台作为专项学术争鸣的舞台，哗众取宠。

➢要充分利用挂靠机构和所在单位的优势，积极争取主流科研立项和经费及评议，推动性科学逐步进入主流科研序列。

➢将理论研究和应用研究相统一，将应用研究和产品研发相统一，将产品研发和生产流通相结合，主动积极地肩负起生产流通智囊团和研究机构的功能，为性科学相关产业化的发展作出贡献。

➢积极从性医学、中医性学、性心理与性相关精神疾病和性药学及人口计划生育和生殖健康等领域着手，充分发挥相关专业的作用，通过学术专业的途径，将性科学的临床诊疗做实，做到应有的地位。

（五）充分发挥媒体的宣传教育引导功能

性科学及涉性相关问题的宣传是非常敏感的，也是需要严格管理的。宣传的尺度口径应该是正面、正确地宣传和引导科学的性知识，健康的性教育。有利于全民科学素质的提高，家庭的和谐和社会的稳定。不负责任甚至是违法的相关宣传报道不但危害大众心身健康、破坏社会风气，更是对性科学本身的扼杀！因此建议能够切实关注下述事宜：

一是严格遵守国家的相关法律法规和政策引导；二是坚持正确的宣传导向，正面、正确地宣传普及性科学知识，承担起健康性教育的职责；三是切实杜绝以金钱利诱为手段的各种赤裸裸和变相的涉性相关报道和夸大、虚假的宣传和广告；四是充分发挥舆论主渠道的作用，在潜移默化的宣传报道中宣传性科学、弘扬性文明、普及性教育，提高全民的性与生殖建康意识，为社会的和谐稳定作贡献，为性科学发展作贡献。

（六）强化性健康教育和性科学知识普及

教育是民族的未来，更是民族的希望，性科学知识的教育普及经过二十多年的努力，取得了很大的成绩，特别是一般性的普通宣传和生殖健康宣传教育。但系统的学历教育、课程教育和职业教育仍未真正建立。建议从下述几个方面予以关注：

➢在医学院校中真正将性医学及相关课程列入教学规划和序列之中，供学生选修和学习。

➢在医疗机构与性相关的专业科室要将性及性医学的知识和方法及技术作为基本的诊疗要求加以学习和掌握。

➢对师范院校的学生开设性心理和性与生殖健康的课程，从教育的源头做起。

➢把性健康教育真正落实到教育的各个环节，分年龄、分阶段，从小学到中学和大学都进行相关的性健康教育。

➢要将性与生殖建康相关的生理、心理和保健作为全民素质教育的重要组成部分。

➢要将性相关研发、生产、流通产业的性科学知识的教育普及作为职业教育的一个重要组成部分，对成人用品的各环节开展职业教育，执证上岗。

➢要将科学的性知识，健康的性教育，文明的性观念作为全民教育的一个重要方面，用正面、正确的性科学知识、观念和方法造福于大众，施惠于社会。

➢各类宣传媒体和机构要成为宣传和引导先进、文明、科学的性知识、性文化、性观念和性健康保健、性疾病预防的阵地和主渠道，扬正抑邪。

（七）构建性相关产业标准体系

标准是现代社会规范的标志，是有序、健康、公平、公正地进行各类活动的基本条件。性科学相关产业的标准体系的建设是将性科学相关产业纳入规范化、常态化、有序化、健康化管理的前提和必由之路。着重可从下述几个方面逐步推进：

一是在现有医疗和中医药诊疗框架体系内，进一步对相关的预防保健和疾病诊疗逐个建立相应的诊疗规范和标准。

二是对性相关药品的研发，特别是基于中医药基础和临床的研发要加强和加快。

三是要将基于中医药理论、传统饮食文化和现代科学技术的能够保健强身、延年益寿的保健食品、食品的研发、生产、流通切实地加以规范，使其有序、健康地发展。

四是对成人用品的辅助类、按摩震动类、仿真类、情趣类产品，要制订从原料采购规范到包装统一要求的标准体系，属于医疗器械的归属相应渠道管理，从源头上杜绝色情、夸大、假冒、有害的情况发生。

五是对相关从业人员制订执业资格标准要求，进行执业资格的职业教育，持证上岗，规范经营。

（八）建立健全法制法规体系

性科学相关的法律法规由于其综合跨学科的性质和社会属性较为特殊，虽然有涉及婚姻、人口计划生育、疾病防控、治安管理等的法律约束和调节，但由于其特殊性、敏感性、广泛性和多变性，使现有的法律法规和制度未能涵盖和解决所出现的问题。社会主义的法制建设及具体法律法规的制定将是一个长期的、渐进的和不断完善的过程，因此性科学相关的法制建设也同样面临着发展和完善的选择。基于中华人民共和国的基本法，基于建设社会主义法制社会，基于给最广大的人民群众最大利益的关注和保障，基于家庭和社会的和谐稳定，审时度势、科学客观、历史发展地将性科学及相关领域真正并全面地纳入法制轨道，使其有序健康地常态发展是众心所望，也是性科学蓬勃发展的希望所在。

三、中国性科学发展趋势展望

（一）学术研究继续不断深化

展望未来中国性科学的发展，由于历史的和学科及社会要求的原因，走在整个学科之前的领导者仍然是学术研究。这也符合中国性科学有着深厚的历史底蕴和已成学科体系的学术氛围的现实；更符合在性科学领域中不断地去伪存真，不断地去粗取精，不断地更新理念、推陈出新的实际情况。学术研究没有禁区，但学术研究要追求科学真理，要为社会大众和社会进步服务。中国性学会秉承已形成的学术态势，以性医学，包括性生物学、性药学、性中医学和性心理学、性社会学为基础，在努力挖掘中华传统文化、性科学的同时，积极慎重地引进国外先进的性文化、性观念、性知识、性技术，成为性科学知识普及、性健康教育实施、性相关疾病预防治疗的引领者，成为中国性科学发展的开拓者和实践者。

（二）教育普及不断推进

中国科学性知识观念的真正普及于大众，在于全社会的性健康教育的普及，在于政府主导，社会中介组织协调，各相关机构和宣传媒体参与的普及教育的展开。随着建设和谐社会，以人为本的理念日益深入人心，成为人们的普遍的价值观，与婚恋家庭、生殖健康、疾病防治和文化素养直接相关的科学的性文化、性知识的教育和普及势必渗透到相关教育的各个层面，真正起到教育民众、服务大众的作用。

（三）临床诊疗成为常态

依据现有的临床诊疗学科体系和专业人才队伍，性相关学科的临床将越来越被医患所共同重视。融汇于泌尿科、妇产科、皮肤科、理疗科、精神科、心理科和中医药诊疗中的性相关学科或是已相对独立分出的男科，性心理治疗科等都会向着更为专业、更为细致、更为常态的方向发展。结合人口计划生育和生殖健康教育，性相关的各个专业将在相对独立又综合的状况下成为常态的临床诊疗工作。

（四）产业发展更加有序

基于法律法规标准等法制条件下的社会主义市场经济的大系统中，性相关产业已从自发无序的状况走到今天呼吁规范公平竞争的十字路口。可以相信，今后中国的性相关产业将在法治的框架下，在市场经济的条件下，在以规范和标准为准绳的公平竞争的背景中，以质量、诚信立足，以品牌立业，做好国内和国际两个市场，成为性相关健康产业的创造大国。

（五）文化交流日益活跃

科学的性知识，先进的性文化，健康的性保健，文明的性观念，深深地植根于大众的意识之中，依据科学研究的成果，结合文化推广，开展性与生殖健康教育、社会婚恋人口教育、开展文学艺术的创作，将可以陶冶性情，提高大众素质。同时基于科学性知识，性文化和性相关学科的学术研究的交流，各国各民族的优秀的性文化亦将被全人类共同欣赏，共同受益，这种基于学术的文化交流将日趋活跃。

（六）法规标准突显重要

性科学特殊的跨自然科学、社会科学和人文科学的属性，使其既联系人们的意识形态和上层建筑，又关乎人们的日常生活和喜怒哀乐。古今中外，众说莫衷于一，亦是在于此。所以性科学的健康发展将更加有赖于相关法律法规和法制的健全，性相关产业的发展将更加需要健康有序的标准规范制约。法制条件下的健康和谐社会和生活的追求是性学的永远驱动力。

（七）热点关注一如既往

古往今来，古今中外，也许是基于古人“食色，性也”的亘古论断，性和性相关问题总会成为社会显性和隐形的关注点。当今全球性相关问题的关注热点在中国亦同样出现，例如非婚性行为，性少数与同性恋，性传播疾病与艾滋病，性工作者，青少年性教育，计划生育等，同时在今后很长时间还将存在和被关注。另外更好地开展性与生殖健康教育成为惠及大众的关注点。

（八）学会组织仍为中坚

在社会主义市场条件下，政府、行业组织和企业三足鼎立，共同构成稳定的运行态势。由于性科学的特殊学科文化和横跨多学科的特性，过去、今天和可预知的未来，行业组织即相关的各类学术研究团体和机构仍然会充当性科学体系中的中坚，性科学学术研究仍然会是科学性知识、文明性生活、健康性观念的引领者。在法制的背景下以学术为引领，以学术团体为中坚，以医疗卫生、人口计划生育、妇幼保健、疾病预防、心理行为调节、社会伦理研究、教育宣传为推动服务平台，有所研究、有所继承、有所扬弃、有所发展，将使性科学这个多学科集于一身的科学体系更加焕发勃勃生机，更加为大众所掌握、所受益，成为家庭及社会稳定和谐的知识源泉。

附录一　中国性科学发展大事记

约公元前200万年	早期猿人向晚期猿人（直立人）过渡，那时猿人尚于混乱的性交关系中。
公元前170万年或前150万年	猿人开始直立行走。
公元前170万年或前150万年至前1.4万年	猿人开始面对面性交，出现狩猎，男女的社会分工开始出现，人类发现性交与怀孕之间的关系，两性关系的乱伦禁忌开始产生，出现血缘群体，女性的发情期几乎完全消失，可在任何时候产生性欲的性交遗留下大量的性崇拜遗迹，如岩画、洞穴壁画和裸体雕像等。
约公元前8000年	人类进入新石器时代，为母系氏族社会全盛期，已产生对偶婚。
约公元前48至前43世纪	西安半坡仰韶文化的许多彩陶绘有鱼形图案，有模拟女阴的含意，反映出当时的女性崇拜。
约公元前35世纪	辽宁出土了这一时期（红山文化）制作的红陶裸女像。
约公元前21世纪	《史记·夏本纪》记载，此时中国已有剖腹分娩的个案。
公元前14至前11世纪	商殷甲骨文中记载了阉割家畜。那时已有阉割的刑罚。
约公元前7世纪	春秋前后的《诗经》中有多处公开描写男女性爱和两男相悦的文字。
公元前685年	齐国在王宫中开设国家经营妓院，有妓女700人。
约公元前6世纪	《道德经》中对性行为有自然、客观的描述。
约公元前5世纪	《左传》中有“男女同姓，其声不番”的文字，这是对遗传学和优生的最早论述。
公元前4世纪前后	四川、山东等地的汉代石刻画像中有大量伏羲和女娲兄妹相亲的描绘。他们不仅是人首蛇身，而且两尾相交作交尾状，反映出当时的图腾崇拜和性崇拜。两人手持规和距，寓意性应有一定的道德规范，中国《孟子·告子上》说：“食色，性也”；中国《庄子》中体现的性的自然观是道家性观念的核心和基础；中国人和埃及人都懂得阉割男孩，可以他们丧失性欲和性能力，然后让他们充任宦官。
约公元前3世纪	《黄帝内经》的《素问·上古天真论》中对性生理及生长、发育、衰老的过程已有详细论述。
公元前168年	1972年长沙马王堆出土的文物是这一年（汉文帝十二年）下葬的，其中包括目前世界上存留最早的大量古代珍贵性学文献。
公元前1世纪	西汉刘向编《列女传》，介绍中国古代妇女行为。《礼记》中言：“饮食男女，人之大欲存焉”，但也提出儒家的重要性伦理观念，“男女授受不亲”及“非礼勿视……”。
约1世纪	《汉书·艺文志》中记载有“房中八家”，应是秦汉或更早的性学著作。

107—125 年	东汉班昭著《女诫》，以男尊女卑和三从四德为女子道德规范。
约 2—3 世纪	《后汉书》记载，东汉时使用阉割后的男子作为宫室内侍的现象已很普通。
约 4 世纪	葛洪著《抱朴子》，内有房中术内。
5 世纪	南朝时的《赵飞燕外传》开小说性描写之河。
656 年	《隋书·经籍志》中记载了房中术专著八种，但与《汉书》房中八家无一相同。
776—826 年	文学家白行间著《天地阴阳交欢大乐赋》。该文于 20 世纪初发现于敦煌鸣沙山藏经洞，但有人认为是叶德辉伪造。
945 年	《旧唐书·艺文志》中载房中术《房秘录决八卷》。
1060 年	《新唐书·艺文志》中载房中专著四种。
约 11 世纪	北宋理学盛行，倡导“饿死事极小，失节事极大”，宣扬“灭欲存理”。
1075 年	北宋科学家沈括在《沈存中良方》中记载了“秋实”及提炼方法，这是世界上最早关于相当纯化的性激素的记载。
14 世纪中叶	元顺帝荒于声色，臣下竟相引荐西域房中术家以邀宠。其双修法等性技巧与中国传统房中术主旨似有不同。
16 世纪初	梅毒传入广州，名“广疮”，并在国内流行。
1598 年	文学家汤显族著《牡丹亭》，歌颂热烈的性爱活动。
1617 年	现存《金瓶梅》最早刻本问世，可谓集性交模式之大成。
17 世纪	医生张景岳在《妇人规》中对性学深刻论述，提出男女性和谐的《十机》，至今仍有学术价值。
18 世纪	雍正年间哲学家戴震在《原善》中疾呼：“人欲即天理”，认为“后儒以理杀人”比“酷吏以法杀人”更残暴。
18 世纪末期	清代学士纪昀在他所作《阅微草堂笔记》中对道学家做了直接抨击和讽刺这类文章有二十余篇，对性事给以充分的肯定。
约 1830 年	学士汪士铎竟提倡：妇女不嫁不育，鼓励溺杀女婴，严禁寡妇再嫁及再育，违者处决，非富人不可娶妻等一系列伪道学的灭欲主张，并得曾国藩赏识。
1903 年	叶德辉从《医心方》和其他医书中辑录出《素女经》、《素女方》、《玉房秘诀》、《玉房指要》、《洞玄子》等房中术著作，于 1903—1914 年间刻入《双梅景暗丛书》中。
1909 年	学者鲁迅在浙江初级师范学堂教授生理学时冲破当时的封建礼教，编写讲义并讲述生殖系统的解剖生理知识，是中国学校性教育的首次成功尝试。
1919 年	学者胡适揭露中国封建礼教对妇女的残酷迫害，猛烈抨击旧观念，指出，“劝人做烈女，罪等于故意杀人”。中国早期心理学家张耀翔在美国留学时发表了性心理专著《爱情衡》，回国后于 1922 年首次进行性“民意测验”，测验结果反映出人们对改革不合理婚姻制度及取缔娼妓等问题的关心。
1923 年	学者张竞生在北京大学任教时提倡性教育与美学，指出“性教育一问题关系于人生比什么科学艺术更大”，同时组织了性科学研究会。张竞生以“北大风俗调查会”名义发表“性史征文”启事，并开始性史调查。中国散文家周作人在

	“五四”前后发表一系列文章，呼唤性知识的解放和性伦理的现代化。
1924 年	中国彻底废除太监制度，最后 470 名太监被逐出宫廷。
1925 年	张竞生出版《美的人生观》和《恋爱与卫生》等著作；中国文学家周建人发表《性教育的几条原理》。文学家鲁迅在《坚壁清野主义》等文中也强调性教育的重要性。
1926 年	张竞生出版《性史》第一集，几个月后便遭禁，虽经新文化倡导者周作人等为其辩护也无济于事；张竞生在上海开办的书店，专门翻译出版霭理士的心理丛书。
1932 年	周作人著文介绍霭理士的性心理学的内容。
1936 年	医学心理家丁瓒在北平创立心理卫生咨询部门，接着他与黄坚厚等学者在重庆中央卫生实验院创建心理卫生室，普及性卫生知识。
1946 年	学者潘光旦将霭理士 1933 年出版的《性心理：学生手册》翻译成中文，先后在重庆和上海出版，书名《性心理》。
1952 年	中国中央人民政府政务院文教委批准卫生部《限制节育及人工流产暂行办法》，有不足 6 个子女不准绝育等严格限制。李洪迥教授《梅毒学》出版。
1954 年	中国卫生部开始放宽对节育和人工流产的限制，中国领导人刘少奇在座谈节育问题时说，卫生部可用卫生常识名义专门编写些技术指导小册子。中国皮肤性病研究所在北京成立，由性病专家胡传揆教授任所长，马海德医生任顾问。
1956 年	王文彬、赵志一、谭铭勋编写《性的知识》一书出版，至 1981 年 3 月总印数已达到 560 万册。华裔学者庄有兴在瑞典首次确定人体细胞有 23 对染色体。
1963 年	2 月底至 3 月初周恩来在人民大会堂召开全国卫生科学技术规划会议期间对叶恭绍、吴阶平等十几位医学家说，一定要把青春期卫生知识教给男女青少年，让他们用科学的性知识来保护自己的健康。 4 月 2 日和 10 日，周恩来再次强调要介绍性知识，并指示吴阶平在人民大会堂的青年中搞试点。
1964 年	胡传揆教授在北京科学讨论会上宣读“我国对梅毒的控制和消灭”一文，表明我国基本消灭性病，这一成绩受到全世界注目。
1973 年	4 月 12 日，周恩来嘱吴阶平教授去北京市看一看学校中的生理卫生教科书，了解一下关于性教育问题进行得怎么样，一定要好好进行。7 月 12 日，周恩来重申让青年懂得生理卫生知识很重要，这个问题是不该回避的，试图回避，不但使之神秘化，有时还有不良的后果。
1975 年	周恩来在病重期间再次指出，一定要把青少年性的生理卫生教育办好。
1979 年	中国通过《中华人民共和国刑法》，对性犯罪做了明确规定：包括强奸罪，轮奸罪，奸淫未满 14 岁幼女罪，强迫妇女卖淫罪，引诱、容留妇女卖淫罪，流氓罪。
1980 年	5 月 29 日中国计划生育协会成立，12 月胡廷溢编写的《性知识漫谈》出版，该书一再再版，共发行 280 万册。
1982 年	中国医学科学院名誉院长吴阶平教授等编译出版了《性医学》一书。

叶恭绍教授给《父母必读》杂志写文，《周恩来关心性教育》，一再强调性教育的重要性。北京医科大学第三医院由杨华渝做精神病鉴定，王大玫实施国内第一例男变女变性手术不久，上海长征医院也开展了这项工作。

1984 年

在北京举行的全国家庭、婚姻座谈会上，许多专家从社会学就性问题进行了社会分析，从社会学角度探讨了性教育的迫切性，主张开展正常性生理卫生宣传。在福州召开的全军首届医学心理师资班上，北京安定医院杨华渝医生首次开设性心理卫生讲座。

中国第一例同种异体睾丸移植术由湖北学院邹郦炎教授完成。

1985 年

2 月弗洛伊德的《爱情心理学》中文版出版。

在此前后国内掀起一阵弗洛伊德热。他的各种著作被介绍给读者。

4～5 月上海举办“现代社会中的性问题”讲座，引起社会广泛关注。同年上海在 100 所中学开展青春期和性教育试点。

7 月上海举办中国第一次性教育讲习班。

9 月，中国人民大学开设《性观念发展史》课程。自 1989 年 9 月起改为《性学社会工作》课程。

1986 年

5 月中国上海成立国内第一性教育研究会——上海性教育研究会。

6 月中国首家《男性学杂志》创刊号出版。

7 月 14 日中国卫生部明确由中国医学科学院皮肤病研究中心主要研究性传播疾病防治。

7 月 22 日中国卫生部性病专家咨询委员会在北京成立。由 20 名专家组成。顾问是马海德、吴阶平、李洪迥、王光超。主任委员叶干运。

9 月 1 日，中国国务院发出《国务院关于坚决取缔卖淫活动和制止性病蔓延的通知》。

10 月由吴阶平教授主持在江苏太仓召开了性知识教育研讨会。

1987 年

1987 年 5 月 24—28 日中华全国首届中医男性病学术会议在李彪教授的主导及组织下在湖南沅陵召开。来自全国 23 个省市自治区的 120 名代表参加了学术研讨，大会共收到 102 篇学术论文。

10 月 26 日，中共中央办公厅、国务院办公厅转发公安部、司法部、卫生、民政部和全国妇联起草的《关于严厉打击、坚决取缔卖淫活动和制止性病蔓延的报告》的通知。

12 月 26 日，中国卫生部等单位联合发布《艾滋病监测管理若干规定》。

1988 年

3 月徐纪敏、程同主编的《性科学》一书出版 3 月 10 日，中国内地第一例试管婴儿在北京医科大学第三医院降生。

5 月中国人民大学举办“性科学培训班”，这在中国尚属首次。吴阶平教授应邀在讲话中指出，性教育包括性知识和性道德两部分内容，普及科学的工作很重要、很复杂，应积极慎重地进行，要考虑到社会效果，防止偏差。

5 月上海性教育研究会等主办《性教育》杂志创刊，共在深圳发行 5 期后停刊。国家教育委员会、国家计划生育委员会发出通知在全国 13 个省、市的 600 所中学进行青春期教育试点。

9 月，吴阶平教授在无锡召开的全国泌尿外科专业学术会议上，发表题为《对性教育的基本认识》的讲话，要求泌尿外科工作者作为中国性教育的先锋队，起移风易俗的作用。

10 月，国家计划生育委员会科研所等单位在北京举办全国首届性医学培训班（前后三期），为中国性医学事业的发展培养了一批骨干力量。不久，安徽、江苏也举办了类似的培训班。

10 月，广东饶平县召开张竞生诞辰 100 周年学术研讨会，纪念他对中国性学事业作出的开拓性贡献。《实用男性学》、《实用简明男性学》等男性学学术著作在中国陆续面世。

12 月 19—22 日卫生部在北京召开全国性病防治工作会议。

12 月 27 日，《关于认定淫秽及色性出版物的暂行规定》由国家新闻出版署颁布施行。

1989 年

元月，天津人民广播电台在海河夜话节目中开办《枕边悄悄话》专题讲座，率先以广播形式向群众进行性知识和性道德教育。中国油画人体艺术大展在北京开幕。

2 月 21 日，《中华人民共和国传染病防治法》在第七届全国人民代表大会常委会第六次会议上通过，国家主席杨尚昆颁布主席令，宣布该法自 1989 年 9 月 1 日起施行。

2 月 26 日，中国南方性学研究所在江西宜春成立。

中国第一套性医学教学系列录像片由北京高教音像出版社出版，包括《性医学教学参考片》、《新婚性指南》、《中老年性和谐》。1990 年，其第 4 集《男性性功能障碍——阳痿》出版发行。湖南王明辉著《中医性医学》出版

马斯特斯与约翰逊著《人类性反应》中文版在北京出版。

中国广东省计划生育与性教育研讨会在珠海白藤湖召开，会后成立了广东省“计划生育与性教育研究会”筹委会；翌年，在第二次研讨会上该研究会正式成立。

中国国家计划生育委员会主任彭珮云在青春期教育现场会上讲话指出，计划生育系统应该积极推动支持配合学校的青春期教育。

10 月上海洪嘉禾等著《性的教育》出版，受到国内外舆论好评，吴阶平教授为之作序。

中国杨文质教授主编的《老年期性问题咨询》出版。它是国内第一本论述老年人性问题的书。

12 月 1 日为配合世界艾滋病日宣传活动，由全国性病防治中心、北京市卫生局等单位在北京中山公园举办“性病艾滋病防治知识展览”。

1990 年

亚洲性学联会（筹）在香港成立，香港吴敏伦博士任会长。

1 月中国卫生部编写的《性病防治手册》出版。

2 月上海中医学院成立高校“性教育研究室”。

3 月，从性教育角度促进计划生育的《人之初》杂志在中国广东问世。

黑龙江性学研究所成立。

9 月 7 日，中国卫生部宣布成立《国家预防和控制艾滋病专家委员会》，不久卫生部发出《关于开展“世界艾滋病日”宣传活动的通知》。

12 月 28 日，中国《全国人民代表大会常务委员会关于惩治走私、制作、贩卖、传播淫秽物品的犯罪分子的决定》，于第七届全国人民代表大会常务委员会第 17 次会议上通过。

1991 年

中国性学会（筹）在济南召开第五届学术会议。这类学术会议在 1987—1990 年间先后在重庆、广州、九江、桂林召开四次。

	中国中华性学会（筹）在哈尔滨召开其唯一一届学术会议。 8 月 12 日，中国卫生部长陈敏章签署《性病防治管理办法》，该令自发布之日起施行。 9 月 4 日，中国《全国人民代表大会常务委员会在关于严禁卖淫嫖娼的决定》在第七届全国人民代表大会常务委员会第 21 次会议上通过。
1992 年	在天津电台《枕边悄悄话》节目开办 3 周年之际，吴阶平副委员长在天津参加纪念活动，并为节目题词："移风易俗，排忧解难"。 《中国性学》由北京医科大学开始创办，王效道教授任主编，当年共出三期。 4 月 3 日，《中华人民共和国妇女权益保障法》于第七届全国人民代表大会第五次会议上通过，自 1992 年 10 月 1 日起施行。 中国性学会（筹）第六届学术会议在南京举办。 1992 年上海性学研究会召开，亚洲性学联会正式成立。 刘达临主编的《中国当代性文化》一书出版，该书报告了上海组织的全国两万份"性文明"调查结果。 北京医科大学第三医院夏兆骥教授完成国内第一例女变男手术，同时完成世界首例男女易性症患者性腺互换移植手术。 1992 年 11 月 10 日在南京举办了首届亚洲大洋洲男科学术研讨会。会上时任卫生部部长陈敏章在书面讲话中明确指出：以此次会议为标志，男科在中国已正式建立。
1993 年	中国—北美性学学术研讨会在北京举行，外方 46 位代表专程前往成都参加了中国性学会（筹）第七届学术会议。 马晓年著《女性学咨询》出版。 8 月中国卫生部门防疫司编的《性病防治手册》第二版出版发行。 黄平治、李永海主编的《男性性功能障碍》一书出版。 11 月 30 日，中国性病艾滋病防治协会在北京成立，由钱信忠任会长。
1994 年	张北川主编《同性爱》一书出版。 5 月《中国性学》创刊两周年，钱信忠为刊物提词，"开展性科学研究，促进性卫生保健"。 8 月在敦煌召开的国际敦煌学术研讨会上提出性科学应列入敦煌学研究内容。 9 月国际人口与发展大会通过的行动纲领中正式接受了生殖健康这一概念，它最早是 1988 年世界卫生组织人类生殖特别规划署提出的，它包括生育调节、孕产妇保健、婴幼儿保健、性健康等内容。行动纲领一再强调性教育的重要性。 9 月 24 日，由马晓年主编的《性教育电脑咨询专家系统》通过国家计划生育委员会科技司鉴定，在国内该系统首次把性咨询与计算机技术结合起来。 9 月由国家计生委、卫生部、中国科协、全国总工会、共青团单位举办的"全国性健康教育展览会"在京开幕。 12 月卢盛波、宋书功主编的《性医学教程》出版，这是国内第一本供高等医学专科学校使用的性医学教材。 1994 年 12 月 24 日中国性学会在北京宣告成立，卫生部张文康副部长到会祝贺，陈敏章部长、中组部常务副部长赵宗鼐看望与会代表，吴阶平副委员长、北医彭瑞聪书记参加成立大会，王光超教授担任首届理事会理事长，王效道教授担任首届秘书长。

1995 年

5 月，中国性学会首届全国学术会在青岛市召开。

6 月，北京性健康教育研究会正式成立。首都师范大学高德伟教授担任会长。

8 月，第十二届世界性学大会在日本横滨召开。大会有中国 50 多篇的论文入选大会交流。中国内地学者邓明昱、郭义深、胡宏霞、朴红莲、孙金发、王明凯、张德湘等 20 余人的论文发表在大会文集中。

11 月，全国高等学校性教育及教材研讨会在北京举行。

1996 年

5 月，全国首届中医性学学术会议在成都市召开。

6 月，北京青春期身心健康学术会议召开。

7 月，第四届亚洲性学会议在台北召开，台湾师范大学卫生教育学系晏涵文教授任大会主席。大陆学者刘达临、王效道、樊民胜、邓明昱、周明孝、李永德、马大任等十余人的论文发表在会议文摘集。会期同步举行了海峡两岸性学研讨会，王效道教授奉命率团参加，到会大陆学者 17 位。王效道委任叶祖光出席第四届亚洲性学大会。

10 月，中国性学会性医学专委会在重庆市召开首届学术会议。

10 月，中国性学会性教育专委会在北京召开首届学术会议。

10 月，由中国性学会主办的泸沽湖国际研讨会在西昌市举行。

12 月，中国性学会性心理专业委员会在深圳召开首届学术会议。

1997 年

4 月，中国性学会在昆明市召开第二届全国学术年会。年会期间，同时召开全国理事会，由徐天民接任理事长，朱琪接任秘书长。

6 月，第十三届世界性学大会在西班牙巴伦西亚召开。大陆学者刘达临、邓明昱、樊民胜等的论文在大会发表。

7 月，由中国性学会性心理专业委员会主办的青春期伦理和人格教育培训班在昆明举行。

1998 年

4 月，中国性学会在北京召开全国工作会议（各专委会和各地方学会负责人参加），吴阶平名誉会长和北京医科大学王德炳校长出席会议。

5 月，由吴阶平主编的《中国性科学百科全书》在北京出版发行。

7 月，大众传媒与 21 世纪的性与婚姻家庭研讨会在北京举行。

8 月，全国第二届性健康教育学术会在太原市举行。

9 月，全国第一届性保健品专委会（筹）在四川省大邑县举行成立大会。

10 月，第二届全国中医性学会在北京召开。

11 月，第五届亚洲性学会议在韩国汉城（首尔）召开。香港大学吴敏伦教授（亚洲性学会主席）、北京医科大学徐天明教授（中国性学会副理事长）和胡佩诚教授（中国性学会副秘书长）、海南心理咨询研究所邓明昱教授（国际中华性学研究会秘书长）等出席大会。中国内地学者徐天明、胡佩诚、刘达临、邓明昱、樊民胜、陶林、李建明、段建勋、周明孝、周绍辉、余世光、蔡学明、朴红莲等二十余人的论文发表在会议文摘集。

12 月，中国性学会人文专委会在甘肃举办敦煌性文化考察及人文科学学术研讨会。

1999 年

1 月，中国性学会性传媒专委会在天津召开成立大会，同时召开《枕边悄悄话》栏目开播十周年纪念大会，吴阶平副委员长莅临会议并作重要讲话。

6 月，以吴阶平为首的中国性学家出席了在香港召开第十四届性学大会。

8 月，中国性学会在北京举办了第十四届世界性学大会会后会。E. J. 黑伯乐等国际知名性学家参加会议，并作了重要学术报告。

10 月，中国性学会在北京召开第三届全国学术年会。会议期间召开理事会，举行换届选举。由徐天民教授担任理事长，胡佩诚教授担任秘书长，卫生部殷大奎副部长到会祝贺。

2000 年

5 月，第三届全国中医性学研讨会在北京召开。

8 月，中国性学家徐天民、张枫、胡佩诚等赴日本神户参加第六届亚洲性学大会。

10 月，中国性学家代表团胡佩诚等一行六人赴瑞典斯德哥尔摩考察学习性健康国际合作项目。

11 月，中国性学会联合中国性病、艾滋病防治协会举办的“世界艾滋病日”学术报告会在北京举行。

11 月，第二届全国性心理学术会在海口市召开。

12 月，全国性文化、性传媒学术会议在广东丹霞山召开。

2001 年

6 月，中国性学家徐天民、胡佩诚等一行 10 人赴法国巴黎参加第十届世界性学大会。

8 月，由北京性健康教育研究会主办的亚洲第一届性健康教育学术研讨会在北京召开。

9 月，中国性学会第四届全国学术年会在成都举行。

2002 年

1 月，第二批中国性学专家代表团一行 15 人赴瑞典考察性健康教育。

5 月，中、英青少年性教育研讨会在北京召开。

6 月，中国性学会专家徐震雷一行 5 人赴美考察性治疗工作。

7 月，中国性学会理事长徐天民赴香港参加“婚姻中的性健康研讨会”。

7 月，中国古代性文化研讨会在昆明市召开，会后与会专家考察了云南省剑川石宝山性文化遗迹。

3 月、5 月、8 月，中、瑞性教育培训班分别在北京市、上海市举行。

9 月，经科技部和新闻出版总署批准，《中国性科学》杂志向国内外分开发行，杂志同时由季刊改为月刊。

11 月，中国性学家徐天民、胡佩诚、薛福林等人赴新加坡出席第七届亚洲性学大会。

11 月，第三批中国性学家崔以泰、刘永良等 8 人赴瑞典考察性教育。

11 月，由中国性学会与广东省计生委、广东省怀学会共同举办的全国计生、性与生殖保健用品展销会在广州市开幕。

2003 年

3 月，《中国性科学》杂志月刊首发式在北京钓鱼台国宾馆举行、吴阶平院士出席。

7 月，中国性学会首届理事长王光超教授逝世，享年 91 岁。

9 月，国家民政部正式发文通知中国性学会青少年教育专委会、中医性学专委会、性法学专委会、性传媒专委会符合国家规定批准登记，至此加上早已合法登记的性医学专委会、性传播疾病专委会、性健康教育专委会、性心理学专委会和性人文科学专委会，中国性学会的 9 个专委会正式形成。

9 月，中国性学会国际中医男科学会等四个单位联合举办的“第二届中医男科学术大会”暨中医性学会现代化论坛在北京召开，吴阶平院士等莅临指导。

11 月，“关注性健康、预防艾滋病、心系红丝带”高级学术论坛在北京饭店举行，吴阶平院士、韩启德院士等出席。同时在北京王府井大街广场举行大型防治艾滋病的咨询、宣传公益活动。

12 月，中国性学会与广东省计生委、广东省性学会联合主办的第一届全国性文化节在广东省举行。

2004 年	1 月，中国性学会第五届全国学术年会在广西北海市召开。 4 月，性学家刘达临主办的“中华古代性文化博物馆”在江苏省吴江县同里镇正式开馆。 5 月，第四届全国中医性学会研讨会在北京举行。 7 月，性心理、性教育、性传媒学术会议在辽宁省丹东市召开。 10 月，庆祝中国性学会成立十周年大会，暨性学高级论坛，在北京隆重举行，吴阶平院士及一大批全国性学家及性学工作者约 500 多人参加了在人民大会堂举办的庆祝大会，与此同时，在京丰宾馆召开第三届全体理事会换届选举，徐天民、胡佩诚连任理事长和秘书长。 11 月，全国第二届性文化在广州市举行。
2005 年	6 月，性人文科学学术研讨会在同里镇举行，吴阶平院士出席并参观了中华古代性文化博物馆。 7 月，江苏省性学会在南京举办首届江苏省性文化节。 8 月，性传播媒体学术会议，在辽宁牡丹江市举行。 10 月，青少年性健康教育经验交流国际会议在杭州市举行，有 14 个国家 50 余名外国专家参加，美国福特基金会赞助支持。 10 月，性医学国际研讨会在重庆市召开，国际性学大师 Sher Hite 应邀出席会议。 11 月，全国第三届性文化节在广州举行。 11 月，Sher Hite 教授应邀到北京讲学。 11 月，全国艾滋病知识竞赛暨防治艾滋病的宣传咨询公益活动，在北京市中山公园举行。
2006 年	2 月，香港首届性文化节举行。 3 月，美国文化访问团一行 35 人前来北京交流两国青少年性教育经验，中国性学会接待。 9 月，中国性学会第二届高级学术论坛暨性健康文化博览会在武汉市举行，会上提出了“性文明公约（讨论稿）”，引起社会关注。 9 月，我国青少年健康教育的重要读物《青苹果》改版获得美国福特基金会的赞助支持。 11 月，第四届全国性文化节在广州市举行。
2007 年	4 月，中国性学家胡佩诚、薛大奇等人赴澳大利亚悉尼市参加第 18 届世界性学大会。 4 月和 10 月，中美首届性治疗师培训班先后在深圳市和北京市举办。 5 月，北京大学医学部性学研究中心揭牌成立。吴阶平院士发来贺信。 6 月，西北政法大学性法学研究中心成立。 8 月，第二届性文化节在香港举行。 11 月，第五届全国性文化节在广州市举行。 11 月，世界华人性学家联合会在深圳市正式成立。

11月，防治艾滋病的大型咨询宣传公益活动在中国人民解放军302医院举行。

12月，湘、鄂、赣三省联合举办的性与生殖健康研讨会在长沙举行。

2008年

6月，中国性学会召开第四次会员代表大会，举行换届选举，产生了新理事会、常务理事会及学会领导班子。张金钟教授担任第四届理事会理事长，徐震雷副教授担任秘书长。

10月，由中国性学会主办第10届亚洲、大洋洲性学大会在北京顺利召开。中国性学家胡佩诚教授当选为第四届亚洲、大洋洲性学会轮值主席。此前不久，胡佩诚荣获德国性学会赫希菲尔德奖。

11月，第七届中医性学术会议在北京举行。

11月，全国第六届性文化节在广州举行。

11月15日—11月16日，中国性学会性传播疾病防治专业委员会与贵州省性学会、贵州省人口和计划生育委员会贵州凯里联合举办"生殖健康与性传播疾病防治新进展"学习班。

11月27—30日第七届全国中医性学研讨会在南昌市举行，中国性学会副理事长马晓年及学会领导潘晓明、刘秀芝参加了会议。与会代表共计92人，会议期间，举办了第四届专委会的换届工作。

12月，青少年性健康教育学术年会在四川省成都市举行。

12月21日北京大学医学部性学研究中心在北医逸夫楼召开工作会议，中心主任徐天民，医学部副主任方伟岗，中心常务副主任薛福林、胡佩诚，中心顾问彭瑞骢、朱琪、张大庆和中心研究员马晓年、王桂芝、廖秦平、李曰庆、李本富、李寅增、辛钟诚、宋书功、孟宪武、陈晶琦、胡佩诚、姜辉、洪炜、贺占举、徐震雷、常春、潘晓明、薛大奇、张寄青、谈大正出席会议，中国性科学杂志社执行社长吴清林及编辑部工作人员和中国性学会秘书处的工作人员列席了会议。

2009年

1月，国务院新闻办、工业和信息化部、公安部、文化部、工商行政管理总局、广播电影电视总局、新闻出版总署等部门组织开展整治互联网低俗之风专项行动，以遏制网上低俗之风蔓延，进一步净化网络文化环境。

2月11日至12日，2009年全国艾滋病性病防治工作年会在北京召开。会议整合了省级疾控中心艾滋病科科长（主任）年会、省级艾防办联络员会议，集中了国内外艾滋病控制等方面的专家，还邀请了八所医科大学的公共卫生学院院长参会，共商艾滋病性病控制大计。

5月17日国家中医药管理局关于下达第一批重点研究室建设项目计划的通知。

6月23日中国卫生部官方网站发布卫生部长陈竺2009年5月1日签署的中华人民共和国卫生部令第66号：《互联网医疗保健信息服务管理办法》（已于2009年3月25日经卫生部部务会议审议通过），自2009年7月1日起施行。该办法第六条"申请提供的互联网医疗保健信息服务中含有性心理、性伦理、性医学、性治疗等性科学研究内容的，除具备第五条规定条件外，还应当同时具备下列条件：（一）主办单位必须是医疗卫生机构；（二）具有向从事相关临床和科研工作的专业人员开放的相关网络技术措施。"

28日，中国性病艾滋病防治协会举行第四次会员代表大会。第三届理事会会长戴志澄致辞，总结协会成立15年来的工作和本届理事会5年的工作及今后的工作方向。

30日，举行的亚洲开发银行艾滋病综合防治试点项目总结会上，中华预防医学会会长王陇德表示，中国政府高度重视艾滋病防治工作，取得了不少进展，但防治任务十分艰巨，需要团结和动员社会各个方面的力量，特别是非政府组织的力量，来共同预防和控制艾滋病的传播，关怀和关爱艾滋病病人，减少社会歧视，营造友好的社会氛围。

7月1日《互联网医疗保健信息服务管理办法》施行。国家有关部门于2009年7月18日下午召见“谷歌中国”网站负责人，对“谷歌中国”网站大量传播淫秽色情内容进行执法谈话，宣布对“谷歌中国”网站的处罚措施，暂停该网站境外网页搜索业务，并责令其立即进行整改，彻底清理淫秽色情和低俗内容。

7月3日山东省性学会在济南召开成立大会。

7月13—16日2009年度全国学校性健康教育学术研讨会于浙江省杭州市举行。参会代表共计205人。

8月15日中国性学会青少年性健康教育专业委员会与中国疾病预防控制中心妇幼保健中心合作，对青苹果青春期教育资讯网进行改版，改版后的青苹果网站开通上线。

9月26日，北京大学医学部性学研究中心、中国性学会在北大医学部逸夫楼举行《中国性学现状与展望蓝皮书》专家论证会，对书稿进行终审并原则通过。

10月12日国家中医药管理局办公室发布关于启动新一轮中医药重点学科建设工作的通知（国中医药办发〔2009〕32号）附件2：国家中医药管理局中医药重点学科建设专家委员会中医药学科建设规划指导目录（暂行）：一级学科中医临床医学之二级学科新增中医男科学。

10月30日国家中医药管理局关于公布中医药重点学科建设单位的通知（国中医药发〔2009〕30号）：国家中医药管理局中医药重点学科建设单位：中医男科学，云南省中医院。

11月至2010年2月中国性学会参加卫生部业务主管的新社会组织学习实践科学发展观活动，成立了临时党支部，徐震雷任支部书记。在学习实践活动中，中国性学会得到卫生部主管领导的表扬。

2010年

1月16日，中国性学会第四届理事会第三次会议和第四次常务理事会在北京大学医学部会议中心举行。

1月20日北京大学医学部性学研究中心《马克思恩格斯论性爱、婚姻和家庭》课题中期汇报会在北京大学医学部召开。

4月20—24日，中国性学会性医学专业委员会在重庆召开第一次全国男科会议暨提高班，此次会议共有400人参加。

4月29日，中国性学会在北京大学医学部召开理事长、秘书长扩大会议，决定胡佩诚同志任中国性科学杂志社主编。

5月24日上午，国务院防治艾滋病工作委员会四川省艾滋病防治政策宣讲活动举行，陈竺出席并作题为“艾滋病对社会经济发展的影响及当前面临的挑战和对策”的宣讲。国务院防治艾滋病工作委员会副主任、卫生部部长陈竺表示，中国艾滋病防治工作面临四大挑战：一是艾滋病的流行因素广泛存在；二是预防干预方式特殊，不能为社会大众普遍理解；三是疫苗、药品等科学技术手段有待突破；四是国际政治高度关注。陈竺阐述了中国下一步艾滋病防治工作七个对策：一是提高认识，转变观念，进一步完善防治工作机制；二是坚持广泛、深入、持久地开展宣传教育工作；三是进一步提高艾滋病干预措施的覆盖面；四是进一步落实“四免一关怀”政策，加强感染者管理和病人抗病毒治疗；五是加强对重点地区和重点人群的工作力度，推广示范区成果；六是动员和引导社会力量参与艾滋病防治工作；七是加强科学防治、扩大国际合作与交流。

5月8日河北省性科学学会第二次会员代表大会暨第四届学术会议，在石家庄河北省人口教育中心召开。来自全省卫生系统、计生系统、教育系统、生殖健康产业企业、省直有关部门和单位的代表六十余人参加了会议。

5月25—27日，中国性学会在上海召开了2010年工作会议，讨论中国性科学杂志的发展和中国性学会的工作。

6月3日中国性学会在民政部通过2009年年度年检合格。

7月1—4日中国性学会性传播性疾病防治专业委员会在河南新乡市举办“性传播疾病和皮肤病诊断治疗学习班”继续教育项目培训班。

7月23日全国“扫黄打非”工作小组在北京召开座谈会，中共中央政治局委员、中央书记处书记、中宣部长刘云山在会上强调继续保持打击互联网和手机网站淫秽色情信息高压态势。按照“抓源头、打基础、切断利益链”的要求，加强对互联网和手机媒体的基础管理。

7月30日—8月2日中国性学会中医性学专业委员会在云南昆明举行“第八届全国中医性学研讨会”。

附录二　主要参考文献

1. 王骧. 易经注译 [M]. 北京：中国社会科学出版社，1990.
2. 任法融. 道德经释义 [M]. 西安：三秦出版社，1993.
3. 赵建伟. 周易今注今译 [M]. 北京：商务印书馆，2005.
4. 叶德辉. 双梅影阁丛书 [M]. 海口：海南国际新闻出版中心，1995.
5. 朱熹，吕祖谦. 近思录 [M]. 郑州：中州古籍出版社，2004.
6. 朱熹. 朱子语类 [M]. 高雄：复文出版社，1980.
7. 朱熹. 朱子全书 [M]. 上海：上海古籍出版社，2002.
8. 丁福保. 佛学大辞典 [M]. 北京：文物出版社，1984.
9. 吴汝钧. 佛学大辞典 [M]. 北京：商务印书馆，1994.
10. 中国道教协会，苏州道教协会. 道教大辞典 [M]. 北京：华夏出版社，1994.
11. 王骧. 易经注译 [M]. 北京：中国社会科学出版社，1990.
12. 胡廷溢. 性知识漫谈 [M]. 南昌：江西科学技术出版社，1980.
13. 吴阶平. 性医学 [M]. 北京：科学技术文献出版社，1982.
14. 教育杂志社. 性教育的理论 [M]. 北京：商务印书馆，1925.
15. 霭理士. 性心理学 [M]. 潘光旦，译. 北京：三联书店，1987.
16. 中国性科学百科全书编委会，中国大百科全书出版社科技编辑部. 中国性科学百科全书 [M]. 北京：中国大百科全书出版社，1998.
17. 薛兆英，许又新，马晓年. 现代性医学 [M]. 北京：人民军医出版社，1995.
18. Barry R. Komisaruk，Carlos Beyer - Flores，Beverly Whipple. 性高潮的科学 [M]. 胡佩诚，张澜，姚云云，朱洵，译. 北京：人民卫生出版社，2008.
19. 徐天民. 中国性科学的历史发展 [J]. 中国性科学，2003 (1)：27.
20. 张金钟. 性健康与道德进步 [J]. 中国性科学，2009 (2)：3.
21. 王效道，曹坚，杨华渝，等. 性健康教育 [M]. 北京：中国医药科技出版社，1990.
22. 阮芳赋. 全年龄全方位的科学性教育丛书 [M]. 北京：二十一世纪出版社，2003.
23. 中国性学会. 面向 21 世纪的性与健康 [M]. 北京：中国人口出版社，1999.
24. 国性学会学术工作部. 性与健康 [M]. 北京：中国人口出版社，1997.
25. 朱琪. 青春期性健康教育读本 [M]. 北京：华夏出版社，1994.
26. 郭应禄，胡礼泉. 临床男科学 [M]. 武汉：湖北科学技术出版社，1996.
27. 刘达临. 世界当代性文化 [M]. 上海：上海三联书店，1999.
28. 刘达临. 中国历代房内考（上中下）[M]. 北京：中医古籍出版社，1998.
29. 李传俊，薛福林. 性健康教育与性病防治 [M]. 北京：中国医药科技出版社，1995.
30. 李曰庆. 实用中西医结合泌尿男科学 [M]. 北京：人民卫生出版社，1995.
31. 潘绥铭. 中国性现状 [M]. 北京：光明日报出版社，1995.
32. 李彪. 中国传统性治疗学 [M]. 海口：三环出版社，1991.
33. 崔以泰. 青年性教育. 北京：中国医药科技出版社，1998.
34. 高德伟. 性健康教育系列图书. 北京：首都师范大学出版社，1998.
35. 王一飞. 生殖医学 [M]. 北京：人民卫生出版社，1991.
36. 谭新华，陆德铭. 中医外科学 [M]. 北京：人民卫生出版社，1999.

37. 周一谋. 中国房事养生学［M］. 北京：中外文化出版公司，1988.
38. 曹兴午，杨文质，赵广明. 精液分析与不育症［M］. 北京：中国人口出版社，2006.
39. 张枫. 性文化建设概论［M］. 广州：广州出版社，2008.
40. 李元文. 中医药的性保健和性治疗［J］. 中国性科学，2009，18（11）：3.
41. 刘春英，杜洪波. 性学研究与生殖健康［M］. 北京：中国人口出版社，2006.
42. 王琦，秦国政. 王琦男科学［M］. 郑州：河南科学技术出版社，1997.
43. 周一谋. 马王堆医书考注［M］. 天津：天津科学技术出版社，1988.
44. 薛立纬. 梅毒学临床实践［M］. 2版. 南昌：江西科学技术出版社，2004.
45. 李海松，李曰庆. 勃起功能障碍中医病因病机探析［J］. 中国性科学，2005，4：13.
46. 陶林. 性治疗与婚姻治疗［J］. 中国性科学，2003，4：30.
47. 王少金. 男性生殖系疾病［M］. 长春：吉林科学技术出版社，1986.
48. 余建华. 阴茎疾病［M］. 北京：科学出版社，2007.
49. 李彪，潘晓明. 8506例男性不育症证治分析［J］. 湖南中医学院学报，1989，9（2）：77.
50. 谢松龄. 残疾与性［M］. 北京：华夏出版社，1987.
51. 王明辉. 中医性医学［M］. 武汉：湖北科技出版社，1989.
52. 洪嘉禾，沙友，傅安球. 性的教育［M］. 上海：上海人民出版社，1989.
53. 赖德勒. 婚姻生活的艺术［M］. 合肥：黄山书社，1986.
54. 黄治平. 男性性功能障碍［M］. 北京：科学技术文献出版社，1992.
55. 杨洪训. 性心理［M］. 石家庄：河北人民出版社，1988.
56. ［日］津留宏泉，宇佐. 结婚心理学［M］. 孔克勤，李金陵，莫邦伟，译. 上海：上海翻译出版公司，1986.
57. 刘采倩. 中医男科名方选议［M］. 北京：华夏出版社，1990.
58. 戴西湖. 古今男科医案选按［M］. 北京：华夏出版社，1990.
59. 王琦，秦国政. 现代中医男科荟萃［M］. 北京：华夏出版社，1990.
60. 王玉英. 中医诊治男性不育与性功能障碍［M］. 北京：中国医药科技出版社，1990.
61. 李彪，何耀荣. 男科证治指南［M］. 长沙：湖南科学技术出版社，1990.
62. 宋书功. 中国古代房室养生集要［M］. 北京：中国医药科技出版社，1991.
63. 李志文. 现代性传播疾病［M］. 北京：人民卫生出版社，1991.
64. 冷方南，李彪. 中医男科临床治疗学［M］. 北京：人民卫生出版社，1991.
65. 徐福松，高鸿程. 男性病治疗［M］. 南京：江苏科学技术出版社，1991.
66. 中华男性学编委会. 中华男性学［M］. 北京：军事医学科学出版社，1999.
67. 李曰庆. 实用中西医结合男性学手册［M］. 北京：华夏出版社，1992.
68. 江海身. 中医男科讲座［M］. 北京：中国医药科技出版社，1992.
69. 刘达临. 中国当代性文化［M］. 上海：三联书店，1992.
70. 刘达临. 中国古代性文化［M］. 银川：宁夏人民出版社，1993.
71. 王效道，胡延溢. 性病咨询［M］. 北京：科学普及出版社，1994.
72. 中国性学会. 中国性学会第二届高级论坛论文集［C］. 武汉：2006.
73. 王卫萍. 性发育疾病新的分类和基因诊断［J］. 中国优生与遗传杂志，2010，2：5.
74. 中国性学会. 青少年性健康教育国际经验交流会论文集［C］. 杭州：2005.
75. 言真，潘晓明，胡赤怡，等. 夜激情［M］. 长春：北方妇女儿童出版社，1999.
76. 郭应禄，辛钟成. 男子生殖医学［M］. 北京：北京大学医学出版社，2002.
77. 顾伟程. 现代皮肤病性病治疗学［M］. 北京：中国协和医科大学出版社，1999.
78. 中国性学会. 中国性学专家大典［M］. 北京：中医古籍出版社，2005.
79. 中国性学会中医性学专业委员会. 全国第三届中医暨中西医结合性学研讨会论文集［C］. 大连：2002.

80. 何清湖，秦国政. 中西医结合男科学［M］. 北京：人民卫生出版社，2005.
81. 莎丽·海特. 海特性学报告（男人卷）［M］. 林瑞庭，译. 北京：未来出版社，1998.
82. 莎丽·海特. 海特性学报告（情爱卷）［M］. 林淑贞，译. 北京：未来出版社，1998.
83. 莎丽·海特. 海特性学报告（女人卷）［M］. 张月，单杰，杜智华，译. 郑州：中原农民出版社，1994.
84. 国家图书馆信息咨询中心，清华大学当代中国研究中心，中国艾滋病防治协会法律政策工作委员会.《艾滋病防治法律法规文件汇编》1—5. 2006. 12.
85. 西蒙娜·德 ·波伏娃. 第二性［M］. 陶铁柱，译. 北京：中国书籍出版社，1998.
86. 高德伟. 性健康教育学［M］. 呼和浩特：内蒙古人民出版社，1995.
87. 刘杰. 中国性医学［M］. 北京：中国人口出版社，1995.
88. 刘达临. 性与中国文化［M］. 北京：人民出版社，1999.
89. 史成礼，史葆光. 敦煌性文化探索［M］. 敦煌研究副刊，1997. 1.
90. 张枫. 2007广东性学报告［M］. 广州：广州出版社，2007.
91. 姚佩宽. 青春期教育调查报告［M］. 北京：学林出版社，1990. 92.
92. Spencer A. Rathus，Jeffrey S. Nevid，Lois Fichner-Rathus. 性与生活：走近人类性科学［M］. 甄宏丽，魏征新，王晓菁，等，译. 北京：中国轻工业出版社，2007.
93. 王效道. 中老年与心理障碍［M］. 北京：中国环境科学出版社，1996.
94. 胡廷溢. 不育夫妇性咨询［M］. 北京：科学普及出版社，1993.
95. 徐斌. 午夜悄悄话［M］. 长春：吉林科学技术出版社，1993.
96. 黄敬亨，洪嘉禾. 性健康教育［M］. 海口：南海出版公司，1996.
97. 马晓年. 性的学习［M］. 北京：中国人口出版社，2004.
98. 李小江，朱虹，董秀玉. 性别与中国［M］. 北京：三联书店，1994.
99. 金之刚，陈文伯. 男性不育与性功能障碍［M］. 北京：学苑出版社，1991.
100. 莫尼·J，穆萨弗·H. 性学总览［M］. 王映桥，郭颐顿，译. 天津：天津人民出版社出版，1992.
101. 王一飞. 21世纪的4P医学与生殖健康［J］. 国际生殖健康/计划生育杂志，2010，1：2.
102. 王明辉，金杰辉. 中医性诊疗学［M］. 武汉：湖北科学技术出版社，1992.
103. 李银河. 同性恋亚文化［M］. 北京：今日中国出版社出版，1998.
104. 王庆淑. 中国传统习俗中的性别歧视［M］. 北京：北京大学出版社，1995.
105. 李银河. 中国女性的感情与性［M］. 北京：今日中国出版社，1998.
106. 张枫. 夫妻性百问［M］. 广州：广东人民出版社，1997.
107. 李银河. 虐恋亚文化［M］. 北京：今日中国出版社出版，1998.
108. 汤笑. 21世纪的亲情与性［M］. 南宁：广西民族出版社，1993.
109. 谈大正. 性文化与法［M］. 上海：上海人民出版社，1998.
110. 史成礼，史葆光. 性科学辑要［M］. 兰州：甘肃科学技术出版社，1996.
111. 李银河. 性·婚姻——东方与西方［M］. 西安：陕西师范大学出版社，1999.
112. 曲雯. 青春期家教百谈［M］. 北京：人民体育出版，1996.
113. 家辉，慎之. 新婚伉俪的三个梦［M］. 石家庄：河北科学技术出版社，1993.
114. 李广文. 男女性疾病与不孕症［M］. 济南：山东科学技术出版社，1991.
115. 丁文华. 性法学［M］. 西安：陕西人民教育出版社，1992.
116. 陈和亮，徐文锋，罗上武. 男性养生保健揭秘［M］. 北京：华夏出版社，1993.
117. 曹开镛. 男性性功能障碍治疗保健［M］. 北京：中国医药科技出版社，1990.
118. 阮芳赋. "性"情怡人：阮芳赋性学杂论［M］. 深圳：海天出版社，2000.
119. A-M斯雅德什，女性性障碍［M］. 孟继贤，译. 兰州：甘肃科学技术出版社，1993.
120. 胡廷溢. 性生活咨询［M］. 南昌：江西科学技术出版社，1990.
121. 戚广崇. 中医性医学研究与临床［M］. 上海：上海科学技术文献出版社，1994.

122. 毛俊同，唐传俭. 高等院校性健康教育与预防艾滋病教程 [M]. 南京：江苏美术出版社，2003.
123. 康力升，崔蒙. 中国传统性医学 [M]. 北京：中国医药科技出版社，1994.
124. 许毅. 性的奥秘 [M]. 北京：人民卫生出版社，2000.
125. 李敖. 中国性研究 [M]. 台湾：李敖出版社，2001.
126. 段成功，刘亚柱. 中国古代房中养生秘笈 [M]. 北京：中医古籍出版社，2001.
127. 王旭东. 中国传统性医学 [M]. 南京：江苏科学技术出版社，1992.
128. 李曰庆，刘春英，剧新民. 女性性功能障碍诊疗学 [M]. 北京：人民卫生出版社，1995.
129. 康力升，张鹏，刘春英，等. 性知识 100 问 [M]. 南京：江苏科学技术出版社，1994.
130. 李曰庆. 中西医结合不育与不孕研究新进展 [M]. 北京：中国中医药出版社，1992.
131. 李曰庆. 前列腺疾病临床荟萃 [M]. 北京：华夏出版社，1993.
132. 李曰庆，张素斋. 性功能障碍研究新进展 [M]. 北京：华夏出版社，1994.
133. 郭连澎. 中医男科证治备要 [M]. 香港：中国医药出版社，2006.
134. 贾金铭. 中国中西医结合男科学. 北京：中国医药科技出版社，2005.
135. 徐晋麟，徐沁，陈淳. 现代遗传学原理 [M]. 第 2 版. 北京：科学出版社，2005.
136. 斯特恩·C. 人类遗传学原理 [M]. 吴昊译. 北京：科学出版社，1979.
137. 达尔文. 达尔文进化论全集 [M]. 叶笃庄，编译. 北京：科学出版社，1998.
138. 马林诺夫斯基. 野蛮人的性生活 [M]. 高鹏，金爽，编译. 北京：团结出版社，2005.
139. 摩尔根. 古代社会 [M]. 杨东莼，马雍，马巨，译. 北京：中央编译出版社，2007.
140. 爱德华·O·威尔逊. 社会生物学：新的综合 [M]. 毛盛贤，孙港，译. 北京：北京理工大学出版社，2008.
141. 马林诺夫斯基. 两性社会学：母系社会与父系社会之比较 [M]. 李安宅，译. 上海：上海人民出版社，2003.
142. 司马迁. 史记新注·秦始皇本纪 [M]. 张大可，编注. 北京：华文出版社，2000.
143. 张桂玲. 汉代婚俗的一面镜子：孔雀东南飞 [J]. 湖北教育学院学报，2007，4：34.
144. 张敏杰. 中国古代的婚姻与家庭 [M]. 杭州：浙江人民出版社，2004.
145. 刘长江. 明清贞节观嬗变述论 [J]. 西南民族大学学报（人文社科版），2003，12：25.
146. 王琦，秦国政. 现代中医男科荟萃 [M]. 北京：华夏出版社，1989.
147. 秦国政. 实用中医男科学 [M]. 北京：中国工人出版社，1994.
148. 秦国政. 男科理论与临床 [M]. 北京：中国医药科技出版社，1997.
149. 王琦，曹开镛. 中医男科学 [M]. 天津：天津科学技术出版社，1988.
150. 王琦，秦国政. 王琦男科学（第二版）. 郑州：河南科学技术出版社，2007.
151. 秦国政. 男科病特色专科实用手册 [M]. 北京：中国中医药出版社，2007.
152. 徐福松，秦国政，金保方. 徐福松实用中医男科学 [M]. 北京：中国中医药出版社，2009.
153. 秦国政. 男科理论与临床 [M]. 北京：中国医药科技出版社，1997.
154. 李彪，张魁. 实用男科临床手册 [M]. 北京：人民军医出版社，1996.
155. 李江源. 性腺疾病 [M]. 天津：天津科技翻译出版公司，1997.
156. 骆世勋，宋书功. 性法医学 [M]. 北京：世界图书出版公司，1996.
157. 樊友平，杨放，程嘉骧，等. 中华性学观止 [M]. 广东：广东人民出版社，1997.
158. 红梅. 午夜悄悄话 [M]. 长沙：湖南科学技术出版社，1999.
159. 琼·瑞妮丝. 金赛性学报告 [M]. 山东：明天出版社，1993.
160. 王贺祥. 艾滋病性病咨询手册 [M]. 北京：中国人口出版社，1996.
161. 张枫. 与青少年朋友说“性”[M]. 广东：广州出版社，1998.
162. 陈一筠. 青春期性健康教育读本 [M]. 北京：北京教育出版社，2001.
163. 马晓年，贾孟春. 男性学咨询 [M]. 北京：科学出版社，1998.

164. 王立. 中国传统性医学 [M]. 北京：中医古籍出版社，1998.
165. 冷方南. 中医男科临床治疗学 [M]. 北京：人民卫生出版社，1991.
166. 吴明章，曾超文，张君慧. 男性生殖病理学 [M]. 上海：上海科学普及出版社，1997.
167. 吴阶平，马永江. 实用泌尿外科学 [M]. 北京：人民军医出版社，1991.
168. 吴阶平. 泌尿外科 [M]. 山东：山东科学技术出版社，1993.
169. 廖元兴. 现代性病临床诊断彩色图谱 [M]. 江西：江西科学技术出版社，1997.
170. 马青年，马晓年. 实用男性学 [M]. 天津：天津科学技术出版社，1988.
171. 周荣祥. 男性科手术学 [M]. 北京：中国人口出版社，1991.
172. 张秀成. 精子检测与分离 [M]. 北京：北京科学技术出版社，1993.
173. 何成雄. 实用性病诊疗图谱 [M]. 福建：福建科技技术出版社，1995.
174. 中国性学会. 面向21世纪的性与健康 [M]. 北京：北京人口出版社，1999.
175. 本杰明·J·萨克多，哈罗德·I·长普兰，艾尔费雷德·M·弗里德曼. 性科学大观 [M]. 成都：四川科学技术出版社，1994.
176. 安德鲁·史坦威. 性幻想 [M]. 台湾：正傅有限公司，1994.
177. 吴志华. 现代性病学 [M]. 广州：广东人民出版社，1996.
178. 张敏杰. 中国古代的婚姻与家庭 [M]. 杭州：浙江人民出版社，2004.
179. 马林诺夫斯基. 野蛮人的性生活 [M]. 高鹏，金爽，编译. 北京：团结出版社，2005.
180. 爱德华·O·威尔逊. 社会生物学：新的综合 [M]. 毛盛贤，孙港，译. 北京：北京理工大学出版社，2008.
181. 摩尔根. 古代社会 [M]. 杨东莼，马雍，马巨，译. 北京：中央编译出版社，2007.
182. 李鹰. 我国青少年性教育发展历程概述 [M]. 山东师范大学学报，2007，52（3）：118.
183. 施春景. 我国青少年性教育工作情况扫描 [J]. 人口与计划生育，2004（8）：37.
184. 魏彦红. 论我国青春期性教育策略体系 [J]. 中国学校卫生，2006，27（8）：690.
185. 邹顺康. 当前中国青少年性教育中存在的若干问题 [J]. 道德与文明，2004（3）：66.
186. 梁燕芳. 美国性教育的发展历史及启示 [J]. 中国科技信息，2008（17）：276.
187. 刘文利. 美国公立学校性教育政策 [J]. 中国性科学，2008，17（3）：38.
188. 刘文利. 美国家庭对青少年的性教育 [J]. 中国性科学，2008，17（1）：13.
189. 刘文利. 荷兰学校性教育模式对我们的启示 [J]. 生物学通报，2008，43（1）：55.
190. 许安结. 英国的性教育与课程安排 [J]. 家教指南，2002（12）：19.
191. 张德伟，饶从满. 日本中小学的性教育 [J]. 外国教育研究，2000，27（6）：28.
192. 王天奎. 日本战后性教育的发展 [J]. 中国公共卫生，2000，16（1）：90.
193. 刘济良，王媛. 香港性教育的基本经验及其对我们的启示 [J]. 河南教育学院学报，2000，2（19）：18.
194. 侯志阳. 台湾地区社会转型中青少年的感情生活与性教育述略 [J]. 江西财经大学学报，2004，3（33）：101.
195. 颜晓敏. 不同的国家各异的性教育 [J]. 父母必读，2004（10）：41.
196. 程士德. 素问上古天真论篇第一注.《内径讲义》. 上海：科学技术出版社，1984.
197. 梁光宇，吴绪祥，李金臣. 赵树森主任医师治疗性功能障碍经验 [J]. 河南中医，2003，23（7）：18.
198. 周强，李兰群. 李曰庆治疗阳屡思路及经验 [J]. 中国医药学报，2002，17（8）：489.
199. 李曰庆. 中医外科学 [M]. 6版. 北京：中国中医药出版社，2002.
200. 李民，曹守芳，杨庆姝. 中医药治疗慢性前列腺炎体会 [J]. 河北中医，2005，27（1）：52.
201. 孙中明. 鲍严钟对慢性前列腺炎的治疗思路 [J]. 浙江中西医结合杂志，2005，15（1）：38.
202. 张春和，李海松. 李曰庆教授治疗前列腺增生症经验 [J]. 中国临床医生，2003，31（10）：56.
203. 韩伍龙. 从痰瘀论治前列腺增生症30例 [J]. 四川中医. 2001，19（10）：46.

204. 张建伟. 肾主生殖的现代研究进展与研究思路 [J]. 世界中西医结合杂志，2008，3 (2)：114.
205. 郭中良，王和天. 应用十子育春丸治疗肾虚精亏证男性少精、弱精不育症临床研究 [J]. 北京中医，2006，25 (10)：583.
206. 郑天贵，张玉兰. 中药治疗男性更年期综合症 30 例 [J]. 广西中医药，2002，25 (3) ：37.
207. 任平. 中医药治疗男性更年期综合征评述. 河南中医学院学报，2008，23 (1)：134.
208. 宋镇星. 中医治疗男性更年期综合征体会 [J]. 黔南民族医专学报，1998，11 (4)：3941.
209. 刘承俊. 中西医结合治疗男性更年期综合征临床观察 [J]. 华夏医药，2002，6 (5)：32.
210. 马兆才. 大剂量谷维素加男宝治疗男性更年期综合征 35 例 [J]. 中国社区医师，2005，7 (11)：52.
211. 廖元兴，徐冲，杨慧兰. 四种方法治疗支原体感染的对比观察 [J]. 临床皮肤杂志，1992，21 (1).
212. 陆原，李鸣九. 尿路清治疗解脲支原体感染非淋菌性尿道炎疗效观察 [J]. 湖北中医杂志，1999，21 (4).
213. 李元文，孙占学. 苍柏湿毒清治疗解脲支原体性尿道（宫颈）炎的临床疗效观察 [J]. 中国性科学杂志，2008，17 (5)：7.
214. 梁瑞，范瑞强，禤国维. 治疗生殖器疱疹经验浅谈 [J]. 现代中西医结合杂志，2005，14 (17)：2246.
215. 孙占学，姜颖娟，徐晶玉. 李元文教授治疗皮肤性病经验介绍. 北京中医药大学学报（中医临床版），2008，15 (5)：26.
216. 李宾玲，张晶晶，任凤兰. 中医药治疗尖锐湿疣的研究进展. 河南中医学院学报，2006，21 (124)：86，88.
217. 马玉昕. 冷冻加中药山服治疗尖锐湿疣 89 例 [J]. 中医药学报，2003，31 (1)：47.
218. 李元文. 益气除湿解毒汤治疗复发性尖锐湿疣疗效观察 [J]. 中国临床医生，2003，31 (10)：61.
219. 李纬. 运用中医中药及 CO_2 激光联合治疗尖锐湿疣 62 例临床观察 [J]. 北京中医药大学学报（中医临床版），2006，13 (2)：21.
220. 秦国政. 试论建立中医男科学体系 [N]. 中医药信息报，1986-9-19-2B.
221. 秦国政. 论男子保精养生 [J]. 新中医，1990，8：2.
222. 秦国政. 论易学对传统性医学及男科学的影响 [J]. 中国性学，1994，3：35.
223. 秦国政.《黄帝内经》与男性学 [J]. 现代中医杂志，1995，8：12.
224. 秦国政. 现代中医男科学的形成、现状与前景 [J]. 中国中医药报 1999，12：13
225. 秦国政. 近 50 年中医研治阳痿述评 [J]. 中医文献杂志 2000，1：37.
226. 秦国政. 近 50 年中医研治阳痿述评（续完）[J]. 中医文献杂志，2000，2：44.
227. 秦国政. 勃起功能障碍中医发病学规律研究 [J]. 云南中医学院学报，2003，4：5.
228. 秦国政. 勃起功能障碍中医发病学规律研究（续）[J]. 云南中医学院学报，2004，1：7.
229. 秦国政. 勃起功能障碍中医证候学规律研究 [J]. 中华中西医临床杂志，2004，4；16.
230. 秦国政. 勃起功能障碍流行病学研究进展述评 [J]. 中华中西医临床杂志，2004，1：65.
231. 秦国政，骆斌. 勃起功能障碍中医体质学规律研究 [J]. 北京中医药大学学报，2005，4：74.
232. 秦国政，李庆生，张春和，等. 艾滋病中医发病学特点及中医证候数据库建立研究简报 [J]. 云南中医学院学报，2008，2：43.
233. 秦国政，张春和，张富刚，等. 开办中医男科学专业本科学历教育的思路与实践. 中医教育，2010，29 (1)：45.
234. 毕焕洲，冷敏. 医学院校中开设《性医学》课程的经验与思考 [J]. 中国性科学，2010，19 (6)：3.
235. 邢利芳，黄辛隐. 性行为价值观的理论构建及问卷的初步编制 [J]. 中国性科学，2010，19 (6)：6.
236. 周志强，孙占学，李元文. 活跃女性阴道病原体检测结果分析 [J]. 中国性科学，2010，19 (6)：35.
237. 潘丽萍，王秋芬. 网络背景下大学生性爱观特征及高校性育模式的探讨 [J]. 中国性科学，2010.19 (6)：44.

238. 朱洵，胡佩诚. 女性排卵对性心理活动的影响［J］. 中国性科学，2010，19（6）：47.
239. 邓明昱，王友平，李青莲，等. 美国华人新移民大学生性心理和性行为的老查研究［J］. 中国性科学，2010，19（5）：3.
240. 沈莉莉，刘旭刚，徐杏元. 老年人性犯罪的原因及其矫治对策［J］. 中国性科学，2010，19（5）：8.
241. 刘达临，胡宏霞. 儒家文化影响性文化［J］. 中国性科学，2010，19（4）：3.
242. 蒋芳，刘松青，涂睿，等. 高职院校学生性教育现状调查分析中国性科学［J］，2010，19（4）：40.
243. 邢利芳，黄辛隐. 大学生性行为价值观调查分析［J］. 中国性科学，2010，19（4）：43.
244. 王进鑫. 青少年不同性教育途径实效性比较研究［J］. 中国性科学，2010，19（3）：3.
245. 顾桉娜，王卓然，季景涛，等. 健康行为理论在青少年安全性行为研究中的应用［J］. 中国性科学，2010，19（3）：9.
246. 王文杰，史宏，张静，等. 艾滋病中医证治规律的研究［J］. 中国性科学，2010，19（3）：30.
247. 王洪强，栾美红. 少年不正当性行为的预防与矫治［J］. 中国性科学，2010，19（3）：35.
248. 谈大正. 性文化与性心理健康［J］. 中国性科学，2010，19（3）：39.
249. 张丝艳，徐震雷. 北京市四所高校大学生性行为现状及相关因素调查［J］. 中国性科学，2010，19（2）：3.
250. 屈晓兰. 小学六年级学生性意识与性道德冲突研究［J］. 中国性科学，2010，19（2）：10.
251. 王凯，沈海梅. 美国国际人口服务组织，云南昆明 650021 西方人类学领域中的同性恋研究［J］. 中国性科学，2010，19（2）：18.
252. 霍晶，王莉彦，王卓然，等. 乳腺癌术后女性身体意象与性状况的研究［J］. 中国性科学，2010，19（1）：3.
253. 李云波. 英国《民事伴侣法》评介及其新发展［J］. 中国性科学，2010，19（1）：6.
254. 潘晓明，段晓慧，易竞阳. 第三性别现象探析［J］. 中国性科学，2010，19（1）：16.
255. 段晓慧，潘晓明，肖永新，等. 老年前列腺增生症血清性相关激素（ FSH、LH、E2. T、PRL、P、T/E2）变化观察［J］. 中国性科学，2009，18（1）：10.
256. 陈晶琦，杜晓娜，韩卫民，等. 北京农村初中学生预防艾滋病知识、态度、行为调查［J］. 中国性科学，2009，18（1）：3.
257. 李永芳，倪志军，牛瑞仙，等. 当代大学生婚恋观的调查与思考中国性科学［J］. 2009，18（1）：14.
258. 陈其华. 性病专科病人 HIV 相关知识及筛查情况分析［J］. 中国性科学，2009，18（1）：18.
259. 吴银涛，胡珍. 自慰与性行为：大学生自慰行为发生的实证研究［J］. 中国性科学，2009，18（1）：40.
260. 贺占举. 金杰. 张凯. 北京大学第一医院泌尿外科北京大学泌尿外科研究所，北京 100037 血脂异常与勃起功能障碍［J］. 中国性科学，2009，18（2）：6.
261. 胡序怀，张玲华，曾序春. 深圳市已婚育龄夫妇性生活状调查［J］. 中国性科学，2009，18（2）：12.
262. 张嵘，李潭，宋平. 家庭亲密度、适应性与不孕症患者诊行为研究［J］. 中国性科学，2009，18（2）：45.
263. 章立明. 合法抑或合理：中国同性婚姻的两难处境［J］. 中国性科学，2009，18（3）：3.
264. 王培，曾凡. 网络色情与性教育影响大学生的对比分析［J］. 中国性科学，2009，18（3）：7.
265. 陈国宏，李兰群，王传航，等. 慢性前列腺炎症状评分与前列腺液白细胞及卵磷脂小体数量相关性分析［J］. 中国性科学，2009，18（3）：17.
266. 王钰涛，张金钟. 建国初期禁娼、防治性传播疾病的法与伦理相关性研究［J］. 中国性科学，2009，18（3）：31.
267. 张杰. 中国古代同性恋之最［J］. 中国性科学，2009，18（3）：38.
268. 廖怀高，罗映光. 论避孕技术发展与性伦理的嬗变［J］. 中国性科学，2009，18（4）：3.
269. 冯琪，王倩，黄少芬，等. 流动人口避孕节育服务综合干预效果分析［J］. 中国性科学，2009，18

(4)：7.
270. 段晓慧，潘晓明，易竞阳，等. 老年前列腺增生症患者血浆 TXB2 和 6 - K - PGF12 变化的观察 [J]. 中国性科学，2009，18 (4)：24.
271. 梁胜. 选择性阴茎背神经阻断术治疗早泄的疗效观察 [J]. 中国性科学，2009，18 (4)：29.
272. 柳建明，袁人培，姜辉，等. 五年来我院门诊不育男性精液质量变化情况的研究 [J]. 中国性科学，2009，18 (5)：6.
273. 许辉. 大学生性越轨行为的审视与反思 [J]. 中国性科学，2009，18 (5)：27.
274. 徐天民. 性与政治 [J]. 中国性科学，2009，18 (5)：34.
275. 宋书功. 战国时期房中学著作《行气铭玉杖饰》[J]. 中国性科学，2009，18 (5)：40.
276. 许建梁，秦国全，张建军，等. 阴茎感觉末梢神经调整术治疗早泄的临床研究 [J]. 中国性科学，2009，18 (6)：24.
277. 林慧，张滨，陶欣，等. 认知行为疗法治疗非器质性女性性交疼痛 [J]. 中国性科学，2009，18 (6)：43.
278. 冯耀，刘居理，罗明，等. 血清游离睾酮浓度与男性年龄的相关性研究 [J]. 中国性科学，2009，18 (7)：16.
279. 郑颖，孙伟，崔薇，等. 抗精子抗体对不孕症的影响 [J]. 中国性科学，2009，18 (7)：19.
280. 刘红玉，潘小毛，李团生，等. 学生性知识的来源及教育需求的调查分析 [J]. 中国性科学，2009，18 (7)：31.
281. 毕焕洲. “圣人无父”：中国式生殖崇拜探源 [J]. 中国性科学，2009，18 (7)：40.
282. 高丽萍，古丽努尔·买买提. 2004—2008 年新疆朝觐人员梅毒感染状况调查分析 [J]. 中国性科学，2009，18 (7)：44.
283. 李立明，刘祥松. 试谈离异单亲家庭未成年子女法律保护问题 [J]. 中国性科学，2009，18 (8)：21.
284. 王力，孙伟. IUI 治疗不孕症成功率的相关因素探讨 [J]. 中国性科学，2009，18 (8)：27.
285. 李立梅，赵晓青，郭忠辉，等. GSNH 抗生育机理的研究 [J]. 中国性科学，2009，18 (8)：32.
286. 呼勤. 网络虚拟性爱利弊分析 [J]. 中国性科学，2009，18 (8)：44.
287. 孟宪武. 古印度的《欲经》和古罗马的《爱经》[J]. 中国性科学，2009，18 (8)：46.
288. 蔡玲. 女农民工中的拉拉：游离于城市边缘的特殊群体 [J]. 中国性科学，2009，18 (9)：9.
289. 张云. 女大学生性心理现状调查研究 [J]. 中国性科学，2009，18 (9)：24.
290. 吴岩峰，谭钊安. 反社会人格障碍罪犯性心理及行为特征 [J]. 中国性科学，2009，18 (9)：29.
291. 朱琪. “零口姑娘”的惨死和原始社会的性禁忌 [J]. 中国性科学，2009，18 (9)：35.
292. 马晓年. 性医学的发展与展望 [J]. 中国性科学，2009，18 (9)：39.
293. 何姗姗. 译. 迈向新的性教育模式——美国社区性教育 2008 学年报告（节译)，中国性科学，2009，18 (9)：47
294. 雷湘竹. 性健康教育中性别教育的问题及其影响 [J]. 中国性科学，2009，18 (10)：3.
295. 徐先明. 性行为的法律规制 [J]. 中国性科学，2009，18 (10)：6.
296. 陈伊，罗明，胡硕楠，等. 少弱精子症、死精子症、无精子症患者染色体及性激素检测分析 [J]. 中国性科学，2009，18 (10)：12.
297. 薛大奇. 关于当前梅毒诊治中的几个问题探讨 [J]. 中国性科学，2009，18 (10)：16.
298. 韩似萍. 杭州市高中生青春期性健康状况的调查 [J]. 中国性科学，2009，18 (10)：38.
299. 陶林，忽新泰，何胜昔，等. 计生系统发展生殖与性医学科的经验 [J]. 中国性科学，2009，18 (11)：6.
300. 朱解英，赵星卫，朱正举，等. 行为疗法结合局部用药治疗早泄 [J]. 中国性科学，2009，18 (11)：22.
301. 曹兴午. 从三届诺贝尔奖看性学与生殖健康研究 [J]. 中国性科学，2009，18 (11)：29.

302. 王代清. “一见钟情”现象的心理学解释 [J]. 中国性科学，2009，18（11）：33.
303. 张枫. 性文化建设在广东的实践与探索 [J]. 中国性科学，2009，18（11）：39.
304. 朱琪. “中国妓院始自管仲女闾”考 [J]. 中国性科学，2009，18（11）：47.
305. 张哲，刘锴明，贺英勤. 吉林省近年来生殖道感染和性传播疾病的状况分析与对策 [J]. 中国性科学，2009，18（12）：3.
306. 朴珉贞，郑占才，王家璧. 妊娠梅毒的抗梅治疗及转归 [J]. 中国性科学，2009，18（12）：7.
307. 李丹. 改变大学生对同性恋歧视态度的教学个案报告 [J]. 中国性科学，2009，18（12）：14.
308. 柴银柱，张俊强，宋玉平. 男性科及性病科门诊就诊者艾滋病相关知识调查分析和行为干预效果研究 [J]. 中国性科学，2009，18（12）：32.
309. 曹锐. 中国女性性观念变迁的社会学思考 [J]. 中国性科学，2009，18（12）：46.
310. 徐天民. 中国性学会的回顾和展望——应《世界华人性学》创刊而作 [J]. 中国性科学，2008，17（1）：3.
311. 琴石. 性与美永远并存——性文字印和现代性艺术品创作刍议 [J]. 中国性科学，2008，17（1）：4.
312. 刘文利. 美国家庭对青少年的性教育 [J]. 中国性科学，2008，17（1）：13.
313. 潘晓明. 21世纪家庭结构及性行为模式现状与展望研议 [J]. 中国性科学，2008，17（1）：16.
314. 杨雄. 青少年性行为“滞后释放”现象 [J]. 中国性科学，2008，17（1）：33.
315. 王兵. 人类性行为进化对社会文明的影响 [J]. 中国性科学，2008，17（1）：43.
316. 陈晶琦，黄金霞，何舒青，等. 儿童保护工作者预防儿童性侵犯教育培训需求评价 [J]. 中国性科学，2008，17（2）：3.
317. 陈少君，戴新民，李顺来，等. 流动人口的性观念与性行为—对武汉市汉正街流动人口的性剖析 [J]. 中国性科学，2008，17（2）：15.
318. 沈明泓. 原始社会时期人类性与生殖崇拜的心理透视 [J]. 中国性科学，2008，17（2）：35.
319. 宫哲兵. 手淫、乱伦、性交的跨文化比较 [J]. 中国性科学，2008，17（2）：38.
320. 杜洪波. 关于性观念之管见 [J]. 中国性科学，2008，17（2）：46.
321. 郭黎岩，张楠. 女性性心理的嬗变及其启示 [J]. 中国性科学，2008，17（3）：3.
322. 杜学莹，唐胜建，梁晓琴，等. 性别异位症的临床治疗 [J]. 中国性科学，2008，17（3）：7.
323. 贾茹，吴任钢. 论罗伯特，斯滕博格的爱情三元理论 [J]. 中国性科学，2008，17（3）：10.
324. 姜辉，洪锴，白泉，等. 慢性前列腺炎诊断和治疗的再评价 [J]. 中国性科学，2008，17（3）：13.
325. 李凯英，杨桃，莫玉芬，等. 男同性恋者婚内ED的调查 [J]. 中国性科学，2008，17（3）：21.
326. 刘文利. 美国公立学校性教育政策 [J]. 中国性科学，2008，17（3）：38.
327. 严韶，蔡梅，罗小容，等. 深圳市布吉镇1985—2004年住院分娩婴儿出生性别比分析 [J]. 中国性科学，2008，17（3）：41.
328. 张丽平. 农村妇女生殖健康调查分析 [J]. 中国性科学，2008，17（3）：45.
329. 胡序怀，张玲华. 不孕不育症夫妇性生活状况调查分析 [J]. 中国性科学，2008，17（3）：47.
330. 吴坤河，周庆葵，黄健红，等. 男性不育患者生精细胞巨细胞病毒感染检测分析 [J]. 中国性科学，2008，17（4）：3.
331. 白俊梅. 北京市丰台区2002—2007年性传播疾病流行趋势分析 [J]. 中国性科学，2008，17（4）：9.
332. 王雯，李晓丽. 婚姻质量对人身心健康与工作质量的影响 [J]. 中国性科学，2008，17（4）：15.
333. 董艳敏. 干细胞因子与生殖医学的关系 [J]. 中国性科学，2008，17（4）：18.
334. 李玉岭，李海松. 疏肝解郁法为主治疗慢性前列腺炎/慢性盆底疼痛综合征 [J]. 中国性科学，2008，17（4）：29.
335. 陈燕，陈家麟. 苏南农村经济发达地区中学生的性观念展水平研究 [J]. 中国性科学，2008，17（4）：35.
336. 韩劲松. 取消婚检制度的法理学思考 [J]. 中国性科学，2008，17（4）：41.

337. 汪莉. 论文艺作品中的性描写与性健康教育内容的和谐构建 [J]. 中国性科学，2008，17 (5)：3.
338. 肖海艳. 从传统走向现代：五四后期周建人的性道德观探讨 [J]. 中国性科学，2008，17 (5)：11.
339. 高玉东. 性交后出血与宫颈病理学改变的关系 [J]. 中国性科学，2008，17 (5)：16.
340. 奚丹，李如觐，赵太娟. 尖锐湿疣治疗的现状与进展 [J]. 中国性科学，2008，17 (5)：25.
341. 张澜，姚云云，朱洵，等. 北京市大学生艾滋病健康教育效果评价 [J]. 中国性科学，2008，17 (5)：29.
342. 姚云云，张澜，朱洵，等. 健康教育及其他因素对大学生预防艾滋病认知态度的影响 [J]. 中国性科学，2008，17 (5)：32.
343. 褚玉龙，梁亚维. "艳照门"事件之法律解析 [J]. 中国性科学，2008，17 (5)：46.
344. 邝炎波，张畅斌，周庆葵，等. 精子症和少精子症不育患者 Y 染色体 AZF 微缺失检测 [J]. 中国性科学，2008，17 (6)：3.
345. 苏红，任永进. 大学生婚恋观特点研究 [J]. 中国性科学，2008，17 (6)：15.
346. 刘文利. 美国公立学校性教育计划与评估 [J]. 中国性科学，2008，17 (6)：18.
347. 红英，米吉提，周婷婷，等. 新疆 538 例梅毒初诊患者分析中国性科学 [J]. 2008，17 (6)：24.
348. 黄龙. 性权力及其民事救济问题 [J]. 中国性科学，2008，17 (6)：44.
349. 涂仁标. 性行为的价值取向 [J]. 中国性科学，2008，17 (7)：3.
350. 何倩，曾翠，肖春卫，等. 女性性病患者的焦虑抑郁情绪心理干预研究 [J]. 中国性科学，2008，17 (7)：9.
351. 吴银涛，胡珍. 来自不同家庭结构的青年农民工婚恋行为研究——以成都市服务行业为例 [J]. 中国性科学，2008，17 (7)：30.
352. 李立明，李文成. 单亲家庭子女性法律问题的调查报告 [J]. 中国性科学，2008，17 (7)：39.
353. 吴海静. HPV 感染及其相关疾病对女性性心理及性功能的影响 [J]. 实用妇产科杂志，2010，3：188.
354. 胡廷溢，赖妍彤. 性骚扰的定义、类型、特点与理性思考 [J]. 中国性科学，2008，17 (8)：3.
355. 张北川，李秀芳，储全胜，等. 中国九城市 2046 例男同性爱者与艾滋病相关状况调查概况 [J]. 中国性科学，2008，17 (8)：6.
356. 刘华清，陈彦芳. 同性恋生物社会心理因素的研究 [J]. 中国性科学，2008，17 (8)：38.
357. 孟金梅. 澳大利亚性工作法律概述 [J]. 中国性科学，2008，17 (8)：43.
358. 陈虹，田利. 性与责任 [J]. 中国性科学，2008，17 (8)：46.
359. 曹宁校，童戈，邢建民，等. MSM 性工作者的健康与保护 [J]. 中国性科学，2008，17 (9)：6.
360. 樊友平，龙政荣. 近年整理出版的男科学传统文献述评 [J]. 中国性科学，2008，17 (9)：24.
361. 冯琪，王倩，游丽琴，等. 流动人口避孕节育现状及需求分析 [J]. 中国性科学，2008，17 (10)：35.
362. 朱许强，王振宏. 不同性格类型民族大学生择偶偏好研究 [J]. 中国性科学，2008，17 (10)：46.
363. 雷安军，王留彦. 论专门机构在反性骚扰中的作用——以美国和我国台湾的经验为例 [J]. 中国性科学，2008，17 (11)：9.
364. 陈秀元. 中国同性恋研究：回顾与展望——对 1986—2006 年间 178 篇学术论文的文献综述 [J]. 中国性科学，2008，17 (11)：30.
365. 曹红梅，赵娟. 地方高校大学生性道德状况存在的问题及教育策略 [J]. 中国性科学，2008，17 (11)：36.
366. 曾雪玲，姚燕秋. 规范化性病门诊健康教育的内容与方法探讨 [J]. 中国性科学，2008，17 (11)：45.
367. 肖巧平. "性"的人权性质求证 [J]. 中国性科学，2008，17 (12)：3.
368. 尹俊，刘旭刚，徐杏元. 我国女性性犯罪人的心理特征矫治对策 [J]. 中国性科学，2008，17

(12)：12.
369. 王炳元．论单亲家庭儿童的性别角色教育［J］．中国性科学，2008，17（12）：18.
370. 张会群．论初中生性教育的误区及对策［J］．中国性科学，2008，17（12）：33.
371. 徐天民．坚持先进性文化的发展方向［J］．中国性科学，2007，168：3.
372. 徐天民．艾滋病防治工作的伦理学问题［J］．中国性科学，2007，162：3.
373. 黄延富．从明清艳情小说看青少年的性教育［J］．中国性科学，2007，164：6.
374. 吴宝捷．先秦儒家性观念及其现实意义分析［J］．中国性科学，2007，166：7.
375. 周少虎．陈吉文．男性更年期综合征的中医治疗研究进展［J］．中国性科学，2007，167：8.
376. 王雯，王荣丽．儒家与道家性哲学观念之比较［J］．中国性科学，2007，10：3.
377. 宋书功．破译《诗经》中婚姻、爱情男女两性诗的密码（一）［J］．中国性科学，2007，1611：7.
378. 马一波．人格心理学范畴的性［J］．中国性科学，2007（11）：13.
379. 宋书功．破译《诗经》中婚姻、爱情男女两性诗的密码（二）［J］．中国性科学，2007，1612：7.
380. 陈世珍．神话文化中的性规则［J］．中国性科学，2007，12：15.
381. 崔以泰．肩负历史使命，完善中国教育巨大社会工程［J］．中国性科学，2006，15（1）：5.
382. 中国性学会．中国性科学第二届高级论坛暨中国性学会第六届全国学术会议纪要［J］．中国性科学，2006，15（10）：46.
383. 陈晶琦．学校预防艾滋病教育对高中生知识态度及性行为的影响［J］．中国性科学，2006，152：12.
384. 张志强．胡小玲．胡延溢．已婚妇女性功能障碍的多因素回归分析［J］．中国性科学，2006，152：15.
385. 李强．美国男性研究的过去、现在和未来［J］．中国性科学，2006，153：3.
386. 胡佩诚，等．基层医务人员艾滋病防治培训教育效果评价［J］．中国性科学，2006，157：3.
387. 曾伟杰．舰员性行为的表达及性心理、性知识调查［J］．中国性科学，2006，157：9.
388. 刘国生．变性人的发展历史及其现状［J］．中国性科学，2006，159：5.
389. 刘康乐，等．道教房中术于性科学［J］．中国性科学，2006，159：9.
390. 宫哲兵．早期基督教与汉晋道教的性伦理观比较［J］．中国性科学，2005，141：1.
391. 朱广荣，李成叶，易伟，等．策回顾研究［J］．中国性科学，2005，143：1.
392. 王琦．双重态度模型理论对性态度研究的启示［J］．中国性科学，2005，144：3.
393. 陈其华．黄芪甘草汤主治疗尖锐湿疣 150 例［J］．中国性科学，2005，145：8.
394. 牛彩霞．中国参与艾滋病预防控制的草根非政府组织调研报告［J］．中国性科学，2005，1411：8.
395. 郑奕．“网络性爱”及其伦理问题［J］．中国性科学，2005，1412：14.
396. 徐天民．论“以性医学为基础，以性教育为重点，全面发展性科学”的工作方针［J］．中国性科学，2004，138：1.
397. 陶林，言真，范平，等．女性性高潮反应与性行为方式的对照研究［J］．中国性科学，2003，121：3.
398. 曾金雄．中老年男子雄激素部分缺乏研究进展及中药可能干预途径的探讨［J］．中国性科学，2003，121：7.
399. 李海松，李曰庆．补肾生精丸治疗男性不育症的实验研究［J］．中国性科学，2003，121：16.
400. 孟宪武．人类性爱与死亡关系的研究［J］．中国性科学，2003，121：23.
401. 陶林．言真．范平．早泄与错配——男女性高潮潜伏期对照研究［J］．中国性科学，2003，122：7.
402. 张小金．中国当代性文化的转型［J］．中国性科学，2004，133：1.
403. 王进鑫．柴继贵．胡珍，大学生性教育实效性的总体评价［J］．中国性科学，2004，134：1.
404. 谷祖善．我国出生性别比例与海拔相关的四个台阶［J］．中国性科学，2004，134：5.
405. 周正猷．性变态病因学研究［J］．中国性科学，2004，137：4.
406. 刘中一．性学的科学主义与人文主义两种研究进路［J］．中国性科学，2004，138：4.
407. 宫哲兵．男女性别的人类学探讨［J］．中国性科学，2004，139：1.

408. 孙月芬. 人类体味的异性偏好现象初探 [J]. 中国性科学，2004，13 (10)：8.
409. 方强，海韵. 从性科学研究的基本思路看性法学研究的未来课题 [J]. 中国性学，2002，11 (1)：1.
410. 周浩礼，吴植思. 马王堆房中书的性养生理论及其文化内涵 [J]. 中国性学，2002.11 (1)：6.
411. 张君炎. 艾滋病的流行形势和预防控制 [J]. 中国性学，2002，11 (1)：12.
412. 曹兴午. 人类性行为的效应性 [J]. 中国性学，2002，11 (1)：21.
413. 胡佩诚. 阴道的社会文化象征 [J]. 中国性学，2002，11 (1)：39.
414. 曹育爱. 肝炎病毒的性行为感染 [J]. 中国性学，2002，11 (1)：45.
415. 王明辉，王风雷. 房室养生、康复与中华文化 [J]. 中国性学，2002，11 (2)：1.
416. 方强. 性未来学刍仪 [J]. 中国性学，2002，11 (2)：11.
417. 童琦. 早泄亚型分类治疗指南 [J]. 中国性学，2002，11 (3)：13.
418. 王焕英，姚珍微. 性激素在女子性生理中的作用研究进展 [J]. 中国性学，2002，11 (3)：25.
419. 来小彬，陆虹. 北京市大学生性知识、性观念、性行为的调查研究 [J]. 中国性学，2002，11 (3)：29.
420. 胡佩诚，帅兰，Kajsa Sundstrom. 瑞典青少年与性行为调查 [J]. 中国性学，2002，11 (3)：35.
421. 朱坚，苗林. 开展性教育课的调查和反馈 [J]. 中国性学，2002，11 (4)：29.
422. 陶林，言真，范平，等. 女性性高潮反应与性行为方式的对照研究 [J]. 中国性学，2003，12 (1)：2.
423. 李德强，许毅，黄满丽，等. 女性海洛因依赖者生理脱毒后性机能研究 [J]. 中国性学，2003，12 (2)：1.
424. 黄满丽. 许毅. 男性同性恋明尼苏达多项人格调查表共性因子性别倾向分析 [J]. 中国性学，2003.12 (2)：4.
425. 赵晓茂. 无性文化的形成、发展与衰落 [J]. 中国性学，2003，12 (2)：11.
426. 胡珍，严明. 性健康教育对大学生恋爱观影响的研究 [J]. 中国性学，2003，12 (2)：21.
427. 崔庚寅. 河北省大学生对试婚的认识与意向做法 [J]. 中国性学，2003，12 (2)：27.
428. 谢立春，忽兴泰. 中学生家长性教育相关问题调查分析 [J]. 中国性学，2003，12 (2)：33.
429. 崔以泰. 划清性教育教材与黄色出版物界限的七条标准 [J]. 中国性学，2003，12 (3)：12.
430. 张君炎. 我国性病控制工作的实践与进展 [J]. 中国性学，2003，12 (3)：19.
431. 徐天民. 性健康教育学绪论 [J]. 中国性学，2000，9 (1)：1.
432. 朱琪. 关于开设红灯区和预防性病艾滋病的思考 [J]. 中国性学，2000，9 (1)：1.
433. 丁玫. 刑事法律不容任意曲解 [J]. 中国性学，2000，9 (1)：5.
434. 许毅，严乐勤，陈昭典. 男性同性恋明尼苏达多项人格调查表测试结果分析 [J]. 中国性学，2000，9 (1)：18.
435. 刘华清，张培琰，邹义壮. 同性恋者的心理状况分析及其影响因素 [J]. 中国性学，2000，9 (1)：15.
436. 曹育明. 关于婚姻法修改的儿个问题 [J]. 中国性学，2000，9 (2)：8.
437. 古晓. 学校性教育与素质教育 [J]. 中国性学，2000，9 (2)：17.
438. 徐天民. 性健康教育在中国 [J]. 中国性学，2000，9 (3)：1.
439. 吴宗宪. 中国法律中的色情淫秽规定 [J]. 中国性学，2000，9 (4)：1.
440. 张君炎. 我国性病流行现状、流行因素与控制策略 [J]. 中国性学，2000，9 (4)：7.
441. 周一谋. 论武则天万年广纳面首（男妾）[J]. 中国性学，2000，9 (4)：13.
442. 胡佩诚. 中国青春期性教育的历史、现状与未来 [J]. 中国性学，2001，10 (1)：12.
443. 江海身. 试论中医"心神"与性意识 [J]. 中国性学，2001，10 (2)：9.
444. 古晓. 试论性教育与师资队伍建设 [J]. 中国性学，2001，10 (2)：16.
445. 李传俊. 性审美与性诱惑的道德界定 [J]. 中国性学，2001，10 (2)：20.

446. 丁玫. 论现阶段中国对一夫一妻制的保护 [J]. 中国性学，2001，10 (2)：22.
447. 崔以泰，任晓勇，孙义元，等. 大学生性心理状况调查 1711 例分析 [J]. 中国性学，2001，10 (3)：1.
448. 陶林. 论精神医学与性医学的关系 [J]. 中国性学，2001，10 (3)：15.
449. 徐天民. 试论中国现代性观念的建设 [J]. 中国性学，2001，10 (4)：4.
450. 刘永良. 青少年性和生殖健康教育动态和进展 [J]. 中国性学，2001，10 (4)：7.
451. 马永红. 21 世纪性医学的进展（一、二）[J]. 中国性学，2001，10 (4)：10.
452. 李文海. 当前性病治疗存在的若干问题——兼谈走出危机的方法和途径 [J]. 中国性学，2001，10 (4)：18.
453. 崔俊杰. 试论东西方青少年性道德危机的根源——兼谈走出危机的方法和途径 [J]. 中国性学，2001，10 (4)：24.
454. 包小兰，张巍，等. 女性性功能和性活动状况调查报告 [J]. 中国性学，2000，9 (2)：23.
455. 江剑平，黄键，黄浩，等. 大学生婚前性行为和性态度调查研究 [J]. 中国性学，2000，9 (2)：28.
456. 包小兰，刘静，徐群，等. 女性性功能影响因素的调查分析 [J]. 中国性学，2000，9 (3)：17.
457. 胡珍. 2000 年中国大学生性心理调查对比分析 [J]. 中国性学，2001，10 (4)：28.
458. 戴继灿，江鱼. 女子性功能障碍的研究进展 [J]. 中国性学，2000，9 (2)：47.
459. 傅文青. 女性性兴奋机制的现代生理心理学观点 [J]. 中国性学，2000，9 (4)：41.
460. 吴阶平. 开展青春期性知识和性道德的教育刻不容缓 [J]. 中国性学，1998，7 (1)：3.
461. 秘书处，吴阶平. 吴阶平名誉理事长在中国性学会 1999 年工作会议上的讲话 [J]. 中国性学，1999，8 (2)：1.
462. 李铭远. 经受过早期性骚扰的精神障碍患者的感情障碍和个性配对研究 [J]. 中国性学，1994，3 (1)：25.
463. 朱琪. 提倡遵守性道德还是使用避孕套预防艾滋病——不同舆论导向的心理社会效益研究 [J]. 中国性学，1994，3 (2)：8.
464. 王明辉，王凤雷. 我国有关生殖解剖生理系统文献的首次发现 [J]. 中国性学，1995，4 (1)：19.
465. 史成礼. 敦煌性文化初探 [J]. 中国性学，1995，4 (1)：23.
466. 徐天民. 建设中国当代性观念之我见 [J]. 中国性学，1995，4 (3)：5.
467. 丁文华. 中国性法学体系我见 [J]. 中国性学，1995，4 (3)：28.
468. 江晓原. 李约瑟与性史研究 [J]. 中国性学，1995，4 (4)：22.
469. 孙幕义. 性神学的嬗变与后医学文化思想 [J]. 中国性学，1995，4 (4)：24.
470. 史成礼. 男性年龄变化与性爱频率 [J]. 中国性科学，2007，16 (2)：13.
471. 许瑞环，宋世军，谢世营. 妇女生殖泌尿解脲脲原体和人型支原体培养、分离鉴定、计数及药敏分析 [J]. 中国性科学，2007，16 (6)：22.
472. 李义华. 乳房切除后患者的性问题 [J]. 中国性科学，2007，16 (6)：28.
473. 王鹏，朱军红，严峻. 男性美沙酮维持治疗患者性功能状况研究 [J]. 中国性科学，2007，16 (11)：19.
474. 庞保珍，赵焕云. 中医外治女性性功能障碍的辩证分型及治疗 [J]. 中国性科学，2007，16 (9)：31.
475. 贾金铭，罗少波. 改善射精，提高性快感 [J]. 中国性科学，2007，16 (10)：27.
476. 姚文亮，陈胜辉. 早泄的中医药治疗进展 [J]. 中国性科学，2007，16 (5)：30.
477. 朱秀珍，杨磊，张勃，等. 解脲感染对男女不孕不育的影响 [J]. 中国性科学，2006，15 (1)：17.
478. 李振英. 活细胞局部植入治疗尖锐湿疣的临床观察 [J]. 中国性科学，2006，15 (4)：22.
479. 张利民. 男性性行为与性传播疾病的临床探讨 [J]. 中国性科学，2006，15 (4)：24.
480. 朱丽新. 男性脊髓损伤患者性功能障碍的治疗与康复训练 [J]. 中国性科学，2006，15 (6)：15.
481. 荀有海. 耻骨上前列腺切除后前列腺增生患者阳痿的发生情况 [J]. 中国性科学，2006，15

(6)：19.
482. 牛学渊. 阴道松弛前后壁修补术578例临床分析 [J]. 中国性科学，2006，15 (11)：24.
483. 徐志强，等. 吸烟与不吸烟不育男子精液分析与性激素检测的比较 [J]. 中国性科学，2006，15 (1)：13.
484. 刘景伟. 女性性唤起的研究进展 [J]. 中国性科学，2006，15 (2)：31.
485. 刘景伟，胡佩诚. 男女性唤起的研究进展 [J]. 中国性科学，2006，15 (11)：15.
486. 孟研. 更年期女性性保健的临床实验室检查 [J]. 中国性科学，2006，15 (11)：18.
487. 孙卫国. 性心理现象的生理学基础 [J]. 中国性科学，2006，15 (11)：20.
488. 许积成. 命门乃生殖器官 [J]. 中国性科学，2006，15 (5)：16.
489. 马龄，周松. 甘草对艾滋病的预防及治疗作用 [J]. 中国性科学，2006，15 (7)：31.
490. 魏新华. 中药性药评价 [J]. 中国性科学，2006，15 (8)：27.
491. 张俊强. 早泄的诊断与治疗进展 [J]. 中国性科学，2006，15 (1)：36.
492. 赵越. 支原体的研究现状. 中国性科学，2006，15 (7)：34.
493. 韦秀英. 勃起功能障碍与糖尿病及冠心病关系的研究进展 [J]. 中国性科学，2006，15 (9)：33.
494. 李贵士. 女性糖尿病患者的性功能障碍的相关影响因素 [J]. 中国性科学，2006，15 (6)：23.
495. 陈丽. 直肠癌腹会阴联合切除术后患者性功能障碍特点 [J]. 中国性科学，2006，15 (6)：24.
496. 宁宝华. 男性更年期综合征的相关因素分析 [J]. 中国性科学，2006，15 (6)：25.
497. 蔡家春，徐晓阳，张丽伟，等. 妇科学与妇女的性问题 [J]. 中国性科学，2005，14 (1)：15.
498. 赵琦. 男性性功能障碍防治大全 [M]. 北京：科学出版社，1989.
499. 刘云，张唯力，胡丽娜，等. 女性内分泌和性功能关系的研究 [J]. 中国性科学，2005，14 (5)：10.
500. 斯琴，刘跃华. 鲍温样丘疹病的临床病理分析 [J]. 中国性科学，2005，14 (8)：12.
501. 崔吉俊. 男性更年期综合征及雄激素的增龄性变化 [J]. 中国性科学，2005，14 (11)：20.
502. 马金霞. 1627例供精者筛查结果分析 [J]. 中国性科学，2005，14 (12)：21.
503. 庞建平，郑小平，宗广胜. 万艾可治疗勃起功能障碍的临床分析 [J]. 中国性科学，2005，14 (7)：25.
504. 黄海超. 前列畅栓最佳处方筛选及药效学研究 [J]. 中国性科学，2005，14 (2)：18.
505. 原所贤. 万艾可与中药联合应用治疗勃起功能障碍 [J]. 中国性科学，2005，14 (5)：22.
506. 万卫斌，张励. 壮阳生精片联合万艾可治疗男性ED疗效观察 [J]. 中国性科学，2005，14 (11)：35.
507. 叶顺章，苏晓红，王千秋，等. 淋球菌耐药监测15年 [J]. 中国性科学，2004，13 (1)：1.
508. 朱嘉铭，郑立新，周菊，等. 艾滋病防范意识和行为的性别差异. 中国性科学，2004，13 (2)：10.
509. 段晓慧，潘晓明，郭庆龙，等. 综合疗法治疗咽部及口腔解脲支原体感染 [J]. 中国性科学，2004，13 (10)：13.
510. 刘云，张唯力，胡丽娜. 女性性功能障碍的治疗 [J]. 中国性科学，2004，13 (1)：9.
511. 何文杰. 模拟行为疗法治疗功能性勃起障碍临床探讨 [J]. 中国性科学，2004，13 (1)：12.
512. 张朝云，吕聪慧，刘耀宗，等. 大环内酯类药物治疗性传播疾病的不良反应分析 [J]. 中国性科学，2004，13 (12)：16.
513. 吕秋兰，宋平. 女性性交疼痛原因分析和治疗体会 [J]. 中国性科学，2004，13 (3)：10.
514. 夏大华，刘金祥. “马钱通关方”治疗功能性不射精症 [J]. 中国性科学，2004，13 (10)：17.
515. 张君炎. 我国性病控制工作的实践与进展 [J]. 中国性科学，2004，13 (3)：19.
516. 曹兴午. 男性不育症研究进展——无精子因子 [J]. 中国性科学，2004，13 (3)：23.
517. 薛兆英，关光辉，等. 勃起功能障碍治疗的选择与评价 [J]. 中国性学，1999，8 (1)：8.
518. 贺英勤. 更年期妇女的性保健 [J]. 中国性学 1998，7 (4)：15.
519. 郭应禄. 阴茎勃起功能障碍药物治疗的最新进展 [J]. 中国性学，1999，8 (1)：5.
520. 陶林，王春华. 选择性五羟色胺回收阻隔剂所致性功能障碍及其临床处理 [J]. 中国性学，1999，8

(3)：22.
521. 曹坚. 治疗勃起功能障碍药物进展 [J]. 中国性学，1999，8 (4)：19.
522. 潘晓明. 中医性医学几个临床问题的现状与展望 [J]. 中国性学，1999，8 (1)：11.
523. 曾金雄. 中医性药方学研究概述 [J]. 中国性学，1999，8 (2)：16.
524. 国际教育基金会. 人格教育是性教育的唯一正确途径（一）[J]. 中国性学，1998，7 (1)：25.
525. 国际教育基金会. 人格教育是性教育的唯一正确途径（二）[J]. 中国性学，1998，7 (2)：15.
526. 国际教育基金会. 人格教育是性教育的唯一正确途径（三）[J]. 中国性学，1998，7 (3)：23.
527. 国际教育基金会. 性纯洁和“性安全行为”一两种性教育的比较（一） [J]. 中国性学，1998，7 (4)：40.
528. 国际教育基金会. 性纯洁和“性安全行为”一两种性教育的比较（二） [J]. 中国性学，1999，8 (1)：36.
529. John Willams. 以精神文明为目的的青春期性教育（一）[J]. 中国性学，1999，8 (2)：38.
530. John Willams. 以精神文明为目的的青春期性教育（二）[J]. 中国性学，1999，8 (3)：28.
531. William Hains. 家庭教育与性教育 [J].（一）中国性学，1999，8 (3)：41.
532. William Hains. 家庭教育与性教育 [J].（二）中国性学，1999，8 (4)：30.
533. Wray Herbert. 美国社会的性困惑 [J]. 中国性学，1999，8 (4)：36.
534. 马永红. 男子阴茎勃起障碍的药物治疗进展 [J]. 中国性学，1996，5 (2)：3.
535. 朱嘉铭. 影响性效应的诸多因素 [J]. 中国性学，1996，5 (2)：6.
536. 汪云. 妊娠期间的性生活状况调查——958 例回顾分析 [J]. 中国性学，1996，5 (3)：36.
537. 马俊. 分娩方式对性生活的影响——958 例回顾分析 [J]. 中国性学，1996，5 (3)：37.
538. 何家樑. 3340 例已婚育龄妇女性生活频数现况调查及影响初探 [J]. 中国性学，1996，5 (4)：3.
539. 薛大奇. 薛立玮. 顾世锦. 关于男性尿道旁腺炎的诊疗问题 [J]. 中国性学，1997，6 (3)：44.
540. 赵鹏飞. 卢宏. 廖明敏. STDs 病人首次性行为特征及其影响因素的分析 [J]. 中国性学，1996，5 (1)：29.
541. 李昌庆. 秦国政. 中医性学之发展及其建设构想 [J]. 中国性学，1996，5 (1)：3.
542. 王明辉. 对张景兵所述“十机”的认识 [J]. 中国性学，1996，5 (2)：13.
543. 王明辉. 性迷信、性神话及其他 [J]. 中国性学，1996，5 (4)：17.
544. 江海身. 触发思路搞好科研——论中医性医学的科研思路 [J]. 中国性学，1997，6 (1)：5.
545. 王明辉. 王风雷. 佛教文化中对性养生的几种认识 [J]. 中国性学，1997，6 (2)：22.
546. 徐升阳.《黄帝内经》中若干性医学经文浅释及临床应用 [J]. 中国性学，1997，6 (2)：25.
547. 秦国政. 王沛. 李曰庆. 论中医男科的学科地位、范畴与科学发展的关系 [J]. 中国性学，1997，6 (3)：3.
548. 王明辉. 道教文化中对性养生的几种认识 [J]. 中国性学，1997，6 (4)：20.
549. 徐升阳. 古典性医学梗及其学术特色 [J]. 中国性学，1997，6 (4)：3.
550. 许毅. 同性恋研究进展 [J]. 中国性学，1996，5 (1)：19.
551. 朱琪. 关于“性工作者”、“性伴”、“性开放”等名词的意见 [J]. 中国性学，1997，6 (1)：33.
552. 朱嘉铭. 女生殖器研究动态 [J]. 中国性学，1994，3 (2)：24.
553. 赖丽芳. 壮、瑶、苗族女生月经初潮年龄的调查报告 [J]. 中国性学，1994，3 (2)：48.
554. 曹兴午. 跨世纪忧虑——人类精子质量下降 [J]. 中国性学，1994，3 (3)：6.
555. 杨华渝. 性变态的药物治疗 [J]. 中国性学，1994，3 (4)：21.
556. 王国旺，张瑞亭. 女性性反应研究新进展 [J]. 中国性学，1994，3 (4)：54.
557. 王明辉，彭志辉，王风雷. 性疾病的整体医学模式 [J]. 中国性学，1995，4 (2)：6.
558. 史成礼. 节育措施对性功能的影响 [J]. 中国性学，1995，4 (2)：21.
559. 曹兴午. 生殖系统支原体感染的研究（一、二）[J]. 中国性学，1994，3 (4)：24.

560. 曹兴午. 生殖系统支原体感染的研究（三、四）[J]. 中国性学，1995，4（1）：37.
561. 曹兴午. 生殖系统支原体感染的研究（五、六）[J]. 中国性学，1995，4（2）：27.
562. 许新东. 我国艾滋病的现状、发展趋势及其对策 [J]. 中国性学，1995，4（3）：10.
563. 秦国政. 论易学对传统性医学及世界性医学的贡献 [J]. 中国性学，1994，3（3）：35.
564. 蔡闽，等. 当代女大学生恋爱观和性观念调查分析 [J]. 中国性科学，2007，16（1）：30.
565. 代文玉. 性健康教育的实验与评价 [J]. 中国性科学，2007，（2）：36.
566. 李永芳，唐瑜菁，李效良. 医学生性观念、性教育状况的调查与分析 [J]. 中国性科学，2007，16（11）：37.
567. 步德胜. 当代女大学生中卖淫现象的分析与对策 [J]. 中国性科学，2007，16（3）：35.
568. 李辉，张北川，李秀芳. 社会学因素对同性爱者影响的研究进展 [J]. 中国性科学，2007，16（4）：39.
569. 王良生. 性与名族、国家、宗教的起源 [J]. 中国性科学，2007，16（5）：45.
570. 涂仁标. 性感与美 [J]. 中国性科学，2007，16（12）：41.
571. 刘卫红. 刑法视野下的同性性侵犯 [J]. 中国性科学，2007，16（2）：39.
572. 刘小林. 青少年的性纹理问题的原因分析及对策 [J]. 中国性科学，2007，16（3）：31.
573. 段亚军. 女性性功能障碍的心理社会护理 [J]. 中国性科学，2007，16（5）：40.
574. 单树萍. 性道德教育——当代德育教育的新内容 [J]. 中国性科学，2007，16（12）：35.
575. 古晓. 探索建立有中国特色的青春期性健康教育体系 [J]. 中国性科学，2006，15（4）：32.
576. 彭涛. 黑龙江省学校性教育的困境分析与推行策略 [J]. 中国性科学，2006，15（4）：36.
577. 王雯，王荣丽. 科学性教育应遵循的哲学原则 [J]. 中国性科学，2006，15（7）：36.
578. 王凤丽. 国内外性健康教育发展进程 [J]. 中国性科学，2006，15（10）：28.
579. 秦小平. 北京市不同人群 HIV/AIDS 预防知识状况调查及建议 [J]. 中国性科学，2006，15（12）：32.
580. 张志斌. 从《素女经》分析黄帝的性心理障碍与疗法 [J]. 中国性科学，2006，15（5）：37.
581. 陈绍玲. 更年期综合征患者心理状态分析 [J]. 中国性科学，2006，15（7）：47.
582. 程良伟. 饮酒对男女性功能的影响 [J]. 中国性科学，2006，15（1）：45.
583. 暴连英，原所贤.《红楼梦》中的性科学微观 [J]. 中国性科学，2006，15（9）：46.
584. 彭涛. 中国台湾开展学校性教育的经验 [J]. 中国性科学，2005，14（1）：21.
585. 张枫. 国内青春期性教育的现状及思考 [J]. 中国性科学，2005，14（2）：21.
586. 谷荣华，蔡继业. 青少年性健康与性教育现状调查分析 [J]. 中国性科学，2005，14（4）：26.
587. 唐芹. 关注网络虚拟性爱研究 [J]. 中国性科学，2005，14（6）：31.
588. 贺英勤，唐宝林. 性健康教育与人口安全问题 [J]. 中国性科学，2005，14（8）：35.
589. 宋奎娜，张勇，宋亚东. 新世纪高校性健康教育的现状及对策 [J]. 中国性科学，2005，14（8）：40.
590. 王雯，刘奇，张迎春. 浅谈我国性教育的客观必要性和现实紧迫性 [J]. 中国性科学，2005，14（9）：25.
591. 王兵，蔡敏，衡艳林. 不同专业大学生性知识调查的对比分析 [J]. 中国性科学，2005，14（9）：28.
592. 王兵. 大学生婚恋观调查分析 [J]. 中国性科学，2005，14（12）：31.
593. 郑佑君. 男性性功能障碍与心理的关系 [J]. 中国性科学，2005，14（10）：33.
594. 徐俊波，李红卫. 西安市色情服务业与艾滋病传播现状分析 [J]. 中国性科学，2005，14（1）：25.
595. 刘中一. 性问题调查和研究的客观真实性 [J]. 中国性科学，2005，14（2）：26.
596. 曾春娥. 中国女同性恋历史 [J]. 中国性科学，2005，14（4）：35.
597. 李晓阳，高旋卫. 人类性欲形成机制研究 [J]. 中国性科学，2005，14（8）：43.
598. 陶林，张玲，王春华. 想改变性别的高中生父母养育方式与心理健康状况研究 [J]. 中国性科学，2005，14（2）：31.

599. 方强，海韵．“淫秽物品”辩析［J］．中国性科学，2005，14（9）：45.
600. 谈大正．现当代法律对同性恋的宽容趋向及其法理依据［J］．中国性科学，2005，14（9）：47.
601. 周正猷．中国性文化的思考［J］．中国性科学，2005，14（3）：30.
602. 张杰．明清时期在华天教主在同性恋问题上与中国的文化差异［J］．中国性科学，2005，14（5）：40.
603. 樊友平．《黄帝内经》性医学思想探究［J］．中国性科学，2005，14（4）：41.
604. 樊友平．张仲景性医学思想发微［J］．中国性科学，2005，14（5）：47.
605. 周一谋．论房中经典《素女经》与《玄女经》［J］．中国性科学，2005，14（1）：34.
606. 周一谋．论古代房中名著《洞玄子》［J］．中国性科学，2005，14（3）：41.
607. 许新东，郭钟庆．英国艾滋病流行的现状及预防对策［J］．中国性科学，2005，14（1）：30.
608. 谢立春，尹璐，忽兴泰．中学生家长性教育相关问题调查分析［J］．中国性科学，2003，12（2）：33.
609. 崔庚寅．河北省大学生对试婚的认识与意向做法［J］．中国性科学，2004，13（2）：27.
610. 陈曦，林伟峰．北京市普通中学学生期望的性健康教调查研究［J］．中国性科学，2003，12（3）：29.
611. 陈晶琦，赵得才，高宇．北京大学生预防艾滋病知识态度状况分析［J］．中国性科学，2003，12（3）：25.
612. 詹耀球．部队官兵生殖健康服务需求调查分析［J］．中国性科学，2004，13（2）：23.
613. 朱琪．关于青少年性教育的思考（一）［J］．中国性科学，2004，13（8）：16.
614. 朱琪．关于青少年性教育的思考（二）［J］．中国性科学，2004，13（9）：20.
615. 朱琪．关于青少年性教育的思考（三）［J］．中国性科学，2004，13（10）：28.
616. 张玫玫，张毅．浅谈性价值观——当前我国性教育的重要课题［J］．中国性科学，2004，12（11）：25.
617. 韩振藩．男性生殖系外科［M］．人民卫生出版社，1989.
618. 李大林．虚拟世界的性——网络性现象剖析［J］．中国性科学，2004，12（8）：23.
619. 杨鸿台．《周易》婚恋道德思想芜菁辨析［J］．中国性科学，2004，12（1）：33.
620. 刘达临．简论性文化的商业化［J］．中国性科学，2004，12（2）：32.
621. 王传航．中国古代性学产生和发展进程中的文化影响［J］．中国性科学，2004，12（5）：29.
622. 张杰．中国古代的两性人（一）［J］．中国性科学，2004，12（6）：33.
623. 张杰．中国古代的两性人（二）［J］．中国性科学，2004，12（7）：31.
624. 张杰．中国古代的两性人（三）［J］．中国性科学，2004，12（8）：31.
625. 赵晓茂，周莉．性关系相对稳定的对偶婚姻［J］．中国性科学，2004，12（9）：22.
626. 伊智雄．中国古代性文化观念的形成于发展［J］．中国性科学，2004，12（9）：25.
627. 赵晓茂，周莉．中国古人类的性活动及其两次规范［J］．中国性科学，2004，12（7）：26.
628. 樊友平．西方性心理治疗的理论与发展［J］．中国性科学，2004，12（4）：30.
629. 刘援朝．性功能障碍的心理和行为治疗［J］．中国性科学，2004，12（6）：30.
630. 周浩礼．张晓碧．梁勋．论性修养［J］．中国性科学，2003，11（4）：32.
631. 董晓静，刘云，胡丽娜．辅助生殖技术 ART 对论理学的挑战［J］．中国性科学，2004，12（12）：27.
632. 王雯．我国青少年的性越轨、性违法与性犯罪问题及其对策［J］．中国性科学，2003，11（4）：34.
633. 于锡陆．青少年性犯罪性病学社会研究［J］．中国性科学，2004，12（7）：34.
634. 王俊杰，陈瑞珍，范碧霞．性自卫能力评定的标准化探讨［J］．中国性科学，2004，12（8）：34.
635. 舒馨．迈向多元化的性教育［J］．中国性科学，2004，12（3）：20.
636. 刘达临．健康的性自由与合理的性控制——对性文明和性健康的理解［J］．中国性科学，2004，（1）：39.
637. 张北川，李秀芳，吴绍文．中国大陆当今男同/双性爱者心理卫生与相关状况调查（2001）［J］．中国性科学，2004，（3）：16.

638. 二言. 同性恋研究的历史演变 [J]. 中国性科学，2004，12（1）：26.
639. 曾春娥. 我国女同性恋者的健康问题及其对策 [J]. 中国性科学，2004，12（3）：39.
640. 郭应禄. 从万艾可问世看“ED” [J]. 中国性科学，2003，11（1）：28.
641. 马晓年. 性医学的未来发展战略 [J]. 中国性科学，2003，11（1）：31.
642. 赵晓茂. 无性文化的形成、发展与衰落 [J]. 中国性科学，2003，11（2）：11.
643. Bijan Ghzanavi. 婚姻咨询与治疗（一）[J]. 中国性科学，2004，12（8）：37.
644. Bijan Ghzanavi. 婚姻咨询与治疗（二）[J]. 中国性科学，2004，12（9）：35.
645. Bijan Ghzanavi. 婚姻咨询与治疗（三）[J]. 中国性科学，2004，12（10）：37.
646. Bijan Ghzanavi. 婚姻咨询与治疗（一）[J]. 中国性科学，2004，12（11）：37.
647. 李佩玲，张晓碧，周浩礼. 乳房的文化象征意义 [J]. 中国性科学，2004，12（4）：42.
648. 史成礼，于成良. 女性性压抑与性役文化 [J]. 中国性科学，2004，12（9）：43.
649. 马晓年. 说古宜鉴今，还性以真谛——历代性文物考 [J]. 中国性科学，2004，12（12）：29.
650. 胡佩诚，Jusy Kunriansky，沈振明. 美国的性治疗教育方法分析. 中国性科学，2003，11（3）：42.
651. 胡佩诚，王倩译. 美国性教育指导手册（一）[J]. 中国性科学，2003，11（4）：43.
652. 胡佩诚，王倩译. 美国性教育指导手册（二）[J]. 中国性科学，2004，12（1）：45.
653. 梁益群. 浅谈婚内暴力性性行为的原因后果和对策 [J]. 中国性学，1998，7（1）：21.
654. 孟继贤. 现代性心理实验 [J]. 中国性学，1998，7（1）：27.
655. 张金刚.《金赛报告》的科学性质疑 [J]. 中国性学，1998，7（2）：42.
656. 吴宗宪. 性权力初探 [J]. 中国性学 1998，7（3）：8.
657. 方强，方海韵. 我国新《刑法》与性的法律调整 [J]. 中国性学，1999，8（1）：8.
658.《性学》编辑部. 首都师范大学《性健康教育》副修专业介绍（一） [J]. 中国性学，1999，8（2）：2.
659.《性学》编辑部. 首都师范大学《性健康教育》副修专业介绍（二） [J]. 中国性学，1999，8（3）：1.
660. 蒋相铎. STD患者心理社会因素调查分析 [J]. 中国性学，1996，5（1）：37.
661. 徐勤华. 家长对儿童性教育的认识——1749例问卷调查分析 [J]. 中国性学，1996，5（1）：42.
662. 王宝来. 试论我国刑法对性权利、性健康的保护 [J]. 中国性学，1996，5（2）：6.
663. 蔡雄鑫. 恋物癖的催眠治疗 [J]. 中国性学，1996，5（2）：11.
664. 庞兴华. 论性与法 [J]. 中国性学，1996，5（2）：14.
665. 陈晶琦，叶广俊. 青春期性健康教育现状及展望 [J]. 中国性学，1996，5（2）：30.
666. 王明辉. 中国性学发展的马鞍形史迹 [J]. 中国性学，1996，5（3）：17.
667. 曹育明. 罪与非罪之间 [J]. 中国性学，1996，5（3）：20.
668. 王立. 中国古代性文化概述 [J]. 中国性学，1996，5（3）：26.
669. 李大林. 性刺激材料对人类性行为的影响及其临床应用——兼论特殊人群的性表达 [J]. 中国性学，1996，5（3）：31.
670. 何文华. 在高师进行性健康教育十年回顾 [J]. 中国性学，1996，5（4）：21.
671. 伊智雄. 论中国古代性文化观念发展模式与规律 [J]. 中国性学，1996，5（4）：23.
672. 于艺. 谈涌布审阅. 青春期性行为现状及对策 [J]. 中国性学，1996，5（4）：28.
673. 王宝来. 港、台刑法《妨害风化罪》评析 [J]. 中国性学，1996，5（4）：30.
674. 张全兴. 我国文物中的性观念 [J]. 中国性学，1996，5（4）：46.
675. 周长庚. 性科学研究的迫切性与应注意的界限问题 [J]. 中国性学，1997，6（1）：18.
676. 方强. 论性法学 [J]. 中国性学，1997，6（2）：3.
677. 庞兴华. 论性与婚姻 [J]. 中国性学，1997，6（2）：8.
678. 潘晓明，段晓慧，夏大华，等. 多媒介性问题咨询12165例综合分析 [J]. 中国性学，1997，6

（4）：18.
679. 马利骥. 医科大学生性知识性心理变化状况的比较研究［J］. 中国性学，1997，6（3）：15.
680. 周浩礼. 论人类两性关系的历史发展［J］. 中国性学，1997，6（3）：25.
681. 王平. 525名医科大学生婚前性行为调查分析［J］. 中国性学，1997，6（3）：35.
682. 丁玫. "一国两妻"的现象及其对策［J］. 中国性学，1997，6（4）：22.
683. 梁群益. 浅谈弱智群体性罪错、性被害的原因特点和对策［J］. 中国性学，1997，6（4）：24.
684. 樊友平. 西方性心理治疗理论述评［J］. 中国性学，1997，6（4）：31.
685. 徐立刚. 世界性学历史纵观（年鉴）［J］. 中国性学，1997，6（4）：40.
686. 刘达临. 性社会学［M］. 济南山东人民出版社，1988.
687. 约翰·盖格农. 性社会学［M］. 李银河，译. 郑州：河南人民出版社，1994.
688. Richard L. Sweet，Ronald S. Gibbs. 女性生殖道感染性疾病［J］. 董建春，王波，主译. 济南：山东科学技术出版社，2004.
689. 天津科学技术出版社. 实用男性学［M］. 天津：天津科学技术出版社，1988.
690. 史成礼，谢仁谦，马健. 性科学概论［M］. 香港：香港天马出版有限公司. 2009.
691. 张厚粲. 心理与教育统计学［M］. 北京：北京师范大学出版社. 1998.
692. 徐安琪，叶文振. 婚姻质量：度量指标及其影响因素［J］. 中国社会科学，1998，1：18.
693. 李学谦. 量表在性功能障碍研究中的应用［J］. 男性学杂志，1991.4：246.
694. Michael R U，Gagnon J H，Laumann E O，et al. *Sex in America：A definitive survey*. Boston：Little Brown，1994.
695. 王方，赵鹏飞，江鱼. 性功能电脑测评与诊断系统在男性性功能障碍诊断中的应用［J］. 男性学杂志，1996，10（3）：150.
696. 孟凡敏，高维忠，张京东. 勃起功能障碍的心理因素分析［J］. 中国行为医学科学杂志，2004，13：284.
697. 佘见英，何旭宏. 数据统计分析与SPSS应用［M］. 北京：人民邮电出版社，2003.
698. 秦浩，陈景武. 医学量表条目的筛选考评方法及其应用［J］. 中国行为医学科学杂志，2005，12：375.
699. Derogatis L R. The DSFI：A Multidimensional Measure of Sexual Functioning［J］. *Journal of Sex & Marital Therapy*，1976，5：244.
700. Henson R K，Kogan L R，Vacha - Haase T. A Reliability Generalization study of the Teacher Efficacy Scale and Related Instruments［J］. *Educational and Psychological Measurement*，2001，61：404.
701. Briggs S R，Cheek J M. The Role of Factor Analysis in the Development of Personality Scale［J］. *J Pers*，1986，54：106 - 148.
702. Clark L A，Watson D. Constructing Validity：Basic Issues in Scale Development［J］. *Psychol Assess*，1995，7：309 - 319.
703. 刘学谦. 80年代老年性行为研究［J］. 自然杂志，1988，（12）：925.
704. Kinsey A C，Pomeroy W BandMartin C E. *Sexual Behavior in the Human Male*. Philadelphia：Saunders，1948.
705. Schiavi R C，Schreiner - Engle P. *Health Aging and Male Sexual Arousal*［C］. Paper presented in the annual meeting of the Society for Sex Therapy and Research，New York.
706. 邱凤芳，刘继池，杜玉霞，等. 新时期基层待生育妇女生育观念调查分析［J］. 中国计划生育和妇产科，2009，5：51.
707. 李宏军. 老年男性雄激素部分缺乏［J］. 中华老年医学杂志，2001，20（6）：462.
708. 李宏军，郭应禄，张志文. 男性年龄的增长与生殖功能的改变［J］. 中华泌尿外科杂志，1998，19（7）：441.

709. Morale A, Heaton J P W, Carson C C, Andropause: A Misnomer for a True Clinical Entity [J]. *J Urol*, 2000, 163 (3): 705.
710. Kessel B. Sexuality in the Older Person [J]. *Age Aging*, 2001, 30 (2): 121.
711. 杨大中，马晓年，林守清，等. 2004 年中国人性健康状况调查 [J]. 生殖医学杂志，2006，4：2.
712. 郑立新，朱嘉铭，陈平乐，等. 529 例已婚育龄男女性健康调查 [J]. 广东医学，1999，20：3.
713. 宋为民. 健康新概念 [J]. 健康指南. 2003，7 (1)：27.
714. 王河. 性商理论及性商测试初探 [J]. 中华中西医临床杂志，2004，(4)：65.
715. 程书清，郑波，王春梅，等. 心理支持治疗在不孕不育中的作用 [J]. 中国计划生育和妇产科，2009. 5：37.
716. 李银河. 西方性学名著提要 [M]. 南昌：江西人民出版社，2002. 731. 汤育新，蒋先镇. 关注特殊人群的性功能障碍 [J]. 中国男科学杂志，2009. 3：1.
717. 高炜城，王怀鹏，王行环，等. 男性勃起功能障碍相关危险因素分析 [J]. 中国男科学杂志，2009，8：38.
718. 柯吴坚，车雅敏. 尖锐湿疣复发的相关因素及防治策略 [J]. 国际皮肤性病学杂志，2009，11. 6：396.
719. Havelock Ellis. *Psychology of Sex: A Manual for Students*. New York: Ray Long & Richard R. Smith, 1933.
720. Iwan Bloch. *The Sexual Life of Our Time In its Relations to Modern Civilization*. London: William Heinemann (Medical Books Ltd), 1972.
721. Iwan Bloch. *Sex Life in England*. New York: Panurge, 1934.
722. 黄紫蓉，吴尚纯. 口服避孕药的发展和使用现状 [J]. 国际生殖健康/计划生育杂志，2009，5. 3：139.
723. William H Masters and Virginia E Johnson. *Human Sexual Response*. Boston: Little Brown and Co., 1965.
724. William H Masters and Virginia E. Johnson, *Human Sexual Inadequacy*. Boston: Little Brown and Co., 1970.
725. William H. Masters and Virginia E. Johnson. *Homosexuality in Perspective*. Boston: Little Brown & Co., 1979.
726. 孙维权，詹发宪，王月云. 低档涉性场所艾滋病高危性行为影响因素研究 [J]. 中国社会医学杂志，2009. 1：33.
727. 马斯洛著. 许金声译. 动机与人格. 北京：华夏出版社. 1987.
728. 王利红，陈晓阳. 关于变性人助孕需求的伦理研究 [J]. 中国医学伦理学，2009，3：114.
729. 陈虹，任慕兰. 阴道微生态的影响因素及致病性 [J]. 中国妇幼健康研究，2009，6：739.
730. Kinsey, A C, Pomeroy W B, Martin C E. *Sexual Behavior in the Human Male*. Philadelphia: Saunders, 1948.
731. Kinsey A C, Pomeroy W B, Martin C E, et al. *Sexual Behavior in the Human Female*. Philadelphia: Saunders, 1953.
732. Hunt M. *Sexual Behavior in the 1970's*. New York: Dell Books. 1974.
733. Rathus, Spencer A. Human sexuality in a world of diversity. Boston : Allyn and Bacon, 2000.
734. Hite Shere, *The Hite report: a nationwide study of female sexuality*. New York : Dell Publishing Co, 1976.
735. Laumann E O, Gagnon J H, Michael R T, et al. *The Social Organization of Sexuality: Sexual Practices in the United States*. Chicago: University of Chicago Press. 1994.
736. Michael R T, Gagnon J H, Laumann E O, et al. *Sex in America: A Definitive Survey*. Boston: Little Brown. 1994.
737. Janus S S, Janus C L. *The Janus Report on Sexual Behavior*. New York: Wiley. 1993.

738. 何彩，陈琳，谭京广，等. 2008 年深圳市暗娼综合监测调查报告 [J]. 中国健康教育，2009，12：924.
739. Kantner J Fand Zelnik M. Sexual Experience of Young Unmarried Women in the United States [J]. *Family Planning Perspectives*，1972，4：9 - 18.
740. Bell A P，Weinberg M S，andHammersmith S K. *Sexual Preference：Its development in Male and Female*. Bloomington：University of Indiana Press. 1981.
741. Blumstein PandSchwartz P. *American Couples：money，work，sex*. New York：William Morrow，1983.
742. 820. 董燕，商广洁，王济，等. 山西省跨省婚嫁的农村育龄妇女艾滋病及母婴传播性疾病调查 [J]. 中国妇幼保健，2009，35：5025.
743. Tanfer K，Grady W R，Klepinger D H，andBilly J O G. Condom Use Among U. S. Men [J]. *Family Perspectives*，1993，25：61.
744. 821. 周敏. 妇科手术与女性性功能 [J]. 中国男科学杂志，2009，12：66.
745. Wyatt G E. The Sexual Abuse of Afro - American and White American Women in Childhood [J]. *Child Abuse and Neglect*. 1985，9：507.
746. Wyatt G E. The Relationship Between Child Sexual Abuse and Adolescent Sexual Functioning in Afro - American and White American Women [J]. *The Annals of the New York Academy of Sciences*，1988，528：111.
747. Wyatt G E. Reexamining factors predicting Afro - American and white American women's age at first coitus [J]. *Archives of Sexual Behavior*，1989，18：271.
748. Wyatt G EandNewcomb M. Internal and External Mediators of Women's Sexual Abuse in Childhood [J]. *Journal of Counseling and Clinical Psychology*，1990，58：758.
749. Wyatt G E，Notgrass C M and Newcomb M. Internal and External Mediators of Women's rape Experiences [J]. *Psychology of Women Quarterly*，1990，14：153.
750. Wyatt G E，Peters S D，and Guthrie D. Kinsey revisited，Part I：Comparisons of the sexual socialization and sexual behavior of white women over 33 years [J]. *Archives of Sexual Behavior*，1988，17（3）：201.
751. Wyatt G E，Peters S D and Guthrie D. Kinsey revisited，Part II：Comparisons of the sexual socialization and sexual behavior of black women over 33 years [J]. *Archives of Sexual Behavior*，1988，17（4）：289.
752. 陈学文. "房中"史话 [J]. 中国性科学. 2007，01
753. 张竞生. 张竞生文集 [M]. 广州 广州出版社，1998.
754. 彭晓辉. 性科学概论 [M]. 北京：科学出版社，2002.
755. 刘达临. 中国当代性文化 [M]. 中国两万例"性文明"调查报告. 上海：三联书店，1995.
756. 潘绥铭，曾静. 中国当代大学生的性观念与性行为 [M]. 北京：商务印书馆，2000.
757. 胡珍. 中国当代大学生性现状与性教育研究 [M]. 成都：四川科学技术出版社，2003.
758. 李素景，吴丽娟. 大学生艾滋病 KAP 现状调查分析 [J]. 保健医学研究与实践，2009，4：57.
759. Cronbach L J. The Two Disciplines of Scientific Psychology. *American Psychologist*，1957，12：671 -684.
760. Goldsrain GandHersen M. *Handbook of Psychological Assessment*. 2nd ed. 1992.
761. 沈振明. 中国男性性商量表的初编 [D]. 北京：北京大学医学部医学心理教研室，2005.
762. 张雪红. 中国女性性商量表的初编 [D]. 北京大学医学部医学心理教研室，2005.
763. 戴清. 大学生性健康水平问卷的编制 [D]. 北京：北京大学教育处，2005.
764. 梅清海. 心理咨询. 石家庄：河北科学技术出版社，1989.
765. 李学谦. 量表在性功能障碍研究中的应用. 男性学杂志，1991，4：246 - 249.
766. 宋艳慧，王卓然，彭涛. 更年期女性性健康影响因素的相关研究 [J]. 中国健康心理学杂志，2009，

11：1402.
767. Derogatis L R. The DSFI：A Multidimensional Measure of Sexual Functioning [J]. *Journal of Sex & Marital Therapy*，1976，5：244.
768. Tang Catherine So－kum，Lai Florence Duen－mun，Chung Tony K H. Assessment of sexual functioning for Chinese college students [J]. *Archives of Sexual Behavior*，1997，26，1：79.
769. Clayton A H，McGarvey E L and Clavet G J. The Changes in Sexual Functioning Questionnaire (CSFQ)：Development，reliability and validity [J]. *Psychopharmacology Bulletin*，1997，33，731.
770. Rust J. The GRISS：A psychometric instrument for the assessment of sexual dysfunction [J]. *Archives of Behavior*，1986，15：153.
771. Rosen R C，Riley A，Wagner G，et al. The International Index for Erectile Function (IIEF)：a multidimensional scale for assessment for erectile dysfunction [J]. *Urology*，1993，46：697.
772. 马晓年. 现代性医学 [M]. 2 版. 北京：人民军医出版社，2004.
773. 王方，赵鹏飞，江鱼. 性功能电脑测评与诊断系统在男性性功能障碍诊断中的应用 [J]. 男性学杂志，1996，10：150.
774. Catania J A，McDermott L VandWood J A. Assessment of locus of control：Situational specificity in the sexual context [J]. *Journal of Sex Research*，1984，20：310.
775. Olson D H. *Prepare－Enrich：Counselor's Manual*. Minneapolis：Prepare－Enrich，1982.
776. Ilona Gossmann，Mireille Mathieu，Danielle Julien，et al. The sexual initiation scale：Development and initial validation，*The Canadian Journal of Human Sexuality*，2002，11，3/4：133.
777. Pedro J Nobres，Jose Pinto－Gouiveia. Sexual Modes Questionnaire：Measure to Assess the Interaction Among Cognitions，Emmotions，and Sexual Response [J]. *The Journal of Sex Research*，Nov 2003，40：4
778. 朱洵. 功能核磁共振成像对健康女性月经周期内性唤起和进行判断活动时有关脑区活动性的变化的研究 [D]. 北京：北京大学医学部，2010.
779. 张春兴. 论心理学发展的困境与出路 [J]. 心理科学，2002，25：5.
780. 马晓年. 什么叫生殖健康和性健康 [J]. 男性学杂志，1996，1 (10)：59.
781. Gill Wakley，Margaret Cunnion，Ruth Chamber. Improving Sexual Health Advice. Oxford：Radcliffe Medical Press，2003.
782. 赵红征. 浅谈性道德、性科学、性健康 [J]. 中国医学伦理学. 1995，5：33.
783. 吴敏伦. 性与生殖健康的概念与青少年的关系. 香港家庭计划指导会编. 2000，1：6.
784. Gagnon J H. *Human Sexualities*. Glenview：Scott Foresman. 1977.
785. Morris D. The *Human Zoo*. New York：Dell Publishing Co.，1969.
786. 葛尔·罗宾. 酷儿理论：西方 90 年代思想. 李银河，译. 北京：时事出版社，2000.
787. Maccoby Eleanor E. *The psychology of sex differences*. Stanford：Stanford University Press，1974.
788. 李晓春，高丽，王璐，等. 性传播疾病研究中性网络研究的应用情况 [J]. 中国健康教育，2010，2：136.
789. Zilbergeld B，Evans M. The inadequacy of Masters & Johnson [J]. *Psychology Today*，1980，14：29－34，47－53.
790. Kaplan H S. *Disorders of Sexual Desire and Other new Concepts and Techniques in Sex Therapy*. New York：Brunner/Mazel. 1979.
791. 陈芳，赵铀，胡宗琼，等. 5.12 汶川地震期间绵阳市妇女生殖道感染率的变化 [J]. 中国计划生育和妇产科，2010，1：47.
792. 徐安琪，叶文振. 性生活满意度：中国人的自我评价及其影响因素 [J]. 社会学研究，1999，3：22.
793. 魏贤超. 道德心理学与道德教育学——柯尔伯格研究 [M]. 杭州：浙江大学出版社，1995.

794. 吴海静. HPV 感染及其相关疾病对女性性心理及性功能的影响 [J]. 实用妇产科杂志，2010，3：188.
795. 王一飞. 21 世纪的 4P 医学与生殖健康 [J]. 国际生殖健康/计划生育杂志，2010，1：2.
796. 王卫萍. 性发育疾病新的分类和基因诊断 [J]. 中国优生与遗传杂志，2010，2：5.
797. 滕若冰. 人类精子冷冻保存的回顾与思考 [J]. 医学与哲学（临床决策论坛版），2010，2：39.
798. 周乐友，冯华国. 早泄的治疗现状 [J]. 中国男科学杂志，2010，2：70.
799. 徐海环，刘淑红，刘露. 军队医学院校学生性知识掌握情况的调查，中国性科学，2009，18（4）：41.

后　记

性科学（Sexology）是以人类的性行为为研究对象的综合性学科。人类生命的延续离不开性，正如古人所云“食色，性也”（《孟子·告子上》）。这里的“食”是获取能量，这里的“色”就是生殖、享乐和健康，这里的“性”即是本性和本质之意，就是生命的核心内涵。人是性生活的实践产物，人类科学和健康的性是社会存在和发展的永恒主题。正因为如此，古往今来，性及性科学的研究普遍受到人们的关注和重视，并依据不同的社会背景，采用相应的手段加以研究和传播。

对性现象的观察和探索可以追溯到人类社会的早期，中华文明是世界上最早研究性现象的文化之一。现代性科学的研究经历了一个多世纪的发展历程，中国现代意义上的性科学研究以吴阶平院士主编的《性医学》为标志，渐及系统和全面的发展。

为了较为系统全面地回顾中国性科学的发展历程，充分展示中国性科学的研究和应用现状，慎审明晰地提示中国性科学未来的路径和方向，为大家提供系统了解中国性科学现状与展望的平台，为学者构建研究中国性科学的长廊，让世界了解中国性科学的精萃，以史为荣，以史为鉴，北京大学医学部性学研究中心与中国性学会共同决定编辑出版《中国性科学发展蓝皮书》，构建以历史沿革为经，以学术研究和重要问题等为纬的框架，力图全面系统地研究和展示中国性科学的昨天、今天和明天，抛砖引玉，以飨社会。

2007年8月项目提出后，经由多次专家会审议及中国性学会理事会和北京大学医学部性学研究中心全体会议通过，成立了《中国性科学发展蓝皮书》课题组。在中国性学会和北京大学医学部性学研究中心的直接领导下，课题组按规划展开了相应工作，并委托中国性学会各专业委员会和各省、市、自治区的相关学会展开了抽样调查和专项调查。同时就各专业委员会所涉领域和各地方性学相关事宜进行了汇总归纳。

本次调研及分析归纳工作主要以2008—2009年及2010年上半年中国性科学现状和发展的情况为目标，涉及中国性科学源远流长的历史、中国性科学学科范畴与体系、中国性科学的发展与研究成果、中国性科学的研究组织与活动、中国性科学的发展趋势与展望等方面，并以附录的方式选载了中国性科学发展大事记和主要参考文献等，力图真实反映中国性科学的现状、动态和展望。

调查组织得较为严密和完善，针对专业委员会和地方组织及专题问题设了A、B、C三套问卷，涉及80个大问题，由于样本量及数据的覆盖面等原因，本次研究未就具体数据加以引用，基于同样的原因亦未采用和引用其他学术机构或学者研究的具体数据，所以严格意义上讲本次研究仍属归纳和描述的定性工作，期望今后在更高的层面能真正在全国范围内得出值得信赖的数据阐述。

基于体裁和课题的目标和要求，本研究力求简洁描述和归纳分析，力求实事求是，真实记录历史，抛砖引玉。因体裁和资料占有及课题组自身条件所限，难免挂一漏万，不拟对事件特别是个人作过多的评介。这是集体智慧的结晶，又不一定完全体现所有涉及课题专家的真知灼见，存有很多遗憾。

课题三易成稿，多次研讨，并于2009年9月份以《中国性学现状与展望蓝皮书》征求意见稿的形式由北京大学医学部性学研究中心负责呈送专家审阅，同时举行专题研讨会进行审稿研讨，并根据会议中各位专家的意见和建议进行了修改补充。特别要感谢的是，彭瑞骢教授、吴景春教授、叶干运教授、崔以泰教授、戴志澄教授、方伟岗教授、张金钟教授、张大庆教授、刘永良教授、张枫教授、王家璧教授、王效道教授、杨文质教授、刘达临教授、史成礼教授、李曰庆教授、方强教授、曹兴午教授等专家学者对课题进行了审议和斧正，从而使这部《中国性科学发展蓝皮书》成为课题组成果的全面展示。

本课题本着在中国性学会和北京大学医学部性学研究中心领导下，以各专业委员会和各地方相关团体为主体，充分调动各专业委员会和各级地方相关团体的资源，并且是在他们直接具体的工作中得以实现的部分。课题组将有关资料进行了统计和分析整理，基本体现了课题报告的准确性、科学性和系统指导性，是迄今为止中国性科学有史以来开展的涉及性科学相关领域较全面的一次研究活动，形成了一些较为全面、系统的观点和报告。

在此我们由衷地感谢相关省、市、自治区、直辖市和计划单列市的各级性学相关团体，感谢中国性学会所属的各专业委员会以及给予本研究大力支持的机构。特别要致以诚挚谢意的有：上海市性教育协会、广东省性学会、山西省性学会、广西壮族自治区性学会、天津市性科学协会、辽宁省性医学专业委员会、云南省性学会、北京市性健康教育研究会、四川省性学会、甘肃省性科学学会、江苏省性学会、安徽省性学会、吉林省性学会、河南省性与性病学会、河北省性科学学会、陕西省性学会、贵州省性学会、浙江省性学会、湖南省中西医结合性医学专业委员会、黑龙江省性科学学会、新疆维吾尔自治区性学会、重庆市性学会、福建省性学会（筹）、深圳市性学会、桂林市性学会、柳州市性学会、香港性教育促进会及中国性学会所属的性医学专业委员会、中医性学专业委员会、性教育专业委员会、性传媒专业委员会、性人文专业委员会、青少年性健康教育专业委员会、性传播疾病防治专业委员会、性心理专业委员会、性法学专业委员会，感谢他们对本次研究的大力支持和辛勤付出。也要感谢刘砚平、刘秀芝、赵珍贞等老师及王全智、顾秋平、潘亭竹等朋友的大力支持和付出的辛勤劳动。更感谢所有参与本课题调研、统计、分析整理、执笔的各位仁人志士的辛勤劳动和付出。

由于初次进行如此规模的研究工作，报告中难免有纰漏和不足之处，恳请各界人士对报告提出批评和指正，以促进我们研究水平的提高和中国性科学的整体健康有序发展。

中国性学会
北京大学医学部性学研究中心
《中国性科学发展蓝皮书》课题组
2010 年 8 月